A BRIEF HISTORY OF CANCER

肿瘤学简史

罗国培 编著

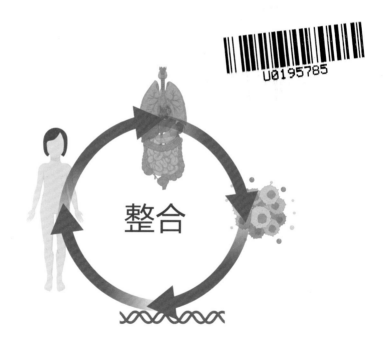

整合

上海科学技术文献出版社
Shanghai Scientific and Technological Literature Press

图书在版编目（CIP）数据

肿瘤学简史 / 罗国培编著 . —上海：上海科学技术文献出版社，2023
ISBN 978-7-5439-8731-9

Ⅰ . ① 肿… Ⅱ . ① 罗… Ⅲ . ① 肿瘤学—普及读物 Ⅳ .
① R73-49

中国版本图书馆 CIP 数据核字 (2023) 第 002258 号

责任编辑：李　莺　付婷婷
封面设计：留白文化

肿瘤学简史
ZHONGLIUXUE JIANSHI
罗国培　编著
出版发行：上海科学技术文献出版社
地　　址：上海市长乐路 746 号
邮政编码：200040
经　　销：全国新华书店
印　　刷：常熟市人民印刷有限公司
开　　本：720mm×1000mm　1/16
印　　张：16.5
字　　数：258 000
版　　次：2023 年 3 月第 1 版　2023 年 3 月第 1 次印刷
书　　号：ISBN 978-7-5439-8731-9
定　　价：78.00 元
http://www.sstlp.com

序 一

　　肿瘤是大自然给人类出的一道难题。人类文明的进步阶梯中处处留下与肿瘤抗争的足迹：从远古化石中发现肿瘤遗迹，到大流士妻子切除癌变乳房，再到希波克拉底提出"体液学说"反对肿瘤"宿命论"，继之盖伦倡导放血疗法治瘤，再到居里夫人"吃"射线太多患上再生障碍贫血，格鲁贝因实施放疗经历 90 余次肿瘤切除，李敏求因坚持根治性化疗而被屈辱解雇，等等。一行行足迹记录了人类对肿瘤的认识，从"厄运降身"的愚昧无知到神秘面纱揭开后终见天日，而今肿瘤诊治水平得到大幅提升，肿瘤病死率正逐年下降。然而，我们的研究方向现在正位于哪里？将向何处去？当下的成就只是自诩的成功，是否会成为明日的遗憾，甚至是后天的无奈？自有后人评说。

　　医学发展经历了经验医学时代和科学医学时代。历史像一面镜子，对过去的反思有助从盘根错节现象中厘清来龙去脉。既往某些医学理论到科技发展的当今虽不再适用，甚至看似荒诞无稽，但常可从那些无理中发现有理、合理甚至真理。对历史的再认识有助于把握未来方向，不可否认，科学特别是科学家把科学思维或研究范式带入医学后，对经验医学时代数据的收集、概率的推算、现象的归纳、规律的总结，尤其是对猜想的验证，产生了巨大的影响。这一系列过程的循环往复，历久弥新，推动了医学进入科学医学时代，或精准医学时代。但是，由此导致的专业过度分化（over specialization）、专科过度细化（over division）、医学知识碎片化（fragmented knowledge），已使医学研究被片叶障目，成为医学

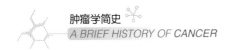

发展步伐缓慢、步履蹒跚的根本原因。

生命是一个整体，医学也不能过度分家。肿瘤这种特殊疾病本是一种整体调控失常的全身性疾病。与其他疾病一样，恶性肿瘤的发生与转归不仅取决于疾病本身，也离不开人体内复杂的相互作用，更离不开人体所处外环境对其的不断影响。因此，肿瘤研究和诊治不应局限在肿瘤本身，还要看人体，更要看人体以外的重要因素，从整合医学角度来处理肿瘤才是肿瘤学研究的大方向，人类未来医学的发展包括肿瘤学的发展必将迎来整合医学时代。

《肿瘤学简史》一书的作者罗国培将医学相关学科，包括生命科学基础理论和相关技术、病理学、解剖学、诊断学、外科学、内科学、放疗学等纳入肿瘤学发展史内，清晰阐述了肿瘤学的前世今生。这种框架搭建及知识积累范式，如同修建大楼的钢筋水泥，将成为开展整合医学研究的重要方略。

本书以时间为序，抓住肿瘤学发展过程的里程碑事件，运用科学角度剖析肿瘤学发展轨迹，阐述肿瘤各科发展成果，最后还从人文角度介绍肿瘤学发展史中重要的其人其事，深入浅出，通俗易懂，有利于初学者把握肿瘤学发展的宏观脉络，是肿瘤学研究者和对肿瘤学历史感兴趣的读者不可或缺的一本好书。我在想，如果医学各科都能效仿，把自己从哪里来加以总结，便能知自己该到哪里去，怎样到那里去。

是为序

樊代明

中国抗癌协会理事长

中国工程院院士

美国医学科学院外籍院士

法国医学科学院外籍院士

2022 年 12 月 12 日

序　二

在历史的长河中，人类经历了无数次艰难曲折的斗争，从中汲取了丰富的感性和理性的知识，吸取了惨痛的教训，也总结了大量实用有效、影响人类文明的经验，逐步形成了各个领域内五彩斑斓的文化。

有史以来，肿瘤一直是影响人类生存的一个天敌，是人类认知中一个亟待攻克的壁垒，是人类医学史上的一个古老的话题。前人从各个角度围绕着对肿瘤的认知、成因、转归、诊断和治疗倾注了大量的精力甚至是生命，孜孜不倦地钻研，探求攻克人类顽疾的方法。

本书作者在阅读大量古今中外的相关医学文献的基础上，整理了纷繁复杂的资料，精确且概要地阐明了各个历史时期、各个阶段的人们对肿瘤的认识，从临床到基础理论，从肿瘤的发现到发生发展和转归，从大体的形态改变到组织病理，直到分子病理；从常规的临床诊断一直到免疫组化、基因诊断，作了深入浅出的阐述。文字通俗易懂，既可以让人们初步且全面地了解肿瘤学的发展史，又可以知晓肿瘤成因、基因突变、微环境的影响，也对机体本身的免疫缺陷、免疫耐受、免疫治疗有了相对完整的概念。尤其作者介绍了肿瘤学的发展史中，各个时期的先知们发挥聪明才智，从现象到本质积极探求真理的精神，他们不断发现新的线索，努力寻找真相，寻找为人类攻克肿瘤的武器和方向，这对于鼓舞后辈积极进取、努力攀登医学科学高峰是一件十分有意义的工作。

本书涉猎面广，深入浅出、通俗易懂，涉及古今中外各个历史时期的著名科

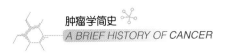

学家，涉及内科、外科、放疗等各方面有杰出贡献的历史人物，是一本不可多得的肿瘤学简易"百科全书"。本书既可以作为一本肿瘤学概论的通晓教材，适用于广大对肿瘤学、对医学有兴趣的社会大众，更适合于从事医学行业，尤其是初涉肿瘤研究、肿瘤治疗的医学生，是各学科低、中年资医生了解肿瘤学形成发展的参考书，是可以用较少的时间获取较多的肿瘤学历史知识的一条捷径，当然也是快速了解当代肿瘤学各个发展方向和当前认知现状的一本实用指南。

相信本书的出版发行将有益于广大对医学尤其是肿瘤学有兴趣的大众，更有益于广大年轻的医务工作者和医疗科研人员，有益于祖国医学的卫生事业，当然也有益于广大的肿瘤患者。

倪泉兴

复旦大学附属肿瘤医院终身荣誉教授

中国抗癌协会胰腺癌专业委员会前任主委

2022 年 12 月 16 日

前 言 Preface

　　肿瘤在地球上的出现早于人类文明，在远古的恐龙化石中就已发现肿瘤的痕迹。对于体表的恶性肿瘤，就像其他肿块一样，人们自然而然想到的是通过手术来切除，然而恶性肿块却往往"邪恶"地再现了。由于认知有限，加之恶性肿瘤外形丑陋，令人痛苦，导致死亡，当时恶性肿瘤被认为是死神的化身。

　　古希腊医学家希波克拉底是挑战癌症"宿命论"的第一人，受古希腊哲学思想的影响，公元前400年，他提出疾病的体液学说，从系统角度去解释恶性肿瘤的形成，肿瘤研究进入了**整体时期**。希波克拉底认为人体内存在四种体液，即血液、黏液、黄胆汁、黑胆汁，黑胆汁过多则会导致恶性肿瘤形成。古罗马医学家克劳迪亚斯·盖伦发扬了希波克拉底的体液学说，认为不可治愈的肿瘤主要是由黑胆汁淤积造成的，并通过放血、水蛭吸血、服用泻药等方法减少黑胆汁淤积来治疗恶性肿瘤。盖伦认为，癌症是一种系统性疾病，是体内体液失调所导致的局部表象，因而手术切除并不是肿瘤的主要治疗手段。因为黑胆汁弥散于全身，即使手术把肿瘤全部切除了，黑胆汁会流回原处而引起肿瘤的复发，类似于中医的"治标不治本"。罗马教皇为了巩固自己的统治，将盖伦的医学理论神圣化，认为盖伦的所有医学理论都是正确的，是《圣经》般的存在，体液学说成为主流理论持续了近1 500年。这一时期，手术的地位跌落到谷底。

　　文艺复兴时期，随着人体解剖的解禁，人们可以通过解剖观察体内脏器来诊断疾病。1543年，安德烈·维萨里《人体构造》一书的出版，标志着肿瘤学进入了**器官时期**。解剖学家并没有在肿瘤患者体内找到所谓的"黑胆汁"，体液学说面临前所未有的挑战。与此同时，科学家们在体内找到了淋巴液，加之恶性肿瘤常见的淋巴转移现象，学者们由此提出了恶性肿瘤形成的淋巴液学说，认为是淋巴液的异常渗漏导致了恶性肿瘤的形成。受淋巴液学说的影响，"科学外科学之父"约翰·亨特认为肿瘤是沿着淋巴系统逐步扩散的，恶性肿瘤初始时是一种局部疾病，因而在早期行手术切除是有效的。1882年，"现代外科学之父"威廉·霍斯特德实施Halsted乳腺癌根治术，从而为手术疗效正名，各种手术禁区逐渐被突破。1895年，德国物理学家威廉·伦琴无意中发现了X线。随着对放射现象的认识，科学家们发现放射线对恶性肿瘤的杀伤力大于正常组织，因而放疗在这一时期异军突起，成为重要的局部治疗手段。

对肿瘤是一种局部性病变的认识促成了手术和放疗技术的飞速发展，然而手术后复发的现象仍然存在，而放疗也仅仅对部分患者有效。随着显微镜的广泛使用，德国生理学家约翰尼斯·穆勒首次在显微镜下观察到了肿瘤细胞，发现了恶性肿瘤细胞与正常细胞形态存在明显差别，开启了肿瘤的细胞之旅。1858年，"现代病理学之父"鲁道夫·魏尔啸创立了细胞病理学，标志着肿瘤学进入了**细胞时期**。魏尔啸认为细胞的结构改变和功能障碍是肿瘤发病的基础，从细胞的异常改变角度来解释恶性肿瘤的形成成为主旋律。德国科学家保罗·埃尔利希进一步提出靶向杀死肿瘤细胞而不伤害正常细胞进行治疗的"魔弹"理论。学者们成功地在人体外培养肿瘤细胞系，建立肿瘤动物模型，探索恶性肿瘤的发病机制，筛选各种药物和治疗手段。这一阶段，通过细胞涂片筛查宫颈癌的方法得到认可，氮芥、氨甲蝶呤等化疗药物相继问世，针对乳腺癌、前列腺癌的激素治疗逐步推广，肿瘤的现代综合诊治体系逐步形成。

肿瘤的细胞之旅虽然明显改善了患者的预后，然而肿瘤细胞不可控制的"疯狂"生长导致了很多治疗的失败。那么，其不可控制生长的"发动机"是什么？1953年，弗朗西斯·克里克与詹姆斯·沃森发现了DNA的双螺旋结构，标志着肿瘤学从细胞时期进入了**分子时期**。1970年，迈克尔·毕晓普和哈罗德·瓦尔姆斯提出了肿瘤形成的癌基因理论，认为是正常基因的突变转变为癌基因而导致了恶性肿瘤的发生。学者们逐渐认识到基因改变是恶性肿瘤不可控制地生长的原动力，在分子水平探索恶性肿瘤发病机制逐渐成为这个时代的主旋律。科学家们以前所未有的"精准"视野去解密肿瘤的发生机制，基于分子改变的治疗方法包括靶向、免疫等手段横空出世，对肿瘤的攻克貌似近在咫尺。

基因突变是肿瘤发病的基础，然而令人费解的是，能诱发恶性肿瘤的基因突变在正常人体组织内却广泛存在，而将恶性肿瘤细胞置于正常组织内则可诱导其向正常细胞转化。此后，部分学者逐渐将焦点从肿瘤细胞本身拓展到其赖以生存的肿瘤微环境，甚至有学者提出肿瘤形成的"微环境决定论"，即肿瘤的形成由肿瘤细胞的周围微环境决定。然而从宏观角度来看，肿瘤微环境取决于宿主状态，宿主通过肿瘤微环境来影响基因突变细胞的恶性进程。这就提示我们应该从肿瘤细胞以及宿主状态相结合的角度来认识肿瘤的发生发展，即肿瘤学从分子时期进入了**整合时期**。基因突变是引起恶性肿瘤的前提，然而需结合特殊的宿主才会导致恶性肿瘤形成。比如，抽烟是目前公认的首位致癌因素，它会引起基因突变，然而最终患癌的个体仅占抽烟群体的少数，因为基因突变细胞需要在特殊的宿主才会形成恶性肿瘤。笔者认为，恶性肿瘤作为机体的寄生物，其不可控制的生长毫无疑问受到机体的影响。机体为肿瘤提供营养，排泄代谢物，实施免疫监视，自然而然，肿瘤的形成和进展取决于基因变异和宿主本身，而肿瘤微环境则是肿瘤细胞与宿主相互作用的媒介。与整合学说对应的是，恶性肿瘤的治疗策略应是针对肿瘤本身（局部手段如手术、放疗等，整体手段如化疗、靶向等）和针对宿主（控制血糖、调整饮食、调节肠道菌群、戒酒、体重控制、适度运动、中医中药、调控免疫、调控血管新生、改变居住环境、情绪调节等）的有机整合。

如作家悉达多·穆克吉所言："科学家经常像历史学家一样，着迷地研究过去，因为极少有其他职业如此强烈地依赖前人的发现。"回顾历史，肿瘤学的发展是从宏观走向微观的过程，即已历经"整体—器官—细胞—分子"四个阶段。希波克拉底的体液学说、《黄帝内经》的失和论，无不反映了肿瘤是一个整体性疾病，都强调了宿主对肿瘤的重要影响。然而随着肿瘤学的发展，人们对肿瘤的观察逐步走入了局部视野的误区，肿瘤学研究的重心仍然在肿瘤细胞本身，并且随着分子生物学的发展而愈发明显。癌症研究如同盲人摸象，常面临着一知半解的窘境。事实表明，宏观与微观的整合、整体与局部的统一，才能够看清楚恶性

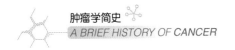

肿瘤的真面目。

纵观历史，种种证据表明，恶性肿瘤既是系统性疾病又是局部性疾病，是全身矛盾的局部表现。恶性肿瘤是由于基因变异与机体不相适应，导致细胞不可控制的生长而形成的。它的局部性表现在基因变异主要是局部因素，也表现在其局部外观以及引起的相关症状。对于恶性肿瘤局部性的认识促进了对其发病机制的探索，更促进了现代恶性肿瘤诊治体系的形成。恶性肿瘤的系统性则体现在其可侵袭转移至机体其他部位，体现在肿瘤根治之后的复发转移，更体现在机体的代谢、免疫等因素通过肿瘤微环境对恶性肿瘤的影响。因此，局部与整体的整合才能更好地解释恶性肿瘤的成因，才是更好的抗癌策略。

中医一直强调肿瘤是全身性疾病以及整体观念，这一点从古至今都没有改变，尤其在《黄帝内经》中得到了集中体现，与希波克拉底及盖伦的体液学说有异曲同工之处。遗憾的是，中医肿瘤学一直停留在整体水平，缺乏对微观世界的探索，缺乏循证医学思维的引入，导致了中医肿瘤学的发展远滞后于西方医学。

肿瘤学的发展与其他学科尤其是医学的进步息息相关。如果脱离了相关学科的发展，来谈肿瘤学本身，无异于舍本逐末。因此，本书将与肿瘤学密切相关的学科的发展史也归纳到肿瘤学进行总结，包括解剖学、病理学、影像学、内镜学、分子生物学等，以期更清晰地阐述肿瘤学的发展脉络。

本书跨历史时间长，涉及领域广，因此针对任何专题的阐述都不及从事该领域的学者。由于笔者水平有限，书中难免存在不足，敬请广大读者批评指正。

目 录 *Contents*

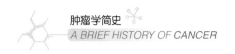

第一章 概 论 Chapter 1

　　肿瘤的存在历史久远，在七千万年前的恐龙化石中就已发现肿瘤的痕迹。西方医学最早的关于肿瘤的记载是公元前 3000 年的《艾德温·史密斯纸草文稿》，尽管当时并没有"cancer"一词，但文稿里记载了 8 例乳腺肿瘤，采用烧灼的方法来治疗。最后得出的结论是，恶性肿瘤没有治疗方法。与历史上很多其他疾病一样，由于认知的有限，当时人们把恶性肿瘤归结为诅咒、厄运等导致的"宿命"。由于恶性肿瘤带来痛苦，导致死亡，且肿瘤本身外形丑陋，所以被认为是死神的化身。公元前 440 年，波斯王后、大流士之妻阿托莎身患乳腺癌，为减轻痛苦，她极其愤怒地要求手下的奴隶用刀把乳房割下来。

一、整体水平时期的萌芽

　　希波克拉底（Hippocrates，前 460—前 370）是挑战迷信观点的第一人。约公元前 400 年，针对"恶性肿瘤切除后复发"的现象，他提出了人体疾病的体液学说，认为肿瘤是一种系统性疾病，黑胆汁淤积促使了肿瘤的形成，肿瘤研究进入了整体水平时期。这一时期，手术并不是恶性肿瘤的主要治疗手段，因为原发肿瘤虽然切除，但黑胆汁还淤积的话就会导致肿瘤复发。

　　公元前 4 世纪，古希腊哲学的蓬勃发展促进了学者们对肿瘤的思考。古希腊医学家希波克拉底尝试用科学的理论去解释肿瘤形成的原因。希波克拉底认为，任何疾病都是自然因素造成的。在他的体液学说里，希波克拉底认为人体内存在

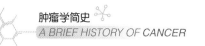

四种液体，即血液、黏液、黄胆汁、黑胆汁（图1-1），而体液失衡是造成人体疾病的原因，其中黑胆汁过多则会导致肿瘤形成。这种理论体系如今看似荒谬，但已经是对传统宿命论的巨大挑战。肿瘤体液学说的建立标志着肿瘤学研究进入了整体水平时期。希波克拉底基于恶性肿瘤向外浸润的特性，形似螃蟹，而提出"carcinoma"一词，在希腊语中即为"螃蟹"之意。由于希波克拉底强调肿瘤的整体观，因而他对整体治疗手段较为推崇，包括饮食、运动、泻药等，"让饮食成为药物，让药物成为饮食"，以及"走路是人类最好的药物"。这些理论对现代的肿瘤防治仍有一定的指导意义。希波克拉底并不反对采用手术切除方法来治疗恶性肿瘤。他提出对于表浅肿瘤采用洗涤、烧灼的办法，对于深部肿瘤则采用手术切除，或者认为是无法治疗的。

古罗马医学家奥卢斯·凯尔苏斯（Aulus C. Celsus，前25—公元50）认同希波克拉底"肿瘤形似螃蟹，其蟹足附着于周围组织上"的观点，并将希波克拉底的"carcinoma"一词翻译成为拉丁文的"cancer"，直译为"螃蟹"。凯尔苏斯编纂了著名的医学百科全书《医术》（*De Medicine*），其中提及对于肿瘤的治疗方法包括手术、药物等。他发现手术切除乳腺癌容易复发、转移，最终导致患者死亡。

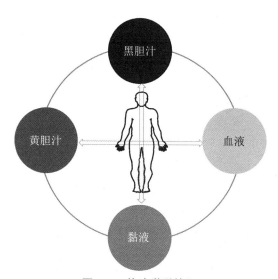

图 1-1　体液学说简图

古罗马医学家克劳迪亚斯·盖伦（Claudius Galenus，129—199）继承了希波克拉底的体液学说，并将体液学说发展为理论体系，认为不可治愈的肿瘤主要是由黑胆汁淤积造成的，并通过放血、水蛭吸血、服用泻药等减少黑胆汁淤积的方法来治疗恶性肿瘤。盖伦使用"oncos"来命名肿瘤，希腊语为"肿大"或"负担"，成为肿瘤学（oncology）和肿瘤学家（oncologist）这些常用命名的出处。盖伦认为，癌症是一种系统性疾病，是一种遍布全身的生理性失衡，肿瘤不过是体内体液失调所导致的局部现象。手术切除并不是肿瘤的主要治疗手段，因为黑胆汁弥散于全身，即使通过手术把肿瘤全部切除了，黑胆汁会流回原处而引起肿瘤的复发。罗马教皇为了巩固自己的统治，将盖伦的医学理论神圣化，认为盖伦的所有医学理论都是正确的，是神圣不可侵犯的。这导致医学包括肿瘤学的发展呈停滞与固化状态，进入了"黑暗时代"。1215 年，教皇甚至明令禁止手术切除作为治疗手段。由于手术被禁止，有患者为减轻乳腺癌痛苦甚至自行将乳房切除。

二、器官水平时期的探索

文艺复兴时期，随着人体解剖的解禁，人们可以通过解剖观察脏器、了解疾病。1543 年，安德烈·维萨里（Andreas Vesalius，1514—1564）《人体构造》（*On the Fabric of the Human Body*）一书的出版，标志着肿瘤学进入了器官水平时期。学者们解剖了恶性肿瘤死亡患者，并没有找到所谓的黑胆汁，体液学说遭到了前所未有的质疑。解剖学的兴起让人们逐步意识到肿瘤初期以局部病变为主，从而为局部治疗方法如手术、放疗等提供了理论基础。

（一）恶性肿瘤初期以局部病变为主

14 至 16 世纪，随着文艺复兴的兴起，学者们尝试去探索更多的未知领域，如对外部宇宙的思考、人体内部构造的解密，解剖学也逐步建立起来。著名解剖学家安德烈·维萨里是文艺复兴时期的代表人物、近代人体解剖学的创始人。维萨

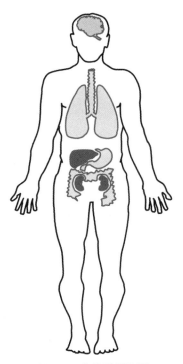

图 1-2　人体脏器位置

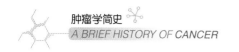

里在解剖实践中发现被奉为《圣经》一般的盖伦解剖学说存在很多问题。那时候解剖尸体仍然被教会禁止。为了进行解剖研究，维萨里经常冒着被判处死刑的风险，作为"夜半盗尸人"盗取城外被绞死的罪犯尸体。

　　随着解剖学的建立以及对循环系统的认识，人们逐渐将疾病与病理解剖对应起来。意大利解剖学家乔瓦尼·莫干尼（Giovanni B. Morgagni，1682—1771）于1761年发表了《疾病的位置与病因》（*The Seats and Causes of Diseases Investigated by Anatomy*）一书。该书中收录了大量病例，从临床症状、死前情况到尸解发现，都作了详细描述。

　　1759年，法国医生简·亚斯楚克（Jean Astruc，1684—1766）将已经煮过的乳腺癌组织片和牛肉片的味道进行对比，发现两者的味道并没有区别，认为乳腺癌组织中并没有胆汁或酸性液体的存在，对体液学说提出了最为专业的质疑。17世纪，随着体液学说地位的逐渐下降以及淋巴液的发现，学者们在肿瘤患者体内没有找到黑胆汁却发现了无处不在的淋巴液，加之肿瘤常见的淋巴转移现象，1695年，德国医生弗雷德里克·霍夫曼（Frederick Hoffman，1660—1742）和乔治·斯塔尔（George Stahl，1659—1734）提出淋巴液学说，认为淋巴液的渗漏造成恶性肿瘤。这种理论逐渐成为主流观点。在该理论的支持下，法国外科医生亨利·德朗（Henri François Le Dran，1685—1770）认为恶性肿瘤是分阶段发展的，刚开始时是一种局部疾病，而不是全身性疾病，肿瘤通过淋巴系统转移扩散，由此德朗主张在恶性肿瘤的早期、肿瘤未通过淋巴转移到身体其他部位之前实施手术切除。1773年，法国外科医生伯纳德·佩里里（Bernard Peyrilhe，1735—1804）进行了世界首例乳腺癌根治术，手术范围包括胸部肌肉以及腋窝淋巴结。然而当时外科医生多不具备专业素养，因而这种手术方式并未得到推广。

　　不管是体液学说还是淋巴液学说，说明早期西方学者皆从体液因素来解释恶性肿瘤的形成。值得一提的是，"肿瘤"二字中，"肿"意为"肿块"，而"瘤"在《说文解字注》里解释为："瘤，流也，流聚而生肿也"，赋予了这一类疾病的内在词义，说明了古代中医也认为体液流聚导致了恶性肿瘤的形成。

　　（二）肿瘤根治性手术：局部性观点为其"正名"

　　恶性肿瘤是一种局部性病变的认知引起了学者们对手术价值的重新思考。"科学外科学"奠基人约翰·亨特（John Hunter，1728—1793）是英国的外科学家、解剖学家，近代实验外科学和解剖学的奠基人之一。声名显赫的亨特为外科领域引入了很多新的、有用的概念，也为肿瘤的手术治疗"正名"。他认为癌症是一个局部变异的过程，在某些情况下是可以手术切除的。亨特在癌症生物学方面提出了一些令人惊讶的现代概念，强调在可行的情况下应完全切除肿瘤以及淋巴扩散的潜在区域。这些看法，与后来19世纪后期外科领袖威廉·霍斯特德（William S. Halsted，1852—1922）表述的观点惊人的相似。

19世纪中叶以后，手术切除恶性肿瘤的效果逐渐得到公认。随着麻醉术能大幅度减轻患者的痛苦，同时无菌操作术和输血技术提高了手术的安全性，加之对恶性肿瘤复发转移规律以及淋巴转移的认识深化，肿瘤外科学进入了持续一百多年的平稳发展黄金期，各种手术"禁区"逐渐被突破，这段时期被称为"外科世纪"（the century of the surgeon），涌现了如西奥多·毕罗氏（Theodor Billroth，1829—1894）、桑普森·韩德利（Sampson Handley，1872—1962）、威廉·霍斯特德等外科泰斗。1882年，美国著名外科医生、"现代外科学之父"威廉·霍斯特德实施霍斯特德（Halsted）乳腺癌根治术，首次倡导恶性肿瘤的根治性手术切除理念。霍斯特德认为，在某个时间段之内，乳腺癌是一种局部疾病，如果能将乳腺癌部位整个切除干净，患者就能获得治愈。根据这个观点，霍斯特德创建了乳腺癌根治术，手术范围包括了原发灶、胸部肌肉以及腋窝淋巴结。这一术式大大提高了患者的生存率，使部分患者得到治愈。此后，各种常见的恶性肿瘤根治性手术如雨后春笋般诞生了，恶性肿瘤患者的预后也得以改善。手术当之无愧地成为恶性肿瘤治疗的"王牌"。作为恶性肿瘤治疗最为古老的手段，手术提高了许多恶性肿瘤患者的治疗效果，同时也促进了肿瘤病理的发展。

（三）肿瘤放疗：X线"辐射出"的新篇章

放疗通过使用高能辐射来破坏细胞的染色体，使细胞停止生长，从而消灭癌细胞，是一种重要的肿瘤局部治疗手段。1895年，德国物理学家威廉·伦琴（Wilhelm K. Rontgen，1845—1923）在一个夜晚无意中发现了发出浅绿色光的X线。1896年，法国物理学家亨利·贝克勒尔（Henri Becquerel，1852—1908）发现自然界存在的放射现象。由于放射性对人体的伤害，科学界很快就意识到放射

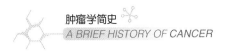

性对肿瘤治疗的潜在价值。1898 年，居里夫妇（Marie and Pierre Curie）发现了放射性元素镭，开创了肿瘤放疗的先河。1903 年，两例基底细胞癌患者使用放疗后得到根治。

那么，放疗的敏感性与什么相关呢？ 1906 年，两位法国放疗科医生简·博格尼（Jean A. Bergonié，1857—1925）和路易斯·特利班杜（Louis Tribondeau，1872—1918）提出著名的"Law of Bergonié and Tribondeau"，即 B-T 定律。博格尼擅长放疗，而特利班杜精于病理，二人合作发现，大鼠睾丸精原细胞比其他正常细胞对放疗更敏感。他们进一步提出，放疗的敏感性与细胞增殖指数成正比，与分化程度呈反比，从理论上解释了不同组织细胞对放疗敏感性的差异。这个定律早期被视为"first approximation"（一级近似），至今仍然是放射治疗理论的基石。

尽量减少对正常组织的损伤是放疗学者一直追求的目标。1927 年，法国放疗学家克劳德·勒戈（Claudius Regaud，1870—1940）发现，分次放疗对癌细胞和正常细胞会产生差异化效应，对于接受同样剂量的放射，正常组织修复能力明显强于恶性肿瘤，这样就可以通过分割放疗来加强放疗效果，促进正常组织的修复，减少毒副反应。分割剂量仍然是当今放疗的常规技术。

早期的放疗多用于人体较为表浅的肿瘤。随着腔内近距离放射、分割放疗、加速器、立体定向放疗、影像设备（CT、MRI）等的问世，放疗逐步从体表拓展到体内，成为一种非常重要的肿瘤局部治疗手段。

三、细胞水平时期的发展

肿瘤是一种局部疾病的理念促进了手术和放疗的发展，然而许多肿瘤行根治术后仍然会复发转移，导致患者死亡，放疗也仅能使部分患者得到治愈，人们对于恶性肿瘤的发病原因仍然一知半解。随着显微镜的应用以及对细胞认识的深入，1858 年，鲁道夫·魏尔啸（Rudolf Virchow，1821—1902）创立了细胞病理学，这一学说的出现标志着肿瘤学从器官水平进入了细胞水平。人们开始认为肿瘤细胞来源于人体内自身的细胞，外界环境因素、病原体等可引起自身细胞改变而形成恶性肿瘤，并研发了肿瘤细胞培养和动物模型技术，肿瘤诊断（内窥镜、X 线、CT、MRI 等）、肿瘤治疗（放疗、化疗、激素治疗等）、肿瘤筛查（宫颈涂片）、流行病学（扫烟囱灰工人、吸烟等）等诊治体系逐步形成，使得肿瘤的诊治水平得到大幅度提升，成为现代肿瘤诊治体系的基石。

（一）肿瘤细胞的发现：显微镜开启的文明之旅

自古以来，人们就渴望看到肉眼看不见的微观事物。1665 年，罗伯特·胡克（Robert Hooke，1635—1703）用自制的复合显微镜观察一块植物组织的结构，发现它们看上去像蜂窝一样有一间间小房，并把小房命名为"细胞"（cell）。1674 年，安东尼·列文虎克（Antonie van Leeuwenhoek，1632—1723）发明了世界上第一台真正意义上的光学显微镜（图 1-3），并利用这台显微镜首次观察到了红细胞，从而开启了人类使用仪器来研究微观世界的新篇章。德国生理学家西奥多·施旺（Theodor Schwann，1810—1882）于 1838 年进一步建立了细胞理论，认为动物和植物都是由细胞构成的。

1838 年，德国生理学家约翰尼斯·穆勒（Johannes Müller，1801—1858）在西奥多·施旺细胞理论基础上，首次在显微镜下观察到了肿瘤细胞，发现恶性肿瘤细胞与正常细胞相比存在明显的异型性，并富含间质。肿瘤细胞的发现也宣告了持续近 150 年的淋巴液学说时代的终结。

德国胚胎学家罗伯特·雷马克（Robert Remak，1815—1865）证实了胚胎层与器官发育的关联，进一步提出所有的细胞来源于已经存在的细胞，认为肿瘤细胞亦来源于正常细胞的转化。在雷马克理论的基础上，路易斯·巴德（Louis Bard，1829—1894）认为，肿瘤细胞来源于正常细胞，肿瘤细胞存在分化障碍，随着分化的不完全，肿瘤细胞逐渐与正常来源的细胞产生形态和功能上的差别。

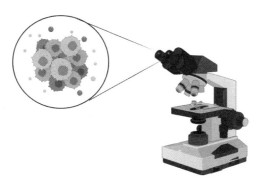

图 1-3 光学显微镜

1858 年，"现代病理学之父"鲁道夫·魏尔啸《细胞病理学》的出版，创立了细胞病理学，标志着肿瘤学研究从器官水平进入细胞水平。魏尔啸最为人所熟知的理论是他发表的"每一个细胞都来自另一个细胞（Every cell comes from another cell）"，提出细胞的结构改变和功能障碍是肿瘤发病的基础，癌症代表不受控制的细胞增殖。这个理论极大地推动了病理学的发展，对肿瘤的诊断治疗具有决定性的影响。

1889 年，英国外科医生斯蒂芬·佩吉特（Stephen Paget，1855—1926）提出著名的"种子与土壤"肿瘤细胞转移学说，强调转移脏器的微环境对肿瘤细胞转移的重要影响，认为具有转移能力的某些肿瘤细胞（即种子）对某些脏器（即土壤）有特别的亲和力，只有"种子和土壤"相互合适才能形成转移。"种子与土壤"学说打破了当时将研究重心只聚焦于肿瘤细胞本身的局限，认为转移脏器的微环境同样是决定肿瘤细胞转移的关键因素。

1928 年，希腊裔美籍细胞病理学家乔治·帕帕尼科劳（George N. Papanicolaou，1883—1962）发现，通过显微镜观察阴道分泌物涂片可以分辨出豚鼠的生殖周期。此后，他将这项检测技术应用在了人体上，而他的妻子玛丽则是长期的实验对象。在后续的研究中，他能够在显微镜下清楚地分辨正常细胞与癌细胞，著名的宫颈癌细胞刷片（the Pap Smear）由此诞生了，大大提高了宫颈癌的检出率和治愈率。

（二）细胞培养："永生的海拉"

既然细胞的结构改变和功能障碍是肿瘤发病的基础，那么，科学家们设想，将肿瘤细胞进行人体外培养和研究就可以阐释肿瘤的发病机制，进而筛选出治疗药物。

20 世纪 40 年代，科罗拉多大学生物学家西奥多·帕克（Theodore Puck，1916—2005）建立了哺乳动物细胞培养技术。帕克通过使用联合培养基、培育箱以及规范细胞培养操作等，使得哺乳动物细胞培养成为可能，这些设备和技术直到今天仍然在广泛使用。

1951 年，第一个也是目前为止应用最广泛的肿瘤细胞系——海拉细胞建立。海拉细胞来自美国黑人妇女海瑞塔·拉克丝（Henrietta Lacks，1920—1951）的宫颈癌组织。由于永生、增殖迅速、易培养等特点被科学界广泛应用，成为肿瘤学乃至生命科学研究的重要工具细胞，被冠名为"永生的海拉"。

（三）动物模型：旷日持久的"追兔记"

尽管有了组织细胞体外培养技术，然而由于体外培养的肿瘤细胞生长环境与体内有很大的差别，导致很多体外实验结果无法在临床研究中得到重复，因此，通过动物模型来模拟人体内环境成为肿瘤研究的主要途径。

法国外科医生伯纳德·佩里里是实验肿瘤学的创立者之一。1775 年，为证实"促肿瘤因子"样物质具有传染性，佩里里将人乳腺癌的组织浑浊液注射到狗的背部。他将狗放在家里观察，但这只狗在注射部位产生了脓肿，并不停地号叫。佩里里的仆人由于无法忍受狗的吵闹，最终将狗给淹死了。

英国外科医生珀西瓦尔·波特（Percivall Pott，1713—1788）于 1775 年发现许多英国扫烟囱工人患阴囊癌，由此报道了第一个职业暴露导致的恶性肿瘤。然而那时候烟灰致癌只有流行病学观察，尚缺乏实验医学数据。1915 年，日本病理学家山极胜三郎（Katsusaburo Yamagiwa，1863—1930）用煤焦油涂抹刺激兔子的耳朵，上演了旷日持久的"追兔记"，结果使兔子患上了皮肤癌，从而完成了世界首次人工诱发癌症，为肿瘤形成理论提供了直接的实验科学证据。

诱发肿瘤模型由于建模时间较长，学者们因此尝试将人类肿瘤细胞通过原位或异位移植到动物体内，以阐释发病机制，然而免疫排斥反应让移植瘤研究无功而返。1969 年，丹麦动物学家乔根·里加德（Jorgen Rygaard）和卡尔·波尔森（Carl O. Povlsen）报道了首个免疫缺陷裸鼠肿瘤模型。这种裸鼠由于 nude 基因突变引起胸腺发育障碍，导致 T 细胞和 B 细胞免疫缺陷，因而肿瘤细胞可以在裸鼠体内生长增殖。此后，越来越多的免疫缺陷动物模型被用于恶性肿瘤的研究，如重症免疫缺陷小鼠（severe combined immunodeficiency，SCID）已成为目前肿瘤研究常用的动物模型。

（四）化疗：战争的"衍生物"

从发现恶性肿瘤开始，学者们一直尝试寻找有效的抗癌药物，甚至把这个星球上所有动物的脏器都作为药物去尝试，最终却铩羽而归。直到 20 世纪初，化疗才蹒跚着迈出步伐，其起步远晚于手术和放疗。德国科学家保罗·埃尔利希

（Paul Ehrlich，1854—1915）基于正常细胞和肿瘤细胞染色的差异，提出针对肿瘤细胞进行治疗的"魔弹"理论，并首创"chemotherapy（化疗）"一词，将化疗定义为使用化学药品来治疗疾病。虽然埃尔利希对肿瘤进行了大量的药物筛选，但并没有找到理想的药物，埃尔利希也抱憾离世。

1943 年，基于生化武器芥子气导致白细胞减少的骨髓毒性的发现，以及白血病是白细胞异常增多导致的事实，路易斯·古德曼（Louis S. Goodman，1906—2000）和阿尔弗雷德·吉尔曼（Alfred Gilman，1908—1984）尝试用氮芥治疗血液系统恶性肿瘤，由此成功开启了化疗药物之门，氮芥成为第一个在临床使用的化疗药物。

1948 年，"现代化疗之父"西德尼·法伯（Sidney Farber，1903—1973）观察到贫血和白血病患者类似的骨髓未成熟红细胞特征，而叶酸可治疗恶性贫血，因此，他尝试用叶酸治疗白血病，结果反而导致了白血病恶化。法伯没有放弃，逆其道而行之，证实了叶酸拮抗剂氨甲蝶呤治疗急性淋巴细胞白血病的效果。

1948 年，英国流行病学奥斯汀·希尔（Austin B. Hill，1897—1991）设计并实施了世界上第一个临床随机对照试验（randomized controlled trial，RCT）。该研究遵循对照、随机、盲法原则，充分控制了混杂因素，证实了链霉素治疗肺结核的疗效。此后，流行病学和统计学推动了临床研究的发展，对于治疗性研究疗效的客观评价起到了举足轻重的作用。

20 世纪 50 年代起，化疗发展进入了黄金时期。1950 年，乔治·希金斯（George H.Hitchings，1905—1998）和格特鲁德·埃利昂（Gertrude B. Elion，1918—1999）观察到正常人类细胞与肿瘤细胞在核酸代谢方面存在不同，嘌呤和嘧啶可以合成核酸，从而研发了巯鸟嘌呤和 6-巯基嘌呤治疗白血病。1956 年，李敏求（Min Chiu Li，1919—1980）和罗伊·赫兹（Roy Hertz，1909—2002）使用氨甲蝶呤治疗晚期绒毛膜癌，从而产生了第一例化疗根治的实体恶性肿瘤。1957 年，查尔斯·海德尔伯格（Charles Heidelberger，1920—1983）发现动物模型中，肝癌组织吸收和使用尿嘧啶明显多于正常组织，从而研发了氟尿嘧啶，它成为第一种针对非血液系统恶性肿瘤的化疗药物。1965 年，埃米尔·弗雷（Emil Frei，1924—2013）、埃米尔·弗雷瑞克（Emil Freireich，1927—2021）和詹姆斯·霍兰德（James Holland，1925—2018）及其同事证实了联合化疗能大大提高儿童急性淋巴细胞白血病的疗效。1975 年，伯纳德·费舍尔（Bernard Fisher，1918—2019）等证实辅助化疗能改善早期乳腺癌的预后，开启了肿瘤术后辅助治疗的新征程。

20 世纪 80 年代以后，抗恶性肿瘤药物研发系统已经得到确立和完善，并以法律的形式颁布实施，有力地促使了大量安全有效的新药涌入市场。此外，新的药物剂型如纳米微粒、贴剂等的使用，针对化疗不良反应的药物如集落刺激因子、止吐剂等的推广，以及新辅助化疗方法的诞生，这些都为肿瘤化疗谱写了新的篇章。

（五）激素治疗：源自卵巢影响乳汁的观察

激素治疗又称为内分泌治疗，通过激素与激素受体特异性结合而发挥作用。1878 年，英国外科医生乔治·彼特森（George T. Beatson，1848—1933）发现将兔子的卵巢切除后，兔子的乳房会停止分泌乳汁，这个现象激发了彼特森的好奇心。由于卵巢可以"控制"乳腺，因此他决定在晚期乳腺癌患者中实施卵巢切除术，并发现实施卵巢切除的乳腺癌患者的状况得到了改善。尽管当时并没有发现雌激素和孕激素，但彼特森的相关贡献为激素治疗奠定了基础，他也被称为"肿瘤内分泌治疗之父"。

外科学家查尔斯·哈金斯（Charles B. Huggins，1901—1997）自 1933 年起开展了一系列性激素与前列腺的研究。他观察到前列腺液的分泌由雄激素控制，进一步发现，雌激素可以使狗的前列腺缩小，从而证明前列腺对性激素的依赖性。基于此，1940 年，哈金斯证实睾丸切除或者雌激素可以使许多晚期前列腺癌患者症状获得长期缓解，减轻痛苦，并因此获得了 1966 年诺贝尔生理学或医学奖。

他莫昔芬本来被认为非常有潜力成为第一种避孕药。但随后进行的临床试验却发现，该抗雌激素药物不但不能避孕，反而提高了受孕率，他莫昔芬从此被"打入冷宫"。但充满好奇心的肿瘤学家维吉尔·克雷格·乔丹（Virgil Craig Jordan，1947—）却对他莫昔芬的作用产生了兴趣。1974 年，乔丹团队证实了他莫昔芬可以抑制乳腺癌细胞的生长。

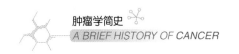

四、分子水平时期的飞跃

细胞不可控制的生长是恶性肿瘤的本质特性，那么，导致细胞不可控制生长的原动力是什么？科学家们由此进行了系列探索。1953 年，弗朗西斯·克里克（Francis H. C. Crick，1916—2004）与詹姆斯·沃森（James D. Watson，1928—）提出了 DNA 双螺旋结构，标志着肿瘤学从细胞水平进入了分子水平。随着分子生物学技术的发展，人们逐渐认识到，各种致癌因素（环境因素、病毒及细菌、遗传等）引起基因水平的改变是导致恶性肿瘤细胞不可控制生长的原动力，肿瘤诊治逐步进入"精准"的分子水平，寻找恶性肿瘤的分子靶标成为研究的主旋律。

（一）DNA 双螺旋结构："业余团队"的奇思妙想

1902 年，德国动物学家西奥多·鲍维里（Theodor H. Boveri，1862—1915）提出染色体损伤导致恶性肿瘤发生。鲍维里主要在光学显微镜下观察海胆胚胎发育下染色体的变化，证实染色体的正常结构对于胚胎发育的重要作用。基于对染色体的认识，鲍维里发现恶性肿瘤细胞也存在染色体损伤和变异，这种损伤可能由射线、物理或化学因素以及病原体等引起，因而提出单个细胞的染色体变异引起恶性肿瘤的理论。有趣的是，由于鲍维里本人并不是肿瘤学家，这种理论刚开始并不被医学界认可。直到 1915 年，美国遗传学家托马斯·摩根（Thomas H. Morgan，1866—1945）发现了染色体在遗传方面的作用才证实了染色体变异学说的科学价值。

20 世纪 40 年代末，学者们发现染色体是由 DNA 和蛋白组成，而研究发现，去除 DNA 后细菌毒力丧失，而去除蛋白后细菌毒力仍然存在，由此确认 DNA 为遗传物质。但由于不清楚其结构，DNA 在学术中的地位远低于蛋白质。当时科学界已经认识到 DNA 具有非常重要的功能，它必须能够携带遗传信息，能够自我复制传递遗传信息，能够让遗传信息得到表达以控制细胞活动，并且能够突变并保留突变。科学家们不得不面临一个难题：DNA 应该有什么样的结构，才能担当遗传的重任？一个"兼职"的研究小组接受了挑战。当时，詹姆斯·沃森的博士后课题是研究烟草花叶病毒，而弗朗西斯·克里克的博士论文题目是《多

肽和蛋白质：X 线研究 》。莫里斯·威尔金斯（Maurice
Wilkins，1916—2004）为克里克和沃森提供了同事罗莎
琳·富兰克林（Rosalind E. Franklin，1920—1958）所拍
摄的 DNA 晶体衍射图片"照片 51 号"。1953 年，克里
克和沃森收集了当时所有关于 DNA 结构的证据，报道了
DNA 的双螺旋结构（图 1-4），由此开创了分子生物学的
新时代，双螺旋结构的发现成为 20 世纪最重要的科学成
就之一，也标志着肿瘤学从细胞水平进入了分子水平。

（二）癌基因：一只鸡的故事

确定了 DNA 的双螺旋结构后，那么基因如何影响肿
瘤呢？1909 年，美国肿瘤学家弗朗西斯·劳斯（Francis
P. Rous，1879—1970）得到了一只胸部长有肉瘤的鸡。
他从鸡身上剜出瘤体，提取出渗液，将其中的细胞及细菌
全部滤去，然后将过滤的渗液注射到健康的雏鸡身上。结

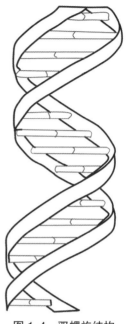

图 1-4　双螺旋结构

果，这些雏鸡的身上也长出了肿瘤。1911 年，劳斯提出鸡肉瘤是由"肿瘤病毒"
引起的，这种病毒被命名为"劳斯鸡肉瘤病毒"。然而病毒理论并不被认可，因
为随着摩根证实了染色体的价值，鲍维里的染色体损伤理论已经被业界广泛接
受，病毒是一种外源性物质，而染色体是一种内源性物质，两种理论从表面上看
是互相矛盾的。

1958 年，雷纳托·杜尔贝科（Renato Dulbecco，1914—2012）的学生霍华
德·特明（Howard Temin，1934—1994）发现劳斯鸡肉瘤病毒感染正常细胞后，
受感染的细胞疯狂地生长，最终形成了类似肿瘤的病灶。更令人惊讶的是，鸡
肉瘤病毒整合在了受感染细胞的基因组 DNA 上，而普通的病毒感染，如流感病
毒，往往不会在基因组上留下永久的印记。鸡肉瘤病毒是一种 RNA 病毒，而当
时遗传信息从 RNA 向 DNA 的逆转录现象尚未被认识。雷纳托·杜尔贝科意识
到此病毒可能有助于探索肿瘤的基因起源。1969 年，雷纳托·杜尔贝科使用了
一种致瘤性 DNA 病毒 SV40，并在宿主肿瘤细胞上发现了来源于病毒的 DNA，
证实了来源于病毒的 DNA 被整合到宿主的基因上，导致了细胞的不可控制生

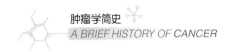

长，进而促进了肿瘤的发生。

在发现鸡肉瘤病毒整合到宿主 DNA 后，学者们推测鸡肉瘤病毒可以通过向宿主细胞中插入病毒基因来引发癌症。一些实验室开始去寻找这种基因。幸运的是，鸡肉瘤病毒只包含四个基因，科学家们依次对四个基因进行突变处理，最终发现 src 基因突变后，鸡肉瘤病毒感染的细胞不会发生肿瘤，因此 src 基因是导致正常细胞转化的"元凶"，src 被认定为第一个癌基因。然而，鸡肉瘤病毒不会在人体引起恶性肿瘤，只会引起鸡或其他动物发生肿瘤。那么，导致人体正常细胞转化为恶性肿瘤的"元凶"是什么呢？

1970 年，哈罗德·瓦尔姆斯（Harold E. Varmus，1939—）加入迈克尔·毕晓普（J. Michael Bishop，1936—）的实验室，两人开始了长达 15 年的融洽合作。他们开始思考：src 来自哪里？毕晓普与瓦尔姆斯惊讶地发现，src 基因序列存在于正常细胞中，说明癌基因在正常细胞中行使功能。然而，存在于正常细胞中的 src 基因和病毒的 src 基因仍然存在差别。病毒 src 带有影响其功能的关键突变，导致它指导合成的蛋白呈过度激活的状态，引起细胞呈持续的分裂增殖状态。他们进而提出了原癌基因的概念（proto-oncogene），原癌基因在正常组织中发挥作用，当原癌基因发生改变（如突变）时，原癌基因转变为癌基因（oncogene），导致了恶性肿瘤的发生。

随着聚合酶链式反应、基因测序、基因组学、单克隆抗体、免疫化学等技术的研发和拓展，科学家解密了人体的基因序列，也逐步揭开了恶性肿瘤的"神秘面纱"，以前所未有的微观角度和精准视野去仔细审视肿瘤细胞内部的一切。癌基因理论解释了吸烟、辐射、煤烟、病毒及细菌、职业环境、慢性炎症、遗传等致癌因素，通过引发基因突变，导致细胞不可控制地生长，最终引发了癌症。基于癌基因突变的体细胞突变理论（somatic mutation theory，SMT）成为当前肿瘤形成的主流理论，转基因小鼠致瘤模型也为体细胞突变理论提供了直接的证据。肿瘤的分子生物学改变，尤其是基因突变，是肿瘤发病的基础，是恶性肿瘤生物学表征的内在因素，是导致肿瘤细胞不可控制生长的原动力。

（三）靶向治疗："精准"于肿瘤细胞的"魔弹"

当癌基因被证实与肿瘤的发生发展存在密切关联后，寻找特异的阻断方法成

为理所当然。靶向治疗则是精准地针对肿瘤存在的相对特异的分子改变而进行的
准确治疗。

色萨·米尔斯坦（César Milstein，1927—2002）对抗体的多样性感兴趣，他
使用转化的骨髓瘤与骨髓瘤相互杂交的细胞来获得足够的抗体以便进行结构研
究，毫无疑问，获得的抗体由于没有 B 细胞的作用而缺乏特异性。乔治斯·科
勒（Georges J. F. Köhler，1946—1995）有次在听完米尔斯坦的报告后，一个
天才的点子浮现在他的脑海：将产生特异抗体的 B 细胞与米尔斯坦使用的骨髓
瘤细胞杂交，便能够获得特异性的单克隆抗体。单克隆抗体具有纯度高、灵敏
度高、特异性强、交叉反应少等优点。1984 年，乔治斯·科勒与色萨·米尔斯
坦因单克隆抗体技术共同获得诺贝尔生理学或医学奖。单克隆抗体技术被广泛
应用于医学检验以及临床治疗等领域，为抗肿瘤的靶向及免疫治疗打下了技术
基础。

有了成熟的单克隆抗体技术后，选择特异的靶标成为肿瘤治疗的关键。在
靶向肿瘤的同时，如果单克隆抗体对正常组织也有靶向，则会对机体产生较大
的毒副作用。1980 年，科学家们发现在 B 细胞表面存在一种蛋白即 CD20，这
种蛋白在前体 B 细胞以及成熟的浆细胞中不表达，而在成熟 B 细胞以及肿瘤
来源 B 细胞表达。因此，针对 CD20 的单克隆抗体将摧毁成熟 B 细胞以及肿瘤
来源 B 细胞，而未成熟的 B 细胞和浆细胞将得到保留。由此针对 CD20 的单
克隆抗体，即利妥昔单抗（Rituximab）成功问世，这种单抗对淋巴瘤显示出良
好的疗效。1997 年，美国食品药品监督管理局（Food and Drug Administration，
FDA）批准了利妥昔单抗用于治疗淋巴瘤，成为肿瘤领域里第一个治疗性
抗体。

利妥昔单抗的成功问世引发了单克隆抗体研究的热潮，包括曲妥珠单抗
（Trastuzumab，针对 Her-2）、伊匹单抗（Yervoy，针对 CTLA-4）、贝伐单抗
（Bevacizumab，针对 VEGF）等。此外，与靶蛋白（多为激酶）特异结合的小分
子抑制剂能通过与底物竞争、改变蛋白结构，或者阻碍蛋白构型构象转变来发
挥阻断作用，成为靶向治疗的重要组成部分。这些药物包括伊马替尼（Imatinib，
针对 BCR/ABL）、吉非替尼（Gefitinib，针对 EGFR）、奥拉帕尼（Olaparib，针

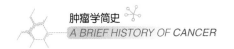

对 PARP）等，探寻小分子抑制剂也被形象地称为"锁匠配钥匙"的反复试错过程。靶向治疗改变了许多恶性肿瘤的诊治模式，寻找引起各种恶性肿瘤的分子靶标成为恶性肿瘤治疗研究的主旋律。

（四）免疫治疗：如何将恶性肿瘤变为"异己"？

免疫系统有"防御异己、保留自身"的功能。恶性肿瘤细胞虽然来源于机体自身，然而随着癌变过程中基因突变的累积，科学家们可以调控免疫系统以增强其识别肿瘤细胞的能力，进而将恶性肿瘤细胞识别为"异己"而清除。如何调控机体免疫系统成为学者们探索的方向，包括阻断 T 细胞免疫抑制分子（PD-1/PD-L1 抑制剂、CTLA-4 抑制剂），增强机体免疫反应（科利毒素、卡介苗），在 T 细胞中插入肿瘤特异基因序列（CAR-T），增强抗原提呈细胞的抗原提呈效果（Sipuleucel-T）以及促使肿瘤细胞释放抗原（溶瘤病毒）等。

1909 年，德国免疫学家保罗·埃尔利希提出机体免疫系统可抑制肿瘤的形成。然而，由于实验工具和知识的不足，当时他没有证明这一假设。尽管试图开展的免疫治疗没有埃尔利希设想的那样成功，但他的免疫监视学说为肿瘤的免疫治疗奠定了理论基础。20 世纪 50 年代之后，免疫学家马克法兰·伯纳特（Mcfarlane Burnet，1899—1985）和刘易斯·托马斯（Lewis Thomas，1913—1993）首次正式提出了免疫监视（immune surveillance）理论。在癌细胞中，随着突变累积和基因扩增模式改变，机体的免疫系统能通过识别肿瘤特异新抗原（tumor-specific neoantigen）以像消灭外源性病原体那样清除癌细胞。

20 世纪 90 年代早期，美国免疫学家詹姆斯·艾利森（James P. Allison，1948—）推测除了激活信号外，T 细胞免疫也可能受到抑制信号的影响，这些抑制信号可能导致肿瘤免疫耐受，而其他科学家并没有真正意识到这一点。艾利森的研究表明，CTLA-4（cytotoxic T-lymphocyte-associated protein 4）是 T 细胞免疫反应的抑制分子，抗体阻断 CTLA-4 可引起抗肿瘤免疫反应增强。他的工作最终推动了伊匹单抗（Ipilimumab）的临床开发，该药物于 2011 年被美国食品药品监督管理局批准用于治疗转移性黑色素瘤。艾利森的发现使得免疫治疗成为继手术、化疗、放疗和靶向治疗后的另一大有力武器。

日本免疫学家本庶佑（Tasuku Honjo，1942—）通过对比不同发育阶段以及正在死亡的胸腺内 T 细胞内基因表达的不同，于 1991 年鉴定了 PD-1 （ programmed cell death-1 ）。1997 年，本庶佑团队发现 *PD-1* 基因敲除小鼠自发了关节炎和肾炎，有自发免疫性疾病倾向，表明 PD-1 是免疫系统的负调节因子。此外，与 *CTLA-4* 的敲除小鼠相比，*PD-1* 敲除小鼠的症状更轻，4 ～ 5 周后发生死亡，因此，PD-1 可以作为一个治疗疾病的靶标。此后的临床研究证实，PD-1/PD-L1 抑制剂在治疗肺癌、黑色素瘤等方面显示出良好的疗效。

五、后分子时期的迷茫与整合学说

　　肿瘤学的发展经历了整体—器官—细胞—分子水平的转变，人们逐渐从宏观过渡到微观来探索恶性肿瘤的发病机制。毫无疑问，事物的发展总是螺旋式上升，肿瘤学的发展亦是如此。这体现在 20 世纪 90 年代起，人类的癌症病死率首次呈下降趋势。当前，基于癌基因变异的体细胞突变学说成为肿瘤形成的主流理论，许多治疗方案的制订都是基于肿瘤的分子生物学改变，人们可以在分子水平更清楚地剖析肿瘤的发生机制。然而，仍有许多令人费解的现象无法用体细胞突变学说来解释。比如：抽烟会导致基因突变，是公认的致癌因素，然而患癌的个体却只占吸烟群体的少数；乙型肝炎病毒会导致肝癌，然而最终仅少数乙肝感染者发展为肝癌；*K-ras* 是最为重要的致癌改变，然而许多携带 *K-ras* 突变的个体却终身未患恶性肿瘤；同样有家族性恶性肿瘤病史，仅部分子女发生恶性肿瘤；等等。这些现象从分子角度以及体细胞突变学说并不能给出完美解释，导致人们重新拾回"肿瘤来源于坏运气"的想法。

　　（一）肿瘤微环境：恶性肿瘤形成的重要决定因素

　　1889 年，斯蒂芬·佩吉特提出"种子与土壤"肿瘤转移学说，强调所转移的脏器的微环境对肿瘤转移的重要影响。随着对肿瘤微环境的认识，学者们发现肿瘤细胞不可控制生长的发生，不仅取决肿瘤细胞内的基因改变，而且也由其周围微环境决定。这个观点不仅适用于转移现象，对于原发肿瘤的形成也同样适用。1999 年，美国科学家卡洛斯·松嫩沙因（ Carlos Sonnenschein ）以及安娜·索托（ Ana Soto ）提出肿瘤形成的组织架构分布理论。该理论认为，细胞永远处于增殖而非静息状态，致癌因素作用于全部组织，尤其是肿瘤的间质组织，间质微环境对恶性肿瘤的形成起决定性作用。该理论主要是针对体细胞突变理论不能解释的一些现象而提出的。比如，恶性肿瘤存在一个可逆的状态，当肿瘤组织处于正常组织结构中，肿瘤组织可逆转为正常组织状态，这种现象尤其在恶性肿瘤患儿中更为常见。例如，将恶性畸胎瘤细胞注射到正常囊胚，将乳腺癌细胞与正常乳腺组织重组，将肝癌细胞注射到正常的肝脏，等等，这些过程都能诱导恶性肿瘤组织向正常组织转化。然而肿瘤微环境相关理论无法解释以下现象：

（1）肿瘤微环境理论只能用于解释散发性恶性肿瘤，而对遗传性恶性肿瘤却不适用，然而二者的肿瘤形成与发展并无本质差异；

（2）无法解释转基因小鼠引发的肿瘤模型。

（二）整合学说：全身与局部的有机整合

随着对肿瘤微环境的探索，科学家们逐渐认识到肿瘤微环境在恶性肿瘤形成和发展中的重要作用。然而从更宏观的角度来看，肿瘤微环境是由宿主状态决定的，因而宿主是除基因变异之外决定肿瘤演变的另一关键因素。比如：患同样的恶性肿瘤，老年患者与年轻患者的预后可能存在区别；患同样的恶性肿瘤，糖尿病患者与无糖尿病患者的预后可能存在差异；患同样的恶性肿瘤，生活在清洁、富含氧的环境的患者与生活在空气污染环境的患者的预后可能存在差异；等等。这些都提示认识和治疗肿瘤必须整合不同维度，从宏观角度来鸟瞰全局，而不能将恶性肿瘤视为一个孤立的病灶来看待。

基于此，笔者提出整合学说，认为恶性肿瘤是由于基因改变引起细胞持续生长的需要与机体不相适应，导致细胞不可控制地生长，侵袭转移到身体其他部位的一类疾病。这个定义既强调了恶性肿瘤不可控制生长和侵袭转移的特性，同时解释了恶性肿瘤发生发展中基因变异以及机体因素对肿瘤发展的协同作用，二者缺一不可。肿瘤是局部快速生长的需要（基因变异引起）与全身代谢需求不匹配导致的新生物，是全身矛盾的局部表现。肿瘤组织中包含肿瘤细胞和周围间质，机体则通过肿瘤间质来影响肿瘤的演进，肿瘤细胞和宿主共同决定肿瘤的转归。

肿瘤学的发展史是从宏观走向微观的过程，即"整体—器官—细胞—分子"，从整体水平时期的启蒙，到器官水平时期的探索，再到细胞水平时期的发展，最后到分子水平时期的飞跃。肿瘤学的发展围绕着两个核心问题：恶性肿瘤是什么原因导致的？如何治疗？毫无疑问，体细胞突变学说成为肿瘤形成的主流理论，人们可以在分子水平更清楚地看明白肿瘤的发生机制。然而，随着肿瘤学的发展，人们对肿瘤的观察逐步走入了局部视野的误区，犹如"一叶障目，不见泰山"，并且随着分子生物学的发展而愈发明显。事实表明，仅从微观水平无法解释所有的肿瘤现象，宏观与微观的结合、整体与局部的统一，才能够理解恶性肿瘤的发生及演变。

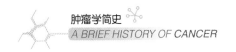

第二章　肿瘤定义及形成理论

一、恶性肿瘤定义

　　恶性肿瘤到底是什么？这是人们自古以来一直追问的话题。1773 年，法国里昂学院开展了一项比赛，对"什么是恶性肿瘤？"进行阐述。伯纳德·佩里里从临床、解剖、实验等各个角度详述了恶性肿瘤的性质、生长特点、治疗等，由此获得了比赛的头名。然而截至目前，对恶性肿瘤的定义尚未达成统一。恶性肿瘤定义的不明确导致公众及学者对恶性肿瘤发病的不理解，科学研究和临床诊疗常缺乏整体视野和宏观思维，普通民众则缺乏防癌信心。比如，同样是基因突变，同样是抽烟，为什么大部分人不患癌症，仅少部分患者患上。由于肿瘤专业人士也无法给出清晰解释，因此民众往往把这归结于"厄运降身"，进而对已经证实的致癌因素缺乏防范。

　　世界卫生组织（World Health Organization，WHO）将恶性肿瘤定义为："恶性肿瘤是可发生在机体的任何组织或器官的一大群疾病，以不可控制地生长为特点，并超过原有的边界侵犯到周围组织和器官，和（或）扩散到其他器官。后面的过程称为转移，是导致死亡的主要原因。"美国国立癌症研究院（National Cancer Institute，NCI）定义为："恶性肿瘤是部分机体细胞不可控制地生长并扩散到身体其他部分的一类疾病。"美国癌症协会（American Cancer Society，ACS）对于恶性肿瘤的定义则以科普描述为主："你的身体由数万亿个细胞组成，这些细胞在你的一生中进行正常生长和分裂。细胞异常或衰老时，通常这些细胞会死亡。当新细胞持续生长，老的或异常的细胞不死亡时，恶性肿瘤就发生了。当恶性肿瘤细胞不可控制地生长时，将会排挤正常细胞，使得机体不能正常工作。"《大英百科全书》(*Britannica*) 定义为："恶性肿瘤是机体内不可控制生长的一百多种疾病组成的一大类疾病。"上述关于恶性肿瘤的定义都只是从表观特征进行描述，主要阐述恶性肿瘤不可控制生长以及侵袭转移的特性，而关于其发病原因和机制却未阐述。

由于目前主流的肿瘤形成理论是体细胞突变理论，因此恶性肿瘤多被认为是体细胞突变导致的不可控制地生长和侵袭转移。比如，我国《病理学》教材对恶性肿瘤的定义为："肿瘤是机体在各种致瘤因素作用下，局部组织的细胞在基因水平上失掉了对其生长的正常调控，导致异常增生而形成的新生物。这种新生物常形成局部肿块，因而得名。"然而仅从体细胞突变角度并不能解释所有的现象，比如，将恶性畸胎瘤细胞注射到正常囊胚，将胚胎癌细胞注射到正常乳腺，等等，这些过程都能诱导恶性肿瘤组织向正常组织转化。因此，仅从基因突变导致不可控制生长角度并不能给恶性肿瘤准确定义。

笔者认为，恶性肿瘤是由于基因改变引起细胞持续生长的需要与机体不相适应，导致细胞不可控制的生长，侵袭转移到身体其他部位的一类疾病。机体通过肿瘤微环境来影响肿瘤（Cancer is a disease when abnormal cells grow uncontrollably and spread to other parts of the body，which is driven by genetic alterations and a mismatched body. The body affects cancer mainly through the tumor microenvironment）。这个定义既强调了恶性肿瘤不可控制生长和侵袭转移的特性，同时解释了恶性肿瘤发生发展中基因变异以及机体因素对肿瘤发展的协同作用，二者缺一不可。由于基因变异存在普遍性，尤其是随着年龄增长更为常见，因此，机体问题可能在恶性肿瘤的发生中比基因变异更为重要。

基因变异是肿瘤不可控制生长的原动力。这些变异少部分来源于遗传的胚系突变，大部分来源于后天因素的影响，也即体细胞突变。不可控制的生长是恶性肿瘤的本质属性。那么这个不可控制生长的"指令"即来自基因变异。吸烟刺激，呼吸道黏膜受损；不规律饮食，胃黏膜受累；暴饮暴食，胰腺受伤……这些

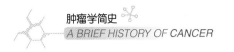

都会造成某些细胞快速生长更新，而长期的刺激则导致基因突变，不需要任何的机体命令而细胞可以快速增殖。即使致瘤因素已不存在，仍能持续性生长。大规模基因测序已经证实，在人体的许多正常组织部分存在致瘤性的基因改变，然而这些基因改变大部分都不会引起恶性肿瘤。2019年，一项报道检测了接近500例无恶性肿瘤病史的个体，包括29个正常组织器官的6 700个样品，发现几乎所有个体和组织都存在多发体细胞突变和肉眼可见的克隆形成；此外，突变负荷在体表皮肤、肺、食管要高于其他器官，提示环境暴露对基因突变的影响；更为重要的是，基因突变负荷与年龄和组织特异的增殖率呈正相关。这项研究表明，仅仅有基因变异并不一定会引起恶性肿瘤的发生，基因变异成为新的"正常"状态。

机体因素是恶性肿瘤形成的另一关键因素。糖尿病、肥胖、年龄、性别、全身炎症、饮食习惯、全身代谢性疾病、免疫相关疾病等机体因素对恶性肿瘤的发生发展有重要影响。这些影响主要表现在代谢和免疫方面，尤其是代谢方面更为重要。同样的致瘤性基因改变，在大部分个体不会引起恶性肿瘤，突变细胞发生死亡、衰老或进行分化，少部分患者形成肉眼可见的克隆，仅极少部分个体形成恶性肿瘤。大量研究表明，将恶性肿瘤细胞注射到正常组织能诱导其向正常转化，这些实验数据都提示，宿主是决定恶性肿瘤形成的关键因素，宿主通过肿瘤微环境来影响恶性肿瘤的形成。

二、肿瘤形成理论

由于恶性肿瘤的重大危害性，因此，"肿瘤为什么会形成？"是人们一直思考的问题。

（一）约公元前400年希波克拉底与体液学说（Humoral theory）

古希腊医学家希波克拉底提出了著名的体液学说（见"概论"章节）。尽管有很大的局限性，但体液学说尝试用科学理论来解释疾病的发病机制，对"神赐疾病论"发出了有力的挑战，拉开了科学认识肿瘤的序幕。此外，体液学说与晚期肿瘤患者"全身无菌性炎性反应"有类似之处。更为重要的是，体液学说理论体系从整体及宏观视野上看待肿瘤，可以弥补当今主流的微观和超微观视野的局限性。

（二）约公元前 202 年《黄帝内经》肿瘤"失和论"（Imbalance theory）

《黄帝内经》认为，人体的生命活动是阴阳对立双方在不断地矛盾运动中取得和谐统一的过程，即和谐状态，而一旦人体阴阳失和，则会导致疾病包括恶性肿瘤（症瘕、积聚等）的发生。这些失和包括：

（1）正邪失和。《黄帝内经》曰："正气存内，邪不可干""邪之所凑，其气必虚""邪气盛之，积聚已留""邪气留止，积聚乃作""邪

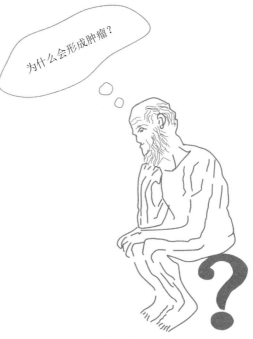

为什么会形成肿瘤？

图 2-1　为什么会形成肿瘤？

气居其间而不反，发为筋瘤"。"正邪失和"是肿瘤发病的基本病机，机体免疫、情绪、饮食、外界环境等都会造成正邪失和。中医肿瘤学把化疗、靶向等西药治疗作为治疗过程中某一阶段的祛邪措施。

（2）情志失和。"喜怒不适……积聚已留"等外感六淫、内伤七情等各种邪气是导致疾病发生的重要条件，影响脏腑阴阳失调、气血郁滞不通。过度的精神紧张和情志忧郁，可影响人体的"神经—内分泌—免疫"系统的调节系统，导致肿瘤的发生。

（3）饮食失和。暴饮暴食，超过了脾胃受纳运化能力，可导致脾胃受伤，易生痰湿癌毒。

（4）天人失和。《素问·上古天真论》曰："其次有圣人者，处天地之和，从八风之理。"基于"天人合一"理念，肿瘤的发生与人类生存的自然环境息息相关，气候变化、环境污染、地理特点等对人体肿瘤的形成不断产生作用。

（5）脏腑失和。《灵枢·脉度》曰："五脏不和则七窍不通，六腑不和则留为

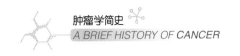

痛。"肿瘤疾病是在正邪、脏腑、气血等失和的基础上，湿、痰、瘀、毒聚集于人体而成。

针对"失和"引起的肿瘤，《黄帝内经》提出相应的策略以达到纠正"失和"的目的。如《素问·至真要大论》曰："寒者热之，热者寒之，温者清之，清者温之，散者收之，抑者散之，燥者润之，急者缓之，坚者软之，脆者坚之，衰者补之，强者泻之，各安其气。"后期中医学进一步将积聚症瘕的药物归纳为攻、消、补、散四大类。《黄帝内经》的"失和论"与希波克拉底的体液失衡学说存在相似之处，都提倡从整体视角来解释恶性肿瘤的形成，都强调人体内部以及人体与自然的和谐统一。《黄帝内经》中关于肿瘤发展的整体观以及和谐统一的理论为中医肿瘤学的发展奠定了基础，也为世界肿瘤的防治做出了不可磨灭的贡献。

（三）1695年弗雷德里克·霍夫曼和乔治·斯塔尔提出淋巴液学说（Lymph theory）

由于学者们没有在体内找到肿瘤里的黑胆汁，希波克拉底的体液学说逐步被否定。1622年，意大利医学家加斯帕雷·阿塞利（Gaspare Aselli，1581—1626）在解剖狗的过程中发现了乳糜管和乳糜液，此后淋巴管和淋巴液逐渐被广泛认识。当时学者们认为生命是一些连续不断流动着的液体穿过一些固体部位，所有的液体中血液和淋巴最为重要。1695年，德国医生弗雷德里克·霍夫曼和乔治·斯塔尔认为，癌症是由于体内淋巴液在浓度和酸碱度上发生了剧烈的改变引起渗漏而导致的。淋巴论很快得到了广泛的认同，并持续了近150年。著名的苏格兰外科大家约翰·亨特（John Hunter）也认为肿瘤生长是由于淋巴液异常而不断地被血液排出造成的。淋巴液学说是基于对淋巴液的认识以及恶性肿瘤容易发生淋巴转移的现象而提出的，反映了淋巴转移在肿瘤发展中的重要作用，也为肿瘤的根治性手术提供了理论基础。

（四）1838年约翰尼斯·穆勒提出胚基学说（Blastema theory）

1838年，德国生理学家约翰尼斯·穆勒通过显微镜观察发现，肿瘤是由细胞组成，而非淋巴液。穆勒认为肿瘤细胞并不是来源于正常细胞，而是来源于正常组织之间的胚基成分。这种学说从侧面说明了肿瘤起始于自我更新能力强的细胞，与干细胞学说有异曲同工之处。

（五）1855 年罗伯特·雷马克与人体正常组织转化（Normal tissue transformation）

犹太裔德国胚胎学家罗伯特·雷马克证实了胚胎层与器官发育的关联，进一步提出所有的细胞来源于已经存在的细胞，肿瘤细胞亦来源于正常细胞的转化。然而，由于罗伯特·雷马克主张通过电流治疗相关疾病，且属犹太裔，他的研究并没有得到认可，且教授资格之路也屡屡受挫。在雷马克理论的基础上，路易斯·巴德认为，肿瘤细胞来源于正常细胞，肿瘤细胞存在分化障碍，随着分化的不完全，肿瘤细胞逐渐与正常来源的细胞产生形态和功能上的差别。

（六）1863 年鲁道夫·魏尔啸与慢性炎症刺激学说（Chronic irritation theory）

1863 年，德国病理学家鲁道夫·魏尔啸发现癌组织中存在白细胞，因此推测炎症与肿瘤之间有关联，提出肿瘤的炎症刺激假说。现代研究证实，多种炎症与肿瘤发病相关，如胰腺炎与胰腺癌、克罗恩病与结直肠癌、胃炎与胃癌等。此外，许多病原体导致的恶性肿瘤都以炎症作为中介，如乙肝病毒—慢性肝炎—肝癌，幽门螺杆菌—胃炎—胃癌。"肿瘤是永远不愈合的伤口"（Tumors：Wounds that do not heal）。炎症可通过释放炎症介质、抑制免疫反应等促进肿瘤进展。然而，慢性炎症刺激学说不能解释非炎症因素引起恶性肿瘤的情况，比如遗传性恶性肿瘤在患者很小的时候就已经发病，并不存在明显的炎症现象。

（七）1902 年约翰·彼尔德提出滋养层细胞理论（Trophoblast theory）

1902 年，苏格兰胚胎学家约翰·彼尔德（John Beard，1858—1924）基于肿瘤形成与胎盘形成过程的相似性，提出滋养层细胞理论。他认为胚胎发育过程中，滋养层细胞的生长及其组织形成与恶性肿瘤类似。根据彼尔德在胚胎学方面的认识，他推荐使用胰酶来治疗恶性肿瘤，这个观点在当时引起了巨大的争议。笔者认为，由于滋养层细胞或胎盘支持胚胎的生长发育，这与肿瘤微环境中的间质细胞影响肿瘤形成类似。因此，从当今的肿瘤学发展来看，滋养层细胞理论与肿瘤微环境理论有些相似。

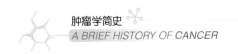

（八）1902年西奥多·鲍维里提出染色体损伤理论（Choromosome damage theory）

1902年，德国动物学家西奥多·鲍维里提出染色体损伤导致恶性肿瘤发生。鲍维里主要在光学显微镜下观察海胆胚胎发育下染色体的变化，提出染色体的正常结构对于胚胎发育的重要作用。基于对染色体的认识，鲍维里观察到恶性肿瘤细胞也存在染色体损伤和变异，这种损伤可能由射线、物理或化学因素以及病原体等引起，因而提出单个细胞的染色体变异引起恶性肿瘤的理论。有趣的是，由于西奥多·鲍维里不是肿瘤学家，这种理论刚开始并不被医学界认可。直到1915年，美国遗传学家托马斯·摩根发现了染色体在遗传方面的作用才证实了染色体变异学说的合理性。

（九）20世纪初的感染性疾病理论（Infectious disease theory）

恶性肿瘤本身是不会传染的，但如果引起恶性肿瘤的是感染性疾病，如EB病毒引起伯基特（Burkitt）淋巴瘤等，则可能会发生区域聚集现象。早期由于学者们观察到家族性肿瘤的聚集现象，恶性肿瘤被认为有传染性，因而在1740年，第一所肿瘤医院在法国兰斯的郊区建立。1909年，美国肿瘤学家弗朗西斯·劳斯提出鸡肉瘤是由病毒引起的，第一次证明了动物的癌症是可以传染的。此后，感染性因素在肿瘤形成中的作用逐渐得到重视。

（十）1971年阿尔弗雷德·克努森与二次突变假说（Two hit hypothesis）

美国遗传学家阿尔弗雷德·克努森（Alfred G. Knudson，1922—2016）观察到有家族史的视网膜母细胞瘤患者往往发病年龄小，且多为双侧，而无家族史的患者多发病较晚，且多为单侧，由此于1971年提出了肿瘤形成的二次突变假说。该假说基于人体的两套常染色体（父本和母本）共同决定表征的现象。遗传性肿瘤家族连续传递时，已经携带了一个生殖细胞系的突变，此时若在体细胞内再发生一次体细胞突变，即产生肿瘤，这种事件较易发生，所以发病年龄较小；而散发性肿瘤家族需要先有一个细胞内发生突变产生杂合体（heterozygous），继而再次突变失去杂合结构的两次体细胞突变而产生的，发生率较低或不易发生，所以发病一般较晚。第二次突变的可能性会比第一次随机突变高，所经历的突变时间也比第一次随机突变时间短。二次突变假说认为，肿瘤的发生是一种隐性事件，即野生型基因产物可以抑制肿瘤产生，而肿瘤中的这一对等位基因突变则引起基因失活，导致恶性肿瘤的发生，因而这种学说只适用于抑癌基因突变引起恶性肿瘤的情况。值得一提的是，二次突变假说也引起了学者们对抑癌基因（如 *Rb* 基因）的探索。

（十一）1976 年彼得·诺维尔提出肿瘤进化论（Cancer evolution theory）

1859 年，英国著名生物学家查尔斯·达尔文（Charles R. Darwin，1809—1882）在《物种起源》中提出了进化论，认为生物物种是由少数共同祖先，经过"物竞天择，适者生存"长时间的自然选择过程后演化而成的。1976 年，美国费城宾州大学病理学家彼得·诺维尔（Peter C. Nowell，1928—2016）认为进化论同样适合于肿瘤整个发生发展过程。恶性肿瘤发生的起始阶段，在外界因素包括炎症、射线、病毒感染等因素的长期刺激下，大部分正常组织里的细胞死亡，而某些自我更新和增殖能力较强的细胞则发生了基因改变，并将基因改变进行累积，最终获得了永久的自我更新能力以及免疫逃避能力，被赋予了生存上的优势。在肿瘤的发展阶段，由于肿瘤局部血供缺乏、缺氧、营养不足，以及机体状态的动态变化，许多肿瘤细胞被淘汰，而少部分肿瘤细胞获得了侵袭转移能力以获取营养和求得生存。在肿瘤发展的晚期阶段，恶性肿瘤已经超过了机体的承载能力，最终肿瘤与机体一起走向毁灭。值得注意的是，肿瘤耐药也可从进化论来解释。如在化疗过程中，对化疗敏感的肿瘤细胞被杀灭，而少部分对化疗耐受的肿瘤细胞则生存了下来，并逐步扩增，最终演变为耐药的肿瘤灶。肿瘤进化论可以合理地解释恶性肿瘤发生发展的过程，与肿瘤发展是漫长过程以及大部分肿瘤单克隆起源等现象相吻合。

（十二）20 世纪 70 年代迈克尔·毕晓普和哈罗德·瓦尔姆斯与体细胞突变理论（Somatic mutation theory，SMT）

1976 年，迈克尔·毕晓普和哈罗德·瓦尔姆斯（Harold E. Varmus）发现了原癌基因，并于 1989 年分享了诺贝尔生理学或医学奖，体细胞突变引起恶性肿瘤理论逐渐成为主流观点。基因变异包括基因突变以及表观遗传学改变，这些变异少数来自遗传因素，多数来自外界因素的刺激以及机会性突变。基因变异是恶性肿瘤发生的原动力，是恶性肿瘤发生发展的"发动机"。体细胞突变理论最早来源于德国动物学家西奥多·鲍维里于 1902 年提出的染色体损伤学说。基因变异学说虽然对恶性肿瘤的诊治有非常重要的指导意义，然而，由于忽略了机体和肿瘤微环境的影响，这种学说仍然存在很大的片面性。2019 年《科学》上报道了 500 例无恶性肿瘤的正常个体的高通量测序结果，研究发现，几乎所有的个体中都存在致癌性突变以及肉眼可见的肿瘤克隆性病变，且突变的数量与年龄和组织增殖速率密切相关。这篇报道表明，致癌性突变在很多情况下并不引起恶性肿瘤的发生。此外，在经典的体细胞突变理论中，作为种子的癌细胞已经具有独立侵入其他组织并且进行转移的能力，而实际观察到肿瘤的转移病灶部位除了包括由癌细胞形成的上皮细胞组织外，还有基质细胞（包括各种结缔组织细胞、免疫细胞等）存在，这些基质细胞是肿瘤转移扩散的关键角色。

（十三）1994 年约翰·迪克与肿瘤干细胞理论（cancer stem cell）

肿瘤干细胞是肿瘤中具有自我更新能力并能产生异质性细胞的肿瘤细胞。20 世纪 40 年代，学者们已经提出了肿瘤干细胞（cancer stem cell，CSC）的概念，但肿瘤干细胞并没有被分离出来。1994 年，加拿大多伦多大学约翰·迪克（John E. Dick）从人类急性髓系白血病患者中分离出肿瘤起始细胞。将白血病起始细胞注射到重症联合免疫缺陷小鼠身上后，这些细胞能迁移至骨髓，并且在细胞因子的刺激下广泛增殖，同白血病患者类似；进一步研究发现，这些肿瘤起始细胞为 $CD34^+CD38^-$，而 $CD34^+CD38^+$ 或者 $CD34^-$ 则不能诱导白血病形成。多数学者认为，肿瘤干细胞来源于成体干细胞或者具有自我更新能力的正常细胞。如 1877 年，德国病理学家朱利亚斯·康海姆（Julius F. Cohnheim，1839—1884）曾提出肿瘤起源于胚胎的残留细胞。肿瘤干细胞能不对称生成两种异质的细胞，一种是与之性质相同的肿瘤干细胞，另一种是组成肿瘤大部分的非致瘤癌细胞，其中自我更新能力是肿瘤干细胞的关键性质。肿瘤干细胞虽然仅占所有肿瘤细胞的 1% 左右，然而它们却被认为是肿瘤增殖、转移、治疗耐受以及复发的根源。从本质上讲，肿瘤干细胞通过自我更新和无限增殖维持着肿瘤细胞群的生命力；肿瘤干细胞的运动和迁徙能力又使肿瘤细胞的转移成为可能；肿瘤干细胞可以长时间处于休眠状态并具有多种耐药分子而对杀伤肿瘤细胞的外界理化因素不敏感，因此，肿瘤往往在常规抗癌方法消灭大部分普通肿瘤细胞后复发。

（十四）1999 年卡洛斯·松嫩沙因和安娜·索托提出组织架构分布理论
（Tissue organization field theory，TOFT）

1999 年美国科学家卡洛斯·松嫩沙因以及安娜·索托提出肿瘤形成的组织
架构分布理论。该理论认为，细胞永远处于增殖而非静息状态，致癌因素作用
于全部组织，尤其是肿瘤的间质组织，间质微环境对恶性肿瘤的形成起决定性作
用。组织架构分布理论主要针对体细胞突变理论不能解释的一些现象而提出的。
该理论的依据包括：恶性肿瘤只发生于多细胞动物中，而在单细胞生物中却不会
形成；此外，恶性肿瘤存在一个可逆的状态，当肿瘤组织置于正常组织结构中，
肿瘤组织可逆转为正常组织状态，这种现象尤其在儿童恶性肿瘤中更为常见。比
如，儿童神经母细胞瘤即使发生远处转移也会发生凋亡和向正常细胞分化，最终
转化为正常的神经节细胞和施万细胞。激素敏感的恶性肿瘤包括乳腺癌、前列腺
癌，在使用抗激素治疗时，肿瘤会发生退缩、凋亡，这也与体细胞基因突变引起
肿瘤不可控生长不相吻合。另外，将恶性畸胎瘤细胞注射到正常囊胚、将胚胎癌
细胞注射到正常乳腺、将肝癌细胞注射到正常的肝脏等，这些过程都能诱导恶性
肿瘤组织向正常组织转化，然而将早期胚胎异位注射到成年动物睾丸鞘内时，在
注射部位会诱发恶性畸胎瘤形成。

2011 年，美国加州劳伦斯伯克利国家实验室米娜·比斯尔（Mina J. Bissell）
认为肿瘤微环境能抑制恶性肿瘤的形成，提出细胞外基质（extracellular matrix，
ECM）通过物理和化学因素作用于细胞膜，影响基因的表达和细胞功能，细胞
外基质与细胞之间存在相互作用。比斯尔的观点与组织架构分布理论存在异曲同
工之处。

组织架构分布理论也存在缺陷：

（1）组织架构分布理论只能用于解释散发性恶性肿瘤，而对遗传性恶性肿瘤
却不适用，然而二者的肿瘤形成与进展并无本质差异。比如，家族性胰腺癌与散
发性胰腺癌在病理学以及增殖、侵袭转移等基本特征方面并无明显区别。

（2）无法解释转基因小鼠引发的肿瘤模型。比如，存在胰腺组织 *K-ras* 以
及 *TP53* 基因突变的 KPC 小鼠，在小鼠 2 ～ 4 周就自发胰腺癌，并逐渐发生

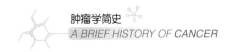
转移，最终引起小鼠死亡。这种小鼠模型与人类胰腺癌的发病过程存在高度相似性。

（十五）小结

肿瘤形成理论的发展经历了从宏观走向微观的过程。古希腊时期，希波克拉底则认为，疾病都是自然因素造成的，并提出体液学说。我国中医经典《黄帝内经》认为，人体的生命活动是阴阳对立双方在不断地矛盾运动中取得和谐统一的过程，即"和谐"状态，而一旦人体阴阳失和，则会导致疾病包括恶性肿瘤（症瘕、积聚等）的发生。值得一提的是，希波克拉底的"体液失衡"与《黄帝内经》的"阴阳失和"有很多的相似之处，都强调人与外界环境的不和谐统一是恶性肿瘤的病因，都重视恶性肿瘤从发病到诊治的整体过程。随着显微镜的问世和分子生物学研究的进步，对肿瘤形成的探索逐步走向了微观视角，包括慢性炎症刺激学说、肿瘤进化论、二次突变假说、人体正常组织转化学说、肿瘤干细胞理论、染色体损伤学说、基因变异学说等。这些理论都从某种角度阐释了肿瘤形成的机制，对人们清楚地认识恶性肿瘤产生了重大影响。

三、肿瘤形成之整合学说

笔者提出肿瘤形成的整合学说，认为慢性刺激包括理化刺激、病原感染、慢性炎症等引起局部正常组织发生体细胞基因改变，这种体细胞基因改变有时联合遗传性基因突变，释放了永久生长的异常信号。当细胞的永久生长与机体不相适应时，就造成了恶性肿瘤的发生。不可控制的生长是恶性肿瘤最典型的表征，肿瘤细胞的基因改变是恶性肿瘤不可控制生长的原动力。如果将恶性肿瘤比作一辆抛锚的豪华跑车，基因改变是恶性肿瘤的"发动机"，机体代谢系统为恶性肿瘤提供"燃油"、排泄"尾气"，而免疫系统则是智能质检系统。从某种意义上讲，恶性肿瘤的"发动机"是先进的，然而"燃油、排泄和质检系统"故障导致了"豪华跑车"无法正常运行。整合学说从整体（机体代谢和免疫状态）和局部（细胞基因改变）相结合的角度来认识恶性肿瘤，认为肿瘤与机体的相互作用导致了恶性肿瘤的发生，并最终决定了肿瘤本身和宿主的共同命运。因此，尽管恶性肿瘤是基因导致的疾病，然而恶性肿瘤生物学特性的本质是宿主状态，肿瘤微环境就是肿瘤细胞与机体相互作用的媒介。从进化论上讲，恶性肿瘤是局部组织经慢性刺激引起快速生长的需求与机体的不相适应而导致的。恶性肿瘤犹如人类一样，遗传和外部环境共同决定人类能力、性格等，人类的遗传因素类似于肿瘤的基因，而外部环境则对应的是肿瘤微环境以及宿主（图2-2）。当局部组织器官出现基因改变时，宿主在代谢和免疫方面通过微环境影响肿瘤形成及进展。

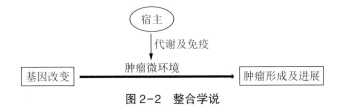

图2-2　整合学说

（一）整合理论之恶性肿瘤演变过程

在各种慢性刺激因素（如吸烟、病原体感染、炎症、理化因素等）影响下，正常组织细胞生长更新的速度加快，发生代偿反应，这在自我更新较快的细胞（如正常组织干细胞）更为明显，最后引起细胞发生基因突变，使得正常组织细胞获得了不可控制生长的能力。这也符合达尔文的进化论原则。少部分细胞的基因突变来自遗传。在获得了基因突变的细胞中，大部分细胞由于宿主免疫监视发现了新抗原而被消灭，仅留有少部分突变细胞潜伏或形成亚克隆。宿主通过肿瘤微环境来提供营养代谢物以满足基因突变的细胞快速生长的需要，同时排泄肿瘤细胞的代谢物。当宿主的代谢适应能力下降时，如糖尿病、肥胖、少运动、老龄、食物习惯等，引起了代谢失衡（metabolic imbalance），促使了恶性肿瘤的形成。随着肿瘤的生长，肿瘤细胞处于不利于生长的"不友好"微环境，代谢失衡演变为代谢灾难（metabolic catastrophe），促进了肿瘤细胞侵袭转移，同时也导致了恶液质的发生。肿瘤细胞的侵袭转移过程由于存在机体免疫监视的作用，更为重要的是肿瘤细胞与转移靶器官代谢的不相适应，因而转移过程是生存概率极低的"大迁徙"。肿瘤细胞在目标靶器官定植后，随着肿瘤病灶的生长，代谢灾难在转移灶较原发肿瘤更为明显。代谢灾难引起了肿瘤细胞发生坏

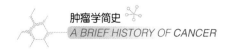
死，造成机体发生系统性无菌性炎性反应，而清除肿瘤细胞的适应性免疫反应能力下降，最终导致肿瘤和宿主的共同灭亡。因此，基因变异是肿瘤发生的原动力，而宿主代谢与免疫则通过肿瘤微环境来决定恶性肿瘤以及宿主本身的转归。恶性肿瘤虽然"凶神恶煞"，但它的发生、演变和转归却是一个消极、被动的过程。

（二）宿主代谢重编程能力下降促进肿瘤发生发展

肿瘤细胞与宿主相互作用的重要体现是代谢。在肿瘤的发生中，肿瘤细胞获得了不可控制的快速生长能力，这与胚胎发育过程类似，只是后者的生长发育受到了严密的调控，这主要来自周围微环境。肿瘤细胞的快速生长能力使其发生了代谢重编程，包括对葡萄糖、谷氨酰胺等营养物质的过分依赖，通过有氧糖酵解来为其生长提供合成物质。肿瘤细胞本身不具备完整的代谢系统，需要宿主来供给营养，回收或排泄代谢物，肿瘤微环境即为机体与肿瘤细胞相互作用的通道。机体在大部分情况下能满足肿瘤代谢重编程的需要。然而当机体的代谢重塑能力下降时，比如代谢性疾病、老年、饮食习惯等，肿瘤细胞与机体发生代谢失衡，促进了恶性肿瘤的发生发展。因此，当肿瘤细胞与肿瘤微环境相互适应时，肿瘤细胞则呈良性或低度恶性生长；当肿瘤细胞与肿瘤微环境不相适应时，肿瘤细胞则呈不可控地生长，发生侵袭与远处转移。从某种意义上讲，恶性肿瘤是全身代谢障碍综合征的局部异常增殖表现。以胰腺癌和糖尿病的关系为例，糖尿病是胰腺癌的高危因素，尤以新发糖尿病更为明显。糖类抗原 19-9（carbohydrate antigen 19-9，CA19-9）是目前胰腺癌应用最为广泛的标志物，它通过己糖六胺途径（hexosamine biosynthetic pathway，HBP）合成，随着胰腺癌的进展，CA19-9 的水平往往进行性升高。胰腺癌中最为常见的基因改变是 *K-ras* 突变，而 *K-ras* 突变会促进己糖六胺途径的开放以及 CA19-9 的合成。已有研究表明，糖尿病患者也存在己糖六胺途径的过度开放，当糖尿病伴有相关并发症时，CA19-9 可明显升高。因此，糖尿病与 *K-ras* 突变都可以促进己糖六胺途径的过度开放，进而联合促进胰腺癌的恶性进展，二者是"1+1>2"的关系。这就可以解释为什么血糖升高患者胰腺癌的发病率更高，预后更差。

1889 年，英国外科医生斯蒂芬·佩吉特提出著名的"种子与土壤"肿瘤转移学说，强调转移脏器的微环境对肿瘤转移的重要影响，只有种子与土壤相互合适才能形成转移。从更广义上讲，肿瘤细胞生存的"土壤"就是机体，因此它不仅包括转移微环境，也包括原发肿瘤微环境。

（三）免疫监视能力下降是机体促进肿瘤发生发展的重要因素

1909 年，德国免疫学家保罗·埃尔利希（Paul Ehrlich）提出机体免疫系统可抑制肿瘤的形成，为肿瘤的免疫治疗奠定了理论基础。整合学说在肿瘤与宿主免疫的关系上也得以体现，宿主免疫监视能力的下降会促进恶性肿瘤的发生发展。一项研究表明，针对 5 692 例肾移植患者的长期随访分析表明，这些患者结肠癌、肺癌、膀胱癌、肾癌、输尿管癌以及内分泌肿瘤的发病率明显升高，比如结肠癌，男性的相对风险是正常人群的 3.2 倍，女性则为 3.9 倍。

（四）代谢与免疫相互影响

代谢与免疫之间存在相互影响，尤其是代谢对免疫影响更为明显。免疫系统需要机体代谢系统提供营养以发挥免疫监视功能，代谢相关疾病如糖尿病、肥胖等会影响免疫系统功能。因此，在实施免疫治疗的同时，如何调控机体代谢来辅助是值得探索的方向。比如，一项研究表明，高脂饮食会影响动物模型的肿瘤微环境，损害 $CD8^+$ T 细胞功能，进而促进肿瘤生长。进一步研究发现，肿瘤细胞与 $CD8^+$ T 细胞对于肥胖有截然不同的代谢反应，肿瘤细胞会增加脂肪的摄入，而 $CD8^+$ T 细胞则不然，导致 $CD8^+$ T 细胞在肿瘤中浸润减少，功能受损。

（五）肿瘤微环境是肿瘤与宿主相互作用的桥梁

肿瘤微环境（tumor microenvironment，TME）是指肿瘤细胞存在的周围微环境，其组成成分包括肿瘤相关成纤维细胞、炎症细胞、免疫细胞、各种信号分子、细胞外基质和代谢产物等。肿瘤微环境影响肿瘤的发生发展已经成为共识。肿瘤微环境是肿瘤与宿主相互作用的桥梁，而代谢性相关疾病如糖尿病、脂肪肝等可通过肿瘤微环境而对肿瘤的转归产生影响。其他因素如年龄、肥胖、饮食等毫无疑问也与代谢有重要关联，也会影响肿瘤的微环境。肿瘤微环境的相对缺陷使生长发育的细胞无法进一步分化成熟，导致了恶性肿瘤的形成。

甲胎蛋白（alpha-fetoprotein，AFP）由于抗原性与胚胎肝脏细胞合成的蛋白相同而得名，提示两个过程存在相似性。这主要表现在都存在细胞快速增殖更新。然而不同的是，胚胎发育的生理过程是受严密调控的，这些调控主要来自周围组织微环境，胚胎的周围组织微环境能"匹配"其正常生长发育；肿瘤形成的病理过程呈失控状态，这种失控主要来自周围组织微环境无法"匹配"受慢性刺激引起的细胞快速增殖的需要，导致了不可控制生长以及恶性肿瘤的形成。

（六）恶性肿瘤到底是系统性疾病还是局部性疾病？

从古至今，对恶性肿瘤的认识经历了从系统到局部的转变，而当前则有回归全身性疾病的趋势。从局部组织基因变异引起正常细胞向恶性肿瘤细胞转变的角度，恶性肿瘤是局部性病变；而从宿主代谢及免疫通过微环境来影响恶性肿瘤的角度，恶性肿瘤则是全身性病变。因此，恶性肿瘤既是系统性疾病又是局部性疾病，是全身性疾病的局部表现。

（七）为什么只在少部分个体发生恶性肿瘤？

在日常生活中，人们经常会对致癌因素促进恶性肿瘤的发生提出质疑。比如，吸烟与肺癌、人类乳头状病毒（HPV）感染与宫颈癌、乙肝病毒（HBV）与肝癌的关系已经明确，然而最终确诊为相关恶性肿瘤的患者往往不到感染个体的10%。整合理论可以对这些现象提供合理解释：整合理论中，基因变异与宿主共同决定恶性肿瘤的发生和演变，吸烟、HPV感染、HBV感染等可以引起基因突变，但这些基因变异需与宿主通过微环境来相互作用才会导致恶性肿瘤的发生。换句话说，慢性刺激引起的基因变异是恶性肿瘤形成的必要条件，而非充分条件。2019年，一项报道检测了接近500例无恶性肿瘤病史的个体，包括29个正常组织器官的6 700个样品，发现几乎所有个体和组织都存在多发体细胞突变和肉眼可见的克隆形成。这项研究表明，仅仅有基因变异并不一定会引起恶性肿瘤的发生，基因变异成为新的"普遍"现象。

（八）整合理论之科学依据

1935年，约翰斯·霍普金斯大学阿诺德·瑞奇（Arnold R. Rich，1893—1968）对292例50岁以上因各种原因死亡的男性进行了尸体解剖，发现41例

（14%）存在明显的前列腺癌。这些前列腺癌患者中，大部分（65.8%）在临床上并没有被确诊。由于肿瘤太小，许多前列腺癌并不会产生症状。阿诺德发现，许多前列腺癌用手触摸并没有发现明显质地改变，甚至在切开的前列腺标本中也观察不到。由于每个前列腺标本只制作了一张病理切片，可以想象的是，如果进行更为仔细的检查，其发病率将更高。因此，许多前列腺癌都是作为隐性癌而存在的。隐性癌的广泛存在提示宿主对肿瘤的进展有抑制作用。

20世纪80年代发起的乳腺癌术后辅助化疗是全身与局部治疗结合的典范。伯纳德·费舍尔认为乳腺癌是一种全身性疾病，即使是没有肉眼可见的转移，也存在肉眼无法看见的微转移灶，这些微转移灶是导致根治术后患者复发的主要原因。费舍尔证实了手术后辅助化疗可以提高乳腺癌患者的生存率，通过手术（局部治疗）切除原发肿瘤，通过化疗（全身治疗）清除潜在的微转移，从而提高疗效。

费城染色体（Philadelphia Chromosome）指9号染色体长臂（9q34）上的原癌基因 ABL 转位至22号染色体（22q11）上的 BCR 基因重新组合成融合基因 BCR-ABL，于1960年被鉴定，是第一个被发现的融合基因。该融合基因促进了慢性粒细胞白血病和其他恶性肿瘤的发生发展。1998年，英国汉默·史密斯医院的茱莉亚·梅罗（Junia V. Melo）通过聚合酶链式反应（polymerase chain reaction，PCR）技术检测发现，在16例正常人体中，有12例个体的外周血液白细胞中检测到 BCR-ABL 融合基因。这提示基因改变并不一定会引起恶性肿瘤，需要在特定的宿主才可导致癌变。

2005年，美国科学家卡洛斯·松嫩沙因等将同等数量的乳腺癌细胞注射到不同年龄的小鼠乳腺脂肪垫中，6个月后发现，年龄为24天、52天、80天和150天的小鼠成瘤率分别为75%、100%、50%、18.2%，由此证实了宿主因素对肿瘤形成的影响。

2014年，美国加州劳伦斯伯克利国家实验室米娜·比斯尔使用3D培养模型来研究葡萄糖对正常乳腺细胞和乳腺癌细胞的影响。在正常乳腺细胞中，过表达葡萄糖转蛋白3（glucose transporter type 3，GLUT3）增加葡萄糖的摄取后，能激活正常乳腺细胞的肿瘤相关信号通路，包括 EGFR、β_1 整合素、MEK 和 AKT

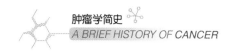

等，导致细胞极性丢失和生长速度加快。相反，在乳腺癌细胞中，减少乳腺癌细胞葡萄糖的摄取则可使肿瘤细胞生长减慢，极性恢复，结构趋于正常化。这个结果提示宿主营养物质的摄入会影响肿瘤的演变过程。

2022年，来自纽约大学的达芙娜·巴-萨奇（Dafna Bar-Sagi）团队发现，有氧运动可以改变胰腺癌的免疫微环境，激活 CD8$^+$ T 细胞来减缓小鼠胰腺癌的生长，提高肿瘤对免疫治疗的敏感性。这说明宿主可通过肿瘤微环境来影响肿瘤细胞。

（九）既往肿瘤形成学说回顾

既往肿瘤形成观点中，各个理论都从不同角度对恶性肿瘤的形成机制进行了阐述，包括宿主因素（体液学说、"失和论"、淋巴液学说）、基因改变（体细胞突变学说、二次突变假说、染色体损伤理论）、肿瘤细胞（胚基学说、滋养层细胞理论、肿瘤干细胞、正常组织转化、肿瘤进化论）以及肿瘤微环境（组织架构分布理论）（图 2-3）。这些理论有助于对恶性肿瘤的认识，对肿瘤学的发生发展产生了重大的影响。当今，以微观视野为主的体细胞突变学说已成为主流观点，即使新兴的肿瘤微环境或组织架构分布理论仍然缺乏宏观视野，忽略了宿主因素对恶性肿瘤形成的重要影响。整合学说通过有机整合宿主、基因改变、肿瘤细胞和肿瘤微环境，从宏观和微观相结合的角度来审视肿瘤，更有利于看清恶性肿瘤的全貌，更有助于理解恶性肿瘤的演变过程。

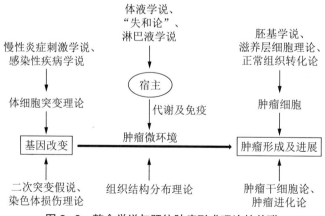

图 2-3 整合学说与既往肿瘤形成理论的关联

（十）中医肿瘤学的整体观

中医一直强调肿瘤是全身疾病，这一点从古至今都没有改变，为肿瘤的整体治疗提供了宝贵的理论基础和治疗经验。《黄帝内经》总结了春秋战国及以前中华民族千年的医学精华，是中国最早且影响极大的一部医学典籍。《黄帝内经》注重整体观念，认为人体结构和各个部分都是彼此联系的，同时强调人体本身与自然界是一个整体，自然界的运动变化无时无刻不对人体发生影响。此外，陈实功编著的《外科正宗》提出内外结合的方法治疗肿瘤，主张肿瘤及早发现、及早治疗的观点，成为中医外科的经典著作。遗憾的是，中医肿瘤学一直停留在整体水平，而只从整体水平也无法解释所有的肿瘤相关现象。

（十一）整合学说对治疗的影响

针对肿瘤的治疗包括手术切除、放疗、化疗等虽然取得了很大的成绩，但是这些治疗措施损害大，对人体产生了巨大的损伤，更为重要的是，许多恶性肿瘤患者在不久后就复发。由于恶性肿瘤是全身性疾病的局部表现，是组织细胞快速生长的需要与宿主的不相适应导致的，因此其治疗离不开针对肿瘤本身和针对宿主治疗手段的有机结合，即整合治疗（Integratherapy）。在这里，笔者提出"Integratherapy"一词，以强调系统治疗和局部治疗的有机整合，强调针对宿主治疗和针对肿瘤治疗的有机统一。针对肿瘤本身的治疗，离不开全身手段（如化疗、靶向治疗）和局部手段（如手术、放疗）的有机统一。当肿瘤以局部矛盾为主时，采取针对肿瘤细胞的局部治疗手段为主，包括手术、放疗等；当肿瘤以全身矛盾为主时，在抗肿瘤本身的基础上，改善宿主功能则更为重要。调节全身状况的措施主要在调节机体代谢和免疫两方面，具体包括：控制血糖、调整饮食、调节肠道菌群、戒酒、体重控制、适度运动、中医中药、增强或调控免疫、改变居住环境、情绪调节等，尤其是中医中药在调节宿主状态方面有独到之处。此外，调节全身状况（如控制血糖、调节饮食等）与主流抗癌治疗（如化疗、放疗、免疫治疗等）的结合也是重要的研究方向。比如，改变居住环境方面，研究表明，在模拟失重的环境下，癌细胞会出现死亡或生长停滞，肿瘤细胞内增加了凋亡及其他细胞死亡相关基因的表达。目前，世界各国正在争相进行"太空肿瘤"项目，未来可能会出现乘坐飞船飞往太空或者在模拟太空的环境下治疗恶性肿瘤的方法。另外，将来的研究可能会探讨同一化疗方案在不同饮食状态下的效果，或者血糖控制对恶性肿瘤放疗敏感性的影响等。当然这有待研究结果和数据积累来证实（图2-4）。

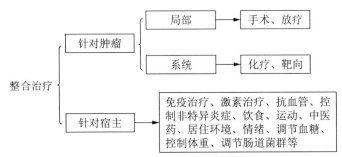

图2-4　整合治疗采取的治疗手段

四、肿瘤致死原因之非特异性全身炎性反应

恶性肿瘤研究的历史主要针对两个问题：

（1）恶性肿瘤如何形成？

（2）恶性肿瘤如何治疗？

然而，学者们往往忽略了第三个重要的科学问题：恶性肿瘤的危害到底是什么？

之所以会"谈癌色变"，是因为恶性肿瘤会无情地吞噬生命。恶性肿瘤会导致死亡属于常识，然而，恶性肿瘤为什么会导致死亡呢？我们知道，有些良性肿瘤也会对人体产生危害，而这种危害以肿瘤占位引起的脏器功能改变（site destruction）为主，比如颅内良性肿瘤引起中枢神经系统功能异常，消化系统良性肿瘤引起梗阻、出血等。这方面，恶性肿瘤与良性肿瘤类似，也会由于占位性病变而导致脏器功能障碍。然而，随着医学技术的发展，占位性的改变可通过手术切除、人工替代脏器功能、脏器移植等治疗手段解决，在一定时间内并不是致死性因素，更不是恶性肿瘤令人恐惧的关键原因。

权威的肿瘤学网站包括国际抗癌联盟（Union for International Cancer Control，UICC）、美国癌症协会、美国国立癌症研究院等并没有对恶性肿瘤致死原因给出明确的答案。2021 年 3 月世界卫生组织认为，转移是导致死亡的主要原因。

转移导致恶性肿瘤相关死亡目前已得到公认。据统计，90% 的癌症患者死亡是由肿瘤转移引起的。已经发生远处转移的恶性肿瘤往往称为晚期恶性肿瘤。在晚期阶段，患者生存期大大缩短，且痛苦增加。然而，恶性肿瘤转移为什么会导致死亡呢？当今主流的观点是，恶性肿瘤转移引起的占位性和功能性改变是主要原因。比如，有"癌中之王"之称的胰腺癌（指胰腺腺癌），其肝转移引起的肝功能障碍是导致患者死亡的主要原因。然而，一项研究则表明，仅 20% 的胰腺癌患者死亡时存在广泛的胰腺癌转移，而仅 14% 的胰腺癌患者死亡时存在由肝转移导致的肝功能异常。对于不存在肝脏疾病的正常人来说，仅约 1/3 体积的肝脏就能够维持肝脏的正常功能，而胰腺癌转移负荷很少会占据 2/3 体积的肝脏。临床上观察也会发现，同样是发生肝转移的胰腺癌，较低负荷的肝转移患者却死亡了，而较高负荷的肝转移患者却能生存更长时间。

以胰腺恶性肿瘤为例，胰腺恶性肿瘤中以胰腺癌和胰腺神经内分泌肿瘤较为常见。胰腺癌恶性程度高，胰腺神经内分泌肿瘤大多恶性程度低，二者都容易发生肝转移，并且发生肝转移后都影响患者预后。然而，胰腺神经内分泌肿瘤的肝转移负荷往往超过胰腺癌，也就是说，与胰腺神经内分泌肿瘤相比，胰腺癌的肝转移灶反倒要少且小。这也提示，肿瘤转移引起的直接脏器功能改变并不是决定患者预后的关键因素。

美国福克斯切斯癌症中心尼古拉斯·卓尔斯基（Nicholas G. Zaorsky）收集了美国 SEER 数据库（Surveillance，Epidemiology，and End Results，即"监测、流行病学和最终结果数据库"）中 1 895 788 例恶性肿瘤相关死亡患者资料，结果发现，恶性肿瘤导致的死亡从 1973 年的超过 60% 下降至 2012 年的低于 30%，而非肿瘤原因导致的死亡则从 1973 年的低于 20% 升高至 2012 年的高于 40%。来自洛斯维·帕克纪念研究所（Roswell Park Memorial Institute，RPMI）的学者们分析了 506 例恶性肿瘤相关死亡，结果发现，感染（36%）、呼吸系统疾病（19%）、出血和血栓性疾病（18%）、心功能不全（7%）等是恶性肿瘤患者死亡的主要原因（图 2-5）。这些数据也表明，肿瘤转移引起的直接脏器功能障碍并

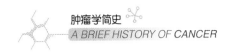

不是导致恶性肿瘤患者死亡的主要因素。

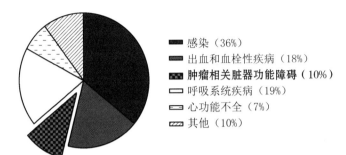

图 2-5　恶性肿瘤患者各死因的占比

那么，转移到底是如何引起恶性肿瘤患者死亡的呢？临床上，许多晚期恶性肿瘤患者都会出现白细胞水平升高，炎症反应加重，甚至出现类白血病反应，而这种炎症并非由病原体感染引起。全身炎性反应指标如中性粒细胞/淋巴细胞比值（neutrophil-to-lymphocyte ratio，NLR）、C-反应蛋白（C-reactive protein，CRP）、格拉斯哥预后指数（Glasgow prognostic score，GPS）等都与恶性肿瘤患者的预后存在密切联系，并可用于指导治疗。鉴于此，笔者提出，非特异性全身炎性反应（non-specific systemic inflammation，NSSI）是导致恶性肿瘤患者死亡的重要原因。恶性肿瘤引起的系统性非病原体性炎症（non-pathogenic inflammation），包括血液系统改变如中性粒细胞、白介素、干扰素、急性期蛋白等以及内分泌系统改变（如内分泌激素），对机体的影响往往大于肿瘤局部微环境的改变。在早期阶段，以肿瘤局部炎症为主；当肿瘤进展时，全身性炎症逐步加重，导致患者免疫系统防御能力减弱，并引起患者的恶液质状态，最终造成患者死亡。

人体正常细胞以及良性肿瘤细胞的死亡方式以凋亡、自噬为主，这些死亡方式不会引起炎性反应。恶性肿瘤细胞的死亡方式则不然，包括凋亡、自噬和坏死等多种方式。早期恶性肿瘤多以凋亡、自噬为主，随着恶性肿瘤的进展，坏死逐渐成为主要的死亡方式，尤其是在转移灶中坏死更为明显。比如，许多恶性肿瘤转移至肝脏后，影像学上常表现为中间相对低密度、周围相对高密度的"牛眼征"，提示转移灶引起的坏死更为常见，这些坏死是导致全身非特异性炎症反应的主要原因。这也可以解释，为什么大部分恶性肿瘤引起的死亡是由转移造成的，然而在患者死亡时往往没有明显的脏器功能障碍。

未来总是包含着历史的痕迹。古希腊时期，希波克拉底提出疾病的体液学说，认为人体内黑胆汁的淤积是导致恶性肿瘤的主要原因。1773 年，伯纳德·佩里里提出恶性肿瘤可以制造出一种类似"促肿瘤因子"（Ichorous matter）的物质，这种物质可以引起机体明显消耗的现象，也即恶液质。这与体液学说有异曲同工之处。虽然学者们后来没有找到"黑胆汁"，但作为一个肉眼上"局部疾病"的恶性肿瘤，如何影响全身并导致死亡，却也仅能通过循环体液因素来解释。在这里，非特异性全身炎性反应类似于体液学说里的"黑胆汁"，恶性肿瘤可以通过非特异性全身炎性反应来影响宿主而导致死亡（图 2-6）。

认识到全身无菌性炎性反应对恶性肿瘤的治疗具有重要意义，我们可以通过中性粒细胞 / 淋巴细胞比值、C-反应蛋白等炎症指标来评估恶性肿瘤患者的全身非特异性炎性反应的严重程度，并有针对性地使用抗炎性反应药物，比如非甾体类消炎药塞来昔布、吲哚美辛等，来进一步延长患者的生存期。当然，具体抗炎药物的选择和剂量仍需要循证医学证据支持。此外，是否可以通过血液过滤的办法清除炎性介质来治疗肿瘤也值得进一步探索。

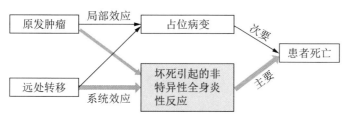

图 2-6　非特异性全身炎性反应会导致恶性肿瘤患者死亡

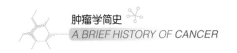

第三章　解剖学与肿瘤病理 Chapter 3

一、解剖学

解剖学（Anatomy）对肿瘤病因、肿瘤病理、手术等发展具有重要的贡献。文艺复兴以前，由于教会对人体解剖的禁令，许多解剖理论来自动物。1543年，安德烈·维萨里《人体构造》一书的出版，标志着肿瘤学发展进入了脏器水平。

（一）文艺复兴前解剖学的发展

古希腊名医希波克拉底从临床实践和动物解剖中获取经验，对人体解剖做了大量描述，他对头骨作了正确的叙述，却把神经和肌腱混淆起来，同时根据死亡动物血管里的情况，他认为动脉里充满了空气。古希腊著名学者亚里士多德（Aristotle，前384—前322）是动物学的创始人，为比较解剖学打下了科学基础，他指出心是血液循环的中枢，血液自心流入血管，但他错误地把动物解剖所得的结果移用于人体。古罗马著名医生和解剖学家克劳迪亚斯·盖伦写了许多关于医学和解剖学的著作，指出血管里保存的是血液，而不是空气，但他研究的对象只限于动物。在宗教统治一切的中世纪，人体解剖被绝对禁止，盖伦只能把从动物得到的解剖知识应用到人体，而宗教则把盖伦的相关理论神圣化，以致解剖学上的一些错误观点持续达千余年之久。1353年之后，为了战胜夺取千万人生命的黑死病，教会对人体解剖的禁令逐渐变得宽松起来，开始逐步允许医生们通过解剖来了解人体。具有科学家和艺术家之称的达·芬奇（Leonardo da Vinci，1452—1519）出于对人体美的艺术追求，也曾解剖过尸体，并留下了人体解剖草图。

（二）1543 年安德烈·维萨里与《人体构造》

安德烈·维萨里是近代人体解剖学的创始人，生于比利时布鲁塞尔的一个医学世家。1543 年，维萨里发表了《人体构造》一书，总结了当时解剖学的成就。他发现盖伦所有的研究结果都不是源于人体而是动物的解剖。在维萨里之前，医学界从没有注意到这一点，并且当时盖伦的著作一直是研究人类解剖学的基础，是无懈可击的经典。维萨里对盖伦的解剖观点进行了纠正，包括心脏有四个腔、血液并不流过心房中隔、肝有两叶、血管起源于心脏而不是肝、人的股骨是直的、子宫的构造不是蜂窝状的等。此外，与盖伦的解剖著作不同的是，《人体构造》包含超过 200 幅木刻画插图，更吸引读者的眼球。维萨里的解剖学说对希波克拉底以及盖伦的体液学说提出了挑战，强调解剖学乃至科学不是建立在经典教科书和教条主义的研究上，为肿瘤学的科学发展奠定了基础，也为肿瘤学研究从人体走向脏器提供了科学依据。

（三）1761 年乔瓦尼·莫干尼与《疾病的位置与病因》

意大利解剖学家乔瓦尼·莫干尼一生从事了大量的病理解剖学工作，于1761 年发表了《疾病的位置与病因》，书中包含了 17 例癌症患者，莫干尼都做了系统而详细的解剖观察，并将临床症状与尸解发现相对比。书中很好地描述了胃癌、直肠癌和胰腺癌等恶性肿瘤。他解释了胰腺癌由于解剖位置深而难以在生前被发现，并将胃癌与黑便症状对接起来。书中也对骨肉瘤、喉癌、恶性腹水、卵巢癌、宫颈癌、乳腺癌和睾丸癌等进行了记录。当时莫干尼并没有肿瘤转移的概念，但他描述的肝脏结节明显是继发性肿瘤。莫干尼的观察对希波克拉底的体液学说进行了有力的冲击，表明了脏器病变引发肿瘤的观点，这些研究为肿瘤病理和外科的发展奠定了基础。莫干尼因此被尊称为"病理学之父"。

（四）1832 年托马斯·霍奇金与霍奇金病

1826 年，伦敦的圣托马斯和盖伊医院（St. Thomas' and Guy's Hospital）因人事问题一分为二为盖伊医院和圣托马斯医院，两个医院开始了类似于离婚的财

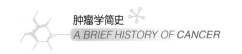

产分割，然而圣托马斯医院不肯将珍贵的解剖标本分给盖伊医院，于是盖伊医院不得不筹建解剖博物馆。盖伊医院聘请了托马斯·霍奇金（Thomas Hodgkin，1798—1866）作为新筹建的解剖博物馆馆长。霍奇金是一位非常勤奋的病理解剖学家，在任职的前三年，他就已经解剖了超过 3 000 具尸体。在解剖、整理标本的过程中，霍奇金发现多名年轻男性患者存在许多淋巴结肿大。尽管当时学者们大多认为淋巴结肿大是由结核或梅毒引起的，但好奇的霍奇金坚持这是一种特殊的疾病。他将七具尸体的发现撰写了题为《论淋巴结和脾的一些病态表现》（On some morbid appearances of the absorbent glands and spleen）的论文，并在内外科学会上报告。但当时学会里仅八人参加会议，并且散场时都默默地离开了，认为霍奇金的发现没有学术价值。1898 年，霍奇金去世约 30 年后，澳大利亚病理学家卡尔·斯滕伯格（Carl Sternberg，1872—1935）通过显微镜下观察发现这类患者的淋巴结存在一种特殊的巨大、无序的细胞，这种细胞具有分化成双叶状的细胞核，犹如"猫头鹰的眼睛"一样，即 R-S 细胞（Reed Sternberg 细胞）。最终证实，霍奇金病是一种淋巴结起源的淋巴瘤，因此又称为霍奇金淋巴瘤。

二、肿瘤病理

肿瘤病理学（tumor pathoolgoy）是指肿瘤发生的原因、发病机理和疾病过程中发生的细胞、组织和器官的结构、功能及代谢等方面的改变。肿瘤病理学是临床肿瘤学的基础，它是临床肿瘤学与基础医学之间的桥梁。现代肿瘤病理学的建立与显微镜的推广使用及外科学的进步密不可分。从远古时代开始，人们就渴望看到肉眼看不到的事物。尽管没有人知道是谁第一次使用透镜来观察事物，但直到 13 世纪，镜片才开始被广泛使用。那时的眼镜商通过磨玻璃的形式来制造镜片。早期的显微镜只有一个功能：放大，倍率大概至 10 倍。当时人们拿它来观察跳蚤和其他的小昆虫，因此早期的显微镜也被称为"跳蚤镜"。

（一）1655 年罗伯特·胡克首次发现细胞并创造"cell"一词

罗伯特·胡克，英国物理学家、天文学家。胡克从小就对机械制造和绘画有浓厚兴趣和创造力，他在力学、光学、天文学等多方面都有重大成就。1665 年，胡克出版了他的著作《显微术》(*Micrographia*)，内有许多精美的素描，包含了大量从没有过的显微镜观察结果。在没有照相机的年代，这些图画都是胡克用手绘的在显微镜下看到的情景。胡克通过自制的复合显微镜观察一块植物组织的结构，发现它们由许多规则的小室构成，看上去类似蜂窝的结构。胡克把这些小室命名为"细胞"(cell)。尽管实际上看到的是细胞壁，但他的发现奠定了生物学的基础，因为细胞是所有生物最简单的基本单元，没有细胞就没有生命。

（二）1674 年安东尼·列文虎克与光学显微镜

安东尼·列文虎克，荷兰显微镜学家，微生物学的开拓者，其主要成就是发明了世界上第一台真正意义上的显微镜，并首次将其运用于发现微生物，开启了人类使用仪器来研究微观世界的新纪元，为肿瘤病理学的创立提供了有利条件。列文虎克生于荷兰代尔夫特，幼年没有受过正规教育，也没有上过大学。5 岁时就失去了父亲，16 岁时继父逝世后，迫于生活压力他来到荷兰阿姆斯特丹一家布店当学徒。在布店的隔壁有一家眼镜店，列文虎克有空就会到眼镜工匠那里学习磨制玻璃片的技术。当他听说用上等玻璃磨成的凸透镜能放大身边的小东西许多倍时，他便渴望用自己的双手磨出光匀透亮的镜片，带领他进入人类用肉眼看不到的神秘微观世界。此后，列文虎克不顾白天店铺里学徒生活的劳累，夜晚一心扑在磨制镜片上，很快便掌握了磨制镜片的技术。1654 年，他回到代尔夫特自营绸布。1660 年，他被代尔夫特市长指派做市政事务管家。这份工作收入稳定且很轻松，使他有较充裕的工余时间从事他喜爱的磨透镜工作，并用之观察自然界的细微物体。他对于在放大透镜下所展示的显微世界非常感兴趣，观察的对象非常广泛，包括细菌、肌纤维、红细胞、精子等，是第一个用显微镜看到细菌和原生动物的人。"狄尔肯"原是拉丁文"Dierken"的译音，意即细小活泼的物体，这是列文虎克第一次发现微生物时给它们取的奇怪的名字。

（三）1838 年约翰尼斯·穆勒首次观察到肿瘤细胞

1838 年，德国生理学家约翰尼斯·穆勒在西奥多·施旺细胞理论的基础上，进一步在显微镜下观察到了肿瘤细胞，发现恶性肿瘤细胞与正常细胞相比存在明显的异型性，并富含间质。在论文中穆勒记述道："通过显微镜高倍视野下观察，可以发现胶样变脂肪瘤、各种类型癌症和软骨瘤中存在许多病理性生长的细胞，

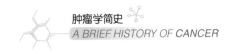

这些细胞以前并不为人所知。"在穆勒通过显微镜观察到肿瘤细胞之前，所有关于肿瘤的知识都是基于肉眼的观察。他实施的一项肿瘤鉴别计划，由于过早逝世而未能完成。穆勒还是一名出色的老师，其学生包括细胞学说创立者西奥多·施旺、细胞病理学创立者鲁道夫·魏尔啸、胚基发育理论提出者罗伯特·雷马克等佼佼者。

（四）19 世纪 50 年代詹姆斯·佩吉特与现代病理学

英国著名外科医师、病理学家詹姆斯·佩吉特（James Paget）在结合外科学和显微镜的基础上建立了现代病理学。佩吉特强调病理学必须依赖显微镜，尤其肿瘤病理，主张从显微镜下观察恶性肿瘤的特征。他将恶性肿瘤类型分为硬样、髓样、绒毛状、胶质、类黑素、血样等。佩吉特在显微镜下观察到肿瘤细胞的有丝分裂，即当今使用的核分裂象，并推测有丝分裂象提示肿瘤的不良预后。佩吉特的著作有《肿瘤学讲义》（1851 年）和《外科病理学讲义》（1853 年）。以他的名字命名的疾病有：骨 Paget 病、乳头 Paget 病和乳外 Paget 病、Paget 脓肿等。仔细观察、清晰记录是佩吉特一贯坚持的学术理念。比如针对乳腺 Paget 病，1859 年，法国外科医生阿尔弗雷德·韦尔波（Alfred Velpeau，1795—1867）已对其进行了描述，形容乳头的病变如树莓或草莓一样，但他的研究只是停留在外形上，没有对 Paget 病进行深入阐述。1874 年，佩吉特对乳腺 Paget 病从大体形态到显微镜下的微观特征进行深入、详细而准确的观察与描述，认为乳腺 Paget 病是一种特殊类型的乳腺癌，其描述的内容至今都没有发生明显更改。

（五）1858 年鲁道夫·魏尔啸与细胞病理学

鲁道夫·魏尔啸，德国病理学家，创立了细胞病理学，对肿瘤病理学的发展做出了巨大的贡献，并提出著名的肿瘤炎症刺激假说。魏尔啸鼓励医学生使用显微镜，经常倡导学生"以显微镜方式思考"。1858 年，他出版的《细胞病理学》，成为医学的经典。魏尔啸最为人所熟知的理论是他提出的"每一个细胞都来自另一个细胞"，认为病理过程中，某些细胞而非整个器官发生了病变，细胞是人体的基本单位，所有的疾病都是细胞的疾病，认为细胞的结构改变和功能障碍是肿瘤疾病的基础，癌症代表不受控制的细胞增殖，这些理论极大地推动了病理学的发展，对疾病的诊断治疗具有极其深远的影响。自从细胞病理学说创建以来，人们得以在常规光学显微镜下直接观察疾病的组织病变，显著提高了诊断的准确率。细胞病理学成为现代医学理解疾病病因、过程和结局的基础，引发了医学的一次革命。尽管罗伯特·雷马克才是细胞理论的首创者，然而雷马克的理论在当时并没有引起足够的重视，而魏尔啸则将细胞病理学提升至前所未有的学术高度。鲁道夫·魏尔啸与詹姆斯·佩吉特并称"现代病理学之父"。

（六）1920年艾伯特·布罗德斯与肿瘤病理分级

1920年，美国梅奥诊所外科病理学家艾伯特·布罗德斯（Albert C. Broders，1885—1964）提出了一种新的分级系统，这种分级系统基于肿瘤细胞的分化程度（grade）分1到4级，数据来源于超过500例嘴唇鳞状细胞癌的显微镜下观察，并对这些病例随访了6年。布罗德斯发现，肿瘤细胞的分化程度可预测患者预后，分化好的肿瘤往往提示预后良好。此后，他将分级系统进一步扩展应用到其他恶性肿瘤，认为肿瘤细胞如果具有显微镜下的异常形态都应该称为癌，不管是否突破基底膜，进一步将未侵袭基底膜的癌定义为原位癌。分化程度成为预测恶性肿瘤患者预后的重要因素，并在当今仍然广泛使用。在此之前，肿瘤的恶性程度只是根据恶性行为如侵袭转移来甄别，而不会根据肿瘤细胞的形态来判断。

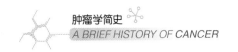

第四章　肿瘤病因与流行病学 Chapter 4

一、病毒及病原体

　　病原感染性疾病是恶性肿瘤发病的重要因素，尤以病毒性感染更为多见。据统计，全球约 1/5 的人类恶性肿瘤与感染性疾病相关。目前已经证实的病原体及相关的人类恶性肿瘤有：人类乳头状病毒与宫颈癌、肛门癌、阴道癌、外阴癌和咽喉癌，乙肝病毒及丙肝病毒与肝癌，幽门螺杆菌与胃癌和黏膜相关淋巴瘤（mucosa-associated lymphoid tissue，MALT），卡波齐肉瘤病毒（Kaposi's sarcoma herpesvirus，KSHV）与卡波齐肉瘤，人类 T 细胞白血病病毒 1（human T-cell leukemia virus 1，HTLV1）与 T 细胞白血病等。感染性疾病可以整合至基因组导致基因变异、影响基因表达以及诱发炎性反应等方式造成恶性肿瘤的发生。值得一提的是，肿瘤与病原体的关联研究不仅为肿瘤防治提供了依据，而且促进了实验肿瘤学的发展，劳斯肉瘤病毒的发现更是开启了癌基因的发现之旅。

　　（一）1773 年伯纳德·佩里里开创实验肿瘤学

　　伯纳德·佩里里，法国外科医生，实验肿瘤学的创立者之一。佩里里提出恶性肿瘤可以制造出一种类似"促肿瘤因子"（Ichorous matter）的物质，这种物质即恶液质，可以引起机体明显消耗的现象。他反对当时的淋巴液凝固导致恶性肿瘤的理论，认为感染性因素是导致淋巴液凝固的原因。在当时，"促肿瘤因子"一词表示来源于动物并可引起传染性疾病的任何物质。为证实"促肿瘤因子"样物质具有传染性，佩里里将人乳腺癌组织的浑浊液注射到狗的背部。时至今日，我们知道，由于免疫系统的移植排斥反应，这种移植瘤往往是不成功的。除了在实验肿瘤学方面的成就外，佩里里还进行了世界首例乳腺癌根治术，而在当时，烧灼、放血疗法等为恶性肿瘤治疗的主流，手术切除并没有得到推广。

（二）1910年弗朗西斯·劳斯发现鸡肉瘤病毒

1909年，美国肿瘤学家弗朗西斯·劳斯从鸡肉瘤中制备了提取液，过滤以除去任何细胞或细菌，并且证明用此滤液给健康的鸡注射也可引起相同的肿瘤。由于病毒较小而可以穿过滤网，劳斯因此得出结论：这些肉瘤是由病毒引起的。这一提法在医学史上属于首次。然而，在20世纪初，人们对"病毒"这一概念还不是很清楚。虽然都是肿瘤形成的理论，但鸡肉瘤病毒和西奥多·鲍维里的染色体学说相互矛盾：鸡肉瘤病毒是一种外来侵入物，而染色体是内源物质，这两种病因如何整合在一起呢？虽然一些研究室模仿他的实验，可不知何故最终都失败了。最后大家认为劳斯的鸡肿瘤实验只不过是一个特例，不具有一般性，因此人们对他的研究成果不予认可。随着对肿瘤研究的不断深入，其他导致肿瘤的病毒被成功分离了出来，证明了当年劳斯的研究结果是正确的。劳斯由此成为发现"肿瘤病毒"的第一人，他当年发现的鸡肉瘤病毒也以他的名字命名为"劳斯肉瘤病毒"。距离劳斯发表研究55年后，他于1966年被授予诺贝尔生理学或医学奖，当时他已经87岁高龄了。劳斯肉瘤病毒的发现为肿瘤的病原体研究奠定了基础，也在癌基因研究中发挥着关键性的作用。

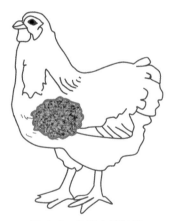

图 4-1　患鸡肉瘤的鸡

（三）1963年巴鲁克·布隆伯格发现乙肝病毒抗原

自20世纪40年代发现血液能传播乙型肝炎后，医学家们就开始寻找引起乙型肝炎的病原微生物，但是花了20多年的时间仍没有结果。美国医生巴鲁克·布隆伯格（Baruch S. Blumberg）在美国国立卫生研究院工作，他的兴趣不是肝炎，而是一个基础问题：血清抗原的遗传多态性与疾病易感性的关系，也就是说，为什么不同人群对疾病反应存在差异。带着这个科学问题，布隆伯格收集了世界各地不同人群的血样。1963 年，布隆伯格团队在一位澳大利亚土著的血液中发现了一种抗原，起初命名为"澳大利亚抗原"，进一步发现携带有这种抗原的个体往往都曾有慢性肝炎的病史，起初他把这种关联归结为肝脏疾病的遗传易感性。后来，布隆伯格发现一位年轻患者起初"澳大利亚抗原"为阴性，而在后续的追踪过程中则转为阳性，从而否定了自己的遗传易感性假设，认为这种抗原（即乙肝表面抗原）是由肝炎病毒感染引起的。1967 年，他证实了这种抗原是乙型肝炎病毒的一部分。该抗原的发现使得乙型肝炎病毒的检测成为可能，并促成了乙肝疫苗的研发。布隆伯格也由于发现传染病产生和传播的新机制而获得了 1976 年的诺贝尔生理学或医学奖。

（四）1964 年与人类肿瘤相关的病毒——EB 病毒被发现

1961 年，病理学家、电镜专家迈克·艾泼斯坦（Michael A. Epstein）参加了在伦敦密得塞斯医院举办的一个学术会议，聆听了乌干达外科医生丹尼斯·伯基特（Denis P. Burkitt，1911—1993）的题为"热带非洲常见的儿童恶性肿瘤——迄今为止没有被认知的综合征"的学术报告，该报告报道了伯基特淋巴瘤在当地的流行，它是当地最为常见的儿童恶性肿瘤。伯基特淋巴瘤的分布模式提示了传染因素的存在，这引起了艾泼斯坦的好奇心。1963 年，一份伯基特淋巴瘤标本从乌干达首都坎帕拉运送到了英国密得塞斯医院进行培养。迈克·艾泼斯坦联合伊冯·巴尔（Yvonne Barr，1932—2016）、伯特·亚孔（Bert Achong，1928—1996）在培养的细胞中通过电镜观察成功地鉴定出了病毒颗粒，他们共同将研究成果发表于 1964 年《柳叶刀》上，EB 病毒（Epstein-Barr virus）由艾泼斯坦和巴尔的名字命名。然而当时这种病毒在伯基特淋巴瘤中的致癌机理尚不清楚。由于英国当地的病毒学家并不感兴趣，因此，艾泼斯坦、巴尔、亚孔将培养的细胞系进一步送到美国费城儿童医院、著名病毒学家沃纳和格特鲁德·亨勒（Werner and Gertrude Henle）夫妇手里，从此亨勒夫妇开始了寻找抗体和探讨致病机理的研究。1967 年，亨勒夫妇实验室的一位技术员感染了 EB 病毒导致了单核细胞增多症（EB 病毒是单核细胞增多症的病原体），他们很有远见地保留了这位技术员的血液标本，最终发现了 EB 病毒的抗体和检测 EB 病毒的血清标记。此后的研究证实，EB 病毒感染的 B 淋巴细胞具有永生性，感染了 EB 病毒的猩猩会发生淋巴瘤。令人迷惑的是，EB 病毒是较为少见的恶性肿瘤（伯基特淋巴瘤、鼻咽癌、霍奇金淋巴瘤、部分胃癌）的发病因素，但世界范围内成人中 EB 病毒的感染却广泛存在，这让当时许多学者认为，EB 病毒只是伯基特淋巴瘤的伴随因素（passenger）。

（五）1981 年萨尔·克鲁格曼和莫里斯·希勒曼研发首个预防恶性肿瘤的疫苗——乙肝病毒疫苗

乙肝病毒可造成肝炎、肝硬化以及肝癌的发生，全世界有超过 3 亿的乙肝患者。建成于 20 世纪 50 年代的美国杨柳溪州立学院是一所专门收容智障儿童的精神病院，在这里各种传染病包括肝炎、麻疹等广泛蔓延。美国儿科医生萨尔·克鲁格曼（Saul Krugman，1911—1995）在一次试验中将乙肝患者的血清在 98℃下加热 1 分钟，结果惊奇地发现血清中的病毒被杀死了，但抗原还有活性。因此他猜想，将这种血清制品注射到未感染过乙肝病毒的人体内，或许可以起到免疫作用。他在杨柳溪州立学院开始了临床试验，试验对象主要是智障儿童，实验结果证实了加热血清可作为疫苗而使用。1981 年，第一种经过美国食品药品监督管理局许可的血清乙肝疫苗在美国上市，数以千万人因此而不再被乙肝病毒所威胁。尽管以精神不健全的儿童为试验对象给克鲁格曼招来许多争议，然而乙肝疫苗的发明为人们带来了福音。

美国微生物学家、免疫学家莫里斯·希勒曼（Maurice R. Hilleman，1919—2005）一生带领团队开发了 40 多种疫苗，包括甲肝疫苗、乙肝疫苗、麻腮风三联疫苗、水痘疫苗等，是历史上最具影响力的疫苗学家之一，被誉为"疫苗教父"。美国常规免疫接种计划中使用的 14 种疫苗，有 8 种是由希勒曼发明的。据估计，他研发的疫苗每年拯救约 800 万人的生命。希勒曼从小在农场长大，他把他的成功部分归功于在农场养鸡的经历，因为当时鸡蛋多用来培养制作疫苗的病毒。1957 年，希勒曼加入美国默克公司，在此研发出了多种疫苗。1981 年，受萨尔·克鲁格曼工作的启发，希勒曼抽取感染乙肝的患者的血液，并将完整的乙肝病毒颗粒与仅含有乙肝表面抗原的病毒颗粒分离，通过胃蛋白酶、尿素和甲醛处理来灭活任何存活的病毒，从而获得了乙肝疫苗。这种乙肝疫苗获得美国食品

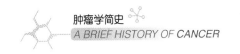

药品监督管理局批准上市。此后，希勒曼的团队很快找到了不用人类血浆制造乙肝疫苗的方法。1986 年，希勒曼团队利用基因重组技术，成功使用酵母菌制造出了乙肝表面抗原，此后乙肝重组疫苗被广泛应用于新生儿。由于主要的疫苗开发都是在公司完成的，希勒曼的杰出贡献并没有广泛的认知度。美国国家过敏和传染病研究所主任安东尼·福奇（Anthony Fauci）认为："即使在科学界，也很少有人知道莫里斯的贡献有多大。我最近问我的博士后，是否知道是谁研发了麻疹、腮腺炎、风疹、乙型肝炎和水痘疫苗。他们说不知道。"希勒曼一生获得了众多荣誉，包括 1988 年，里根总统为希勒曼颁发了国家科学勋章；1983 年，莫里斯·希勒曼和萨尔·克鲁格曼共享了拉斯克奖。

（六）1984 年罗宾·沃伦和巴里·马歇尔发现幽门螺杆菌导致胃溃疡和胃癌

1979 年，澳大利亚病理学家罗宾·沃伦（Robin Warren）在慢性胃炎患者的胃窦黏膜组织切片上观察到一种弯曲状细菌，并且发现这种细菌邻近的胃黏膜总是有炎症存在，因而意识到这种细菌和慢性胃炎可能有密切关系。1981 年，澳大利亚皇家佩思医院内科医生巴里·马歇尔（Barry J. Marshall）遇到了罗宾·沃伦，开启了两人的携手合作之旅。他们以 100 例接受胃镜检查及活检的胃病患者为对象进行研究，证明这种细菌存在于所有消化道溃疡患者和胃炎患者的胃黏膜中。1982 年复活节，经过多次失败之后，他们终于从胃黏膜活检样本中成功培养和分离出了这种细菌，并提出了胃溃疡与胃癌是由幽门螺杆菌（helicobacter pylori）引起的假说，1982 年的复活节也成为幽门螺杆菌的"诞生之日"。1984 年，他们将成果发表在权威医学期刊《柳叶刀》上，提出幽门螺杆菌是胃炎和消化性溃疡的病因。成果一经发表，立刻在国际消化病学界引起了轰动。幽门螺杆菌假说在刚刚提出时被科学家和医生们嘲笑，他们不相信会有细菌生活在酸性很强的胃里面。此外，当时胃酸引起消化道溃疡已成为主流观点，抑酸剂如组胺受体阻滞剂、质子泵抑制剂都有治疗消化道溃疡的效果，1988 年詹姆斯·布莱克（James W. Black）还因用组胺受体阻滞剂治疗胃溃疡而获得诺贝尔生理学或医学奖。如巴里·马歇尔所言："所有人都对他持反对态度，但是我知道自己是对的。"为了进一步证实这种细菌就是导致胃炎的罪魁祸首，巴里·马歇尔不惜喝下含有这种细菌的培养液，结果马歇尔不久后罹患胃溃疡，而后使用抗生素治愈了胃溃疡。马歇尔将此项实验结果于 1985 年在《澳大利亚医学杂志》上进行了发表。2005 年，卡罗琳医学院将诺贝尔生理学或医学奖授予马歇尔和沃伦，以表彰他们"发现了幽门螺杆菌及其在胃炎和胃溃疡中的作用"。此后研究证实了幽门螺杆菌—胃炎 / 胃溃疡—胃癌的致癌模式，胃黏膜相关淋巴瘤成为第一个通过抗生素即可治愈的人类恶性肿瘤，幽门螺杆菌则成为第一个被发现与人类恶性肿瘤发病相关的细菌。

（七）1984 年 HPV 16 & HPV 18 在宫颈癌中被发现

德国病毒学家哈拉尔德·豪森（Harald Z. Hausen）早年即对科学研究有浓厚的兴趣。1966 年，豪森跟随美国费城儿童医院、著名病毒学家沃纳和格特鲁德·亨勒夫妇从事 EB 病毒与伯基特淋巴瘤的关联研究，这段研究经历对豪森的科研生涯产生了重要影响。1968 年，豪森返回德国，继续从事 EB 病毒相关研究。1972 年，在担任新筹建的埃尔朗根-纽伦堡大学临床病毒研究院主任后，豪森决定改变研究方向。长久以来，宫颈癌都被认为与感染性疾病有关，而感染病原体一直未得到证实。在以往 EB 病毒和伯基特淋巴瘤研究经验的基础上，豪森尝试去证实单纯疱疹 2 型病毒（herpes simplex type 2，HSV2）与宫颈癌的关系，然而遗憾的是，他并没有在宫颈癌标本中检测到 HSV2。豪森并没有放弃，他阅读了大量文献，发现当时临床上已经观察到生殖器疣与宫颈癌存在密切关联，而生殖器疣是由乳头状病毒导致的，由此豪森推测乳头状病毒可能与宫颈癌存在关联。1979 年，豪森团队在生殖器疣中成功分离和克隆出了人类乳头状病毒 6（human papilloma viruse 6，HPV6），令人失望的是，宫颈癌标本中却没有发现这种病毒。然而 HPV 6 病毒的 DNA 却有利于鉴定另外一个生殖器疣相关病毒 HPV 11。豪森继而通过使用 HPV 11 作为探针，发现在 24 个宫颈癌标本中有一个存在阳性，更为重要的是，在一些其他标本中也存在较弱的条带，这提示其他标本存在相似但不同亚型的人类乳头状病毒。1983 年，豪森成功地分离出了 HPV 16，1984 年分离出了 HPV 18，这两种病毒在宫颈癌标本中的阳性率分别达到了 50% 和 20%。豪森用了十多年时间终于证实某些亚型的 HPV 就是宫颈癌的病原体，这一发现为开发出宫颈癌疫苗打下了基础，HPV 疫苗在周健（Zhou

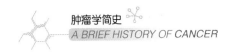

Jian）和伊恩·弗雷泽（Ian Frazer）的合作研究下成功问世。2008 年，豪森因宫颈癌致病病毒的发现而获得了诺贝尔生理学或医学奖。

二、吸烟与肿瘤

20 世纪初，香烟制造业在西方发展迅速，吸烟在全世界风靡，肺癌的发病率和死亡率也逐渐升高，人们已经意识到吸烟的危害，并给香烟取绰号为"棺材钉"或"小白奴隶主"。不少研究已提示吸烟与许多健康问题存在关联，但这些研究的证据都不够充分。当时几乎所有成年男性都吸烟，但吸烟人群中仅少部分患癌症，吸烟与癌症之间的因果关联貌似很牵强。由于资本因素的影响，吸烟致癌的真相是不受欢迎的。直到 1950 年，恩斯特·温德尔等科学家们设计了严密的临床研究，这些研究不仅证实了吸烟是肺癌的病因，同时也推动了肿瘤流行病学的发展。

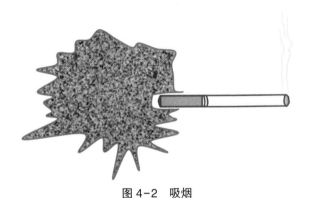

图 4-2　吸烟

当今，吸烟致癌已经得到了公认。烟草使用是最重要的致癌危险因素，接近 25% 的恶性肿瘤由吸烟引起。据世界卫生组织统计，全球每年有超过两百万患者与因吸烟相关恶性肿瘤导致死亡。烟草中含有 69 种已被证实的致癌成分，这些致癌物质可使人体细胞发生基因突变，损伤机体免疫系统，引起机体发生炎性反应。与吸烟密切相关的恶性肿瘤包括肺癌、口腔癌、食管癌、膀胱癌、肾癌、胰腺癌、胃癌、肝癌、宫颈癌、卵巢癌、结直肠癌、白血病等，尤以肺癌首当其冲。

烟草使用是世界上最易避免的致癌原因，停止吸烟、避免接触二手烟是最为有效的防癌措施。戒烟永远都不晚。人体会在停止吸烟 6 小时后开始修复，吸烟带来的风险也将持续下降。10 年后，患肺癌的风险会降低到持续吸烟者的一半左右，患口腔癌、咽喉癌、食管癌、膀胱癌、宫颈癌和胰腺癌的风险也会有所降低。要加强对公众吸烟有害的宣传，从立法、教育、促进无烟环境以及治疗烟草依赖性等方面来推进戒烟措施，降低吸烟的危害。每年 5 月 31 日是世界卫生组织所定的世界无烟日。

（一）1761 年约翰·希尔发现鼻烟过量使用与鼻腔肿瘤

与当今主流的口腔吸烟不同，鼻烟（snuff）在 18 世纪是上流社会的一种高贵享受。1761 年，英国外科医生约翰·希尔（John Hill，1716—1775）在他的书《对不当使用鼻烟的警惕》中，记载了鼻烟的过量使用与鼻子肿胀和肿瘤有关，报道中包括四例鼻息肉和两例肿块尤为明显的患者，他认为两例患者可能患恶性肿瘤。其中一例患者由于肿块过大堵塞了鼻孔，导致了呼吸困难，且随着时间延长而逐渐加重，直到占据了整个鼻腔。这种肿块不会引起疼痛，但是触摸起来很硬。由此，约翰·希尔警告世人不要过量使用鼻烟。希尔的报道虽然与同期的珀西瓦尔·波特（Percivall Pott）报道的烟囱工人患阴囊癌一样有足够的证据，但他的研究并没有得到重视。希尔兴趣广泛，著作颇丰，其著作形式包括滑稽戏、歌剧、小说等。当时医学界认为希尔是"自我推销的半吊子"，既是学者，也是小丑，因而其研究被束之高阁。

（二）1950 年恩斯特·温德尔、埃瓦茨·格雷厄姆、理查德·多尔、奥斯汀·希尔证实吸烟致肺癌

恩斯特·温德尔在纽约大学实习时，对一个死于肺癌的严重吸烟患者感到好奇。由于尸检结果发现该患者的肺脏呈墨黑色，而该患者每天抽两包烟，温德尔自然而然地将吸烟与肺癌联系起来。于是他开始收集相关的病例，并把他的初步研究结果展示给当时的胸外科权威埃瓦茨·格雷厄姆（Evarts A. Graham，1883—1957）。格雷厄姆对温德尔的结论虽然半信半疑，但他还是答应温德尔在他的病房进行调查，最终他们的研究得到了美国癌症协会的资助。1950 年 5 月，他们在《美国医学会杂志》上发表了题为《吸烟作为肺癌的可能致病因素：684 例患者的分析》的文章。尽管是回顾性分析，但该研究应用了病例对照研究

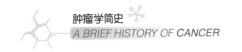

设计、严密的方案以及令人印象深刻的样本量为该研究的结论提供了强有力的证据。

在英国，理查德·多尔（Richard Doll，1912—2005）和奥斯汀·希尔两位研究者都是吸烟者，在开展研究前也对吸烟致肺癌表示怀疑。由于煤炭燃烧的产物比烟草浓缩剂有更强的致癌性，他们更倾向英国肺癌发病率的上升由工业发展、马路柏油以及汽车尾气等造成的。他们于 1950 年 9 月在《英国医学杂志》上发表了题为《吸烟与肺癌：初步报道》的论文，通过严密的病例对照研究证实了吸烟是肺癌的致病因素。研究结果出来后，两位研究者也开始戒烟。

两篇里程碑式的报道激起了更多的学者参与相关研究。恩斯特·温德尔进一步开展了烟草浓缩剂致癌的实验研究，最终证实在烟草浓缩剂的长期刺激下，接近半数的小鼠动物模型会诱发恶性肿瘤形成，为吸烟致癌提供了进一步的证据。由于前期的两篇报道都是回顾性研究，因此需要前瞻性研究来进一步支持该结论。为了获得更强有力的流行病学证据，需要一个大规模的人群进行长期随访追踪。如何得到这样一个大规模的人群呢？机缘巧合出现了。在英国，医疗卫生国有化的努力结果是 6 万余名集体注册的医生，为吸烟致肺癌研究创立了一个"幸运的实验室"。理查德·多尔通过调查问卷方式获得了这些注册医生是否吸烟的资料，匹配上死亡信息，前瞻性随访长达 50 年。结果显示，终生吸烟者较不吸烟者平均寿命短 10 年；在 60 岁、50 岁、40 岁或 30 岁戒烟者，期望寿命分别增加 3 年、6 年、9 年和 10 年。这一研究打响了英国乃至世界反吸烟战争的第一枪，说明戒烟的效果非常明显。在多尔等研究成果的影响下，英国男性吸烟的比例从 80% 下降至 30%。后续研究不仅仅发现吸烟引起肺癌，同时也证实吸烟与其他疾病的关联，包括其他恶性肿瘤、心脑血管疾病、慢性支气管疾病、慢性阻塞性肺疾病、糖尿病、类风湿性关节炎等。

（三）1981 年平山北野武发现被动吸烟致肺癌

日本流行病学家、著名反吸烟人士平山北野武（Takeshi Hirayama，1923—1995）于 1959 年前往美国纪念斯隆-凯特琳癌症中心研究吸烟与肺癌的关系。1965 年，他被任命为东京国立癌症研究院流行病学主任。1981 年，平山北野武收集了 91 540 名不吸烟、年龄超过 40 岁的家庭主妇，追踪随访了 14 年

（1966—1979），并根据其丈夫的吸烟程度来分层分析。研究发现，重度吸烟者的妻子患肺癌的风险大大增加，呈明显的剂量依赖效应，尤其在农民家庭更加明显。研究结果发表在《英国医学杂志》上，题为《重度吸烟者的不吸烟妻子有更高的患肺癌风险：一项来自日本的研究》，这篇研究被公认为是第一篇发现被动吸烟或二手烟致癌的报道。研究发表后，烟草工业协会为了保护自己的利益，对数据的可信性发起了挑战，通过平山北野武的上级施加压力，并试图自己发起研究来混淆研究结果。然而平山北野武不为所动，坚持自己的科学发现。至 1986 年，已经有 13 项研究证实了被动吸烟与肺癌的关联，二手烟的危害也逐渐被公众所接受。

三、环境与职业暴露

多种环境和职业暴露可导致基因突变，与恶性肿瘤的发病密切相关。1713 年，巴洛迪诺·洛马兹尼（Bernardino Ramazzini，1633—1714）发现修女容易患乳腺癌。1761 年，约翰·希尔发现鼻烟过量使用者好发鼻腔肿瘤（见"吸烟与肿瘤"章节）。1775 年，珀西瓦尔·波特报道了扫烟囱工人好发阴囊癌。1895 年，路德维格·荣恩（Ludwig Rehn，1849—1930）发现芳胺类职业暴露与膀胱癌的关联。此后，越来越多的环境和职业暴露被证实与恶性肿瘤的发病相关，如空气污染、饮水和食品污染、电离辐射、被动吸烟等。这些危险因素的发现有利于防癌策略的制定和实施。

（一）1713 年巴洛迪诺·洛马兹尼与修女乳腺癌

意大利医生、"职业医学之父"巴洛迪诺·洛马兹尼是职业病和工业卫生学先驱，著有医学史上第一本职业病专著《论手工业者的疾病》。洛马兹尼出生于意大利卡尔皮，当他还在帕尔马大学就读时，就对职业病感兴趣，十分关心工人们的疾病。他深入各地调查访问，观察各种行业工人的工作情况和健康状态。他观察的职业类型包括矿工、陶工、漆工、石匠、铁匠、饰匠、农夫、渔民、猎人、医生、助产士、药剂师以及修女、画家、士兵、学者等。他要求医生给患者查体前应先询问他的职业和所处的环境，主张从系统性和科学性角度去分析工人们的职业病问题。1713 年，他报道了修女更容易患乳腺癌，而不容易患宫颈癌，

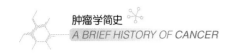

并认为这种现象可能与性生活有关联，而怀孕引起的激素水平变化可能与乳腺癌相关。当今研究证实，性传播相关的人类乳头状病毒（human papilloma viruses，HPV）导致了90%的宫颈癌发生，而乳腺癌的发病则与人体的激素水平关系密切。

（二）1775年珀西瓦尔·波特与烟囱灰致癌

18世纪70年代，英国伦敦烟囱林立。由于特殊的房型结构，这些烟囱又长又曲折，仅4～7岁的男孩才可以爬进去进行清理。1775年，珀西瓦尔·波特发现许多英国扫烟囱工人患阴囊癌，这种恶性肿瘤开始导致瘙痒和轻度疼痛，后期逐渐侵犯睾丸引起远处转移，最终造成死亡。波特命名这种罕见的疾病为烟囱工癌，是第一个报道的职业相关恶性肿瘤。然而，当时他的研究成果并没有得到足够重视，因为同样是烟囱工人，而美国和其他欧洲国家却很少发生这种疾病。另外，烟囱工人发病往往是二十年以后，而当时并不知道烟灰致癌存在较长的潜伏期。后来研究表明，之所以烟囱工癌在英国高发，是因为这些孩子很少洗澡，经常擦伤。最终，他的相关成果得到了公众的重视，并于1788年促成了英国政府通过烟灰工人法案。研究证实，这种阴囊癌为鳞状细胞癌，其发病与烟灰在阴囊皱褶中积存有关，烟灰中的多环芳烃是导致阴囊癌的"罪魁祸首"。

（三）1895年路德维格·荣恩发现芳胺类职业暴露诱发膀胱癌

德国外科医生路德维格·荣恩生于阿伦多夫，他是家里五个小孩中最小的，父亲是一名医生。1869年，荣恩进入马尔堡大学医学院就读。荣恩是著名的心脏外科医生，他以成功地实施了史上第一例心肌缝合手术而闻名，而在他之前，这种手术还没有成功过，在心肌上直接手术被认为会引起心搏骤停。1895年，在一个学术会议上，荣恩报道了芳胺类职业暴露与膀胱癌的关联，他发现当地的苯胺工厂膀胱癌的病例明显增加。他的报道对后来的肿瘤流行病学和病因学研究产生了重要影响。20世纪50年代，多项研究表明，芳胺类，尤其是联苯胺和萘胺，会明显增加患膀胱癌的风险。

四、家族性肿瘤

绝大多数肿瘤是环境与遗传因素相互作用所致。遗传因素在肿瘤的发生和发展过程中起重要作用，决定了个体的遗传易感性（susceptibility）。遗传性肿瘤占到全部肿瘤病例的 5% ～ 10%，环境因素导致的肿瘤占 90% ～ 95%。遗传性肿瘤的基本特点包括：两个或以上的近亲出现相同或相关联的肿瘤；发病年龄较早；成对器官的双侧肿瘤，如双侧乳腺癌；同一个体出现多发性原发肿瘤等。一些遗传性恶性肿瘤是由单个基因的突变引起，多数是由抑癌基因变异导致，如 *Rb*、*BRCA 1/2*、*APC*、*TP53*。时至今日，许多遗传性肿瘤综合征已被报道（表4-1），认识这些遗传性肿瘤对肿瘤的防治有重要价值。针对有遗传倾向的恶性肿瘤高危人群，建议通过早期检测、定期筛查等方法来积极应对，包括进行遗传性肿瘤的基因筛查。

表 4-1　常见遗传性肿瘤综合征

综 合 征	受累基因	相 关 肿 瘤
家族性视网膜母细胞瘤	*Rb*	视网膜母细胞瘤、骨肉瘤
家族性腺瘤性息肉病	*APC*	结直肠癌
神经纤维瘤病 I 型	*NF1*	神经纤维瘤、恶性神经鞘瘤
利-弗劳梅尼（Li-Fraumeni）综合征	*TP53*	肉瘤、乳腺癌、脑肿瘤、白血病
着色性干皮病	*XPA*，*XPB* 等	皮肤癌
毛细血管扩张性共济失调症	*ATM*	淋巴瘤、白血病
面部红斑侏儒（Bloom）综合征	*BLM*	白血病、实体肿瘤
范科尼（Fanconi）贫血	*FACC*，*FACA*	白血病
肾母细胞（Wilms）瘤	*WT1*	肾母细胞瘤
希佩尔·林道（von Hippel-Lindau）综合征	*VHL*	肾细胞癌、小脑血管母细胞瘤
遗传性非息肉病性结直肠癌	*MLH1*，*MSH2*，*MSH6*，*PMS2*	结直肠癌
遗传性乳腺癌-卵巢癌综合征	*BRCA1*，*BRCA2*	乳腺癌、卵巢癌
遗传性弥漫性胃癌综合征	*CDH1*	胃癌
考登（Cowden）综合征	*PTEN*	乳腺癌、子宫内膜癌等
黑斑息肉综合征	*STK11/LKB1*	消化道、乳腺、子宫等
多发性神经内分泌肿瘤综合征	*MEN1*	神经内分泌肿瘤

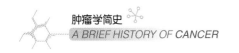
（一）1865 年格雷戈尔·孟德尔与遗传学定律

格雷戈尔·孟德尔（Gregor J. Mendel，1822—1884）从小就经常跟着父母一起去农场干活。大自然千姿百态的花草树木激发了他的好奇心。他经常问父母："究竟是什么使得不同的树木、果实和花朵会出现各种各样的颜色和形状呢"却一直未得到满意的答案。后来因为经济窘困，孟德尔成为一名修士。借助这份工作和修道院旁边的空地，孟德尔开始了遗传学方面的研究。此前，学者们对遗传现象已有探索，曾进行过简单的杂交试验，当时大多数生物学家持"混合遗传"观点，认为生物遗传像调色一样简单，白色绵羊和黑色绵羊交配生下的都是灰色绵羊。可孟德尔却认为，后代若只是简单综合父母的性状，一直重复下去，所有生物的性状将趋于相同，这与绚烂多彩的大千世界不相符。孟德尔选择了豌豆作为实验对象，因为豌豆属具有稳定品种的自花授粉植物，容易栽种，便于逐一分离计数，这对于他发现遗传规律提供了有利的条件。他日复一日地种豆，经常向前来参观的客人指着豌豆十分自豪地说："这些都是我的儿女！"经过八年的努力，孟德尔终于总结出杂交性状在后代系列的分离比是 3:1。比如，决定某一遗传性状的等位基因对是 A 与 a，其中 A 为显性、a 为隐性，其父携带的是 AA，其母携带的是 aa，子一代的基因型为 Aa，子二代的基因型可以为 AA、Aa、Aa 与 aa，由于 A 为显性，则子二代依次表现的性状为 A、A、A 与 a，由此得出杂交后的性状比例为 3:1。孟德尔在此基础上提出遗传学的两大定律，即分离律和自由组合律，阐述了显性遗传和隐性遗传的概念，研究成果于 1865 年发表。作为遗传学的奠基人和"现代遗传学之父"，孟德尔为自然科学奉献终身却备受冷落，他一生执着所取得的研究成果很久无人关注，直到他死后 16 年，理论发表 35 年后，才开始得到学术界认可。

（二）1866 年皮埃尔·布罗卡与家族性乳腺癌

皮埃尔·布罗卡（Pierre P. Broca，1824—1880），法国外科医生、神经病理学家、人类学家，也是最早发现大脑左半球语言中枢的生理学家，因发现运动性言语中枢布罗卡（Broca）区而闻名。除了神经系统方面的研究外，布罗卡在肿瘤学方面也颇有建树。1866 年，布罗卡报道了他妻子家族中的 26 名女性成员中有 9 例乳腺癌患者，这种癌症在一个家族中的聚集现象可以一直延续几个世代，因此提出恶性肿瘤存在遗传素质的学说。当时许多学者对布罗卡的遗传学说表示怀疑，认为这种家族聚集仅仅是一种巧合。布罗卡基于他的观察提出遗传素质和感染相互作用学说，认为遗传素质和感染引起的恶性肿瘤，遗传素质引发了第一个恶性肿瘤，肿瘤继而引起感染，感染导致了第二个及其他恶性肿瘤，最终引起恶液质和死亡。当今研究表明，布罗卡报道的家系属于遗传性乳腺癌-卵巢癌综合征（hereditary breast and ovarian cancer syndrome，HBOCS），该综合征占遗传性乳腺癌病例的 60% ～ 75%，多由 *BRCA 1/2* 基因突变导致。

（三）1886 年希拉里奥·德·古韦亚与家族性视网膜母细胞瘤

希拉里奥·德·古韦亚（Hilário de Gouvêa，1843—1923）出身于巴西的一个贫苦家庭。1866 年，希拉里奥以优异的成绩从里约热内卢医学院毕业，获得医学学位，他的研究方向是青光眼。受到当时政府的支持，希拉里奥获得了去欧洲学习的机会，包括在德国海德堡大学学习实验医学知识，为后来的研究打下了基础。当时对肿瘤发病的认识集中在外界环境上，如帕西瓦尔·波特发现烟灰致癌，而对遗传学了解甚少，直到孟德尔遗传学定律的报道，遗传学在肿瘤中的作用才逐渐被认识。视网膜母细胞瘤为发生于眼球视网膜的恶性肿瘤，多见于幼儿，大部分患者（70%）于两岁前发病。视网膜母细胞瘤可分为遗传型和散发型。大约 40% 的病例属遗传型，即由于父母患病或携带有突变基因。遗传型患者常为双侧或多发肿瘤，平均发病时间也较散发型者为早。1872 年，希拉里奥为一位患视网膜母细胞瘤的男孩做眼球摘除手术。这个男孩存活了下来，成年后娶了一位没有恶性肿瘤家族史的女性。这对夫妻育有 5 子 2 女，两个女孩都患有视网膜母细胞瘤。其中一位女孩在两岁的时候被诊断并行眼球摘除手术，不久，这个女孩的肿瘤就复发了。另外一位则在出生数月就被诊断为双侧视网膜母细胞瘤，这对夫妇不忍心孩子受痛苦而放弃了手术。1886 年，希拉里奥对这个家系绘制了图谱，说明癌症的易感性可以从父母遗传给孩子。该家系的报道也为第一个抑癌基因——视网膜母细胞瘤基因（retinoblastoma gene，*Rb*）的鉴定打下了基础。

（四）1902 年西奥多·鲍维里提出染色体损伤导致恶性肿瘤发生

德国动物学家西奥多·鲍维里出生于德国班贝格，他的一生除了少数几次去

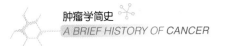

他喜欢的城市——意大利那不勒斯外，大部分时间都在德国南部。鲍维里的父亲起初是一名医生，后来转从艺术和音乐行业，他的母亲也很有艺术天分。鲍维里本人是一名出色的音乐家和画家，他经常教导他的学生和同事应将论文中的插图视为艺术品。1885 年，鲍维里获得了博士学位，论文题目为《神经纤维的研究》。由于在学位论文方面的出色表现，慕尼黑大学动物学院为鲍维里提供了奖金，为他进一步的研究提供了便利，使他有机会从事显微解剖，并将细胞学、遗传学和胚胎发育学有机结合。1902 年，鲍维里对海胆卵进行了双重授精实验。像大多数动物卵一样，海胆卵是严格的一雌一雄单配的，一旦单个精子进入卵细胞，卵细胞就会立即形成一个屏障阻挡其他精子的进入。鲍维里使用化学物质去除海胆卵子外层的膜，以此强行使两个精子受精，在光学显微镜下观察海胆胚胎发育下染色体的变化。鲍维里发现卵子的分裂导致了染色体数目的不平衡，更为重要的是，胚胎大部分呈畸形状态。由此，他提出染色体的正常结构对于胚胎发育具有重要作用的理论。基于对染色体的认识，鲍维里观察到恶性肿瘤细胞也存在染色体损伤和变异，这种损伤可能由射线、物理或化学因素以及病原体等引起，因而提出单个细胞的染色体变异引起恶性肿瘤的理论。大胆的猜测也造就了伟大的发现。1914 年，他发表题为《恶性肿瘤起源的探索》的论文，进一步阐述了染色体导致恶性肿瘤学说的合理性。有趣的是，由于鲍维里本人并不是肿瘤学家，这种理论刚开始并不被医学界认可。直到 1915 年，美国遗传学家托马斯·摩根发现了染色体在遗传方面的作用才证实了染色体变异学说的合理性。

五、炎症与肿瘤

炎症是感染性因素和非感染性因素引起的炎性细胞在组织器官的浸润。学者们观察到许多炎症与恶性肿瘤的发生存在密切联系，而进一步的流行病学证据则已证实，炎症是导致恶性肿瘤的危险因素。比如，胃幽门螺杆菌感染可增加胃癌风险；慢性乙肝及丙肝感染可增加肝癌风险；乳头瘤病毒感染患者更容易患肛门及生殖器肿瘤，特别是宫颈癌。这些炎症反应，尤其是感染性炎症，本是人体抵御外界有害病菌侵袭产生的防御反应，然而随着时间的延长却能诱发肿瘤。

　　非病原性感染也会增加恶性肿瘤的发生。比如：空气中的刺激性物质（如石棉、PM2.5 等），可显著增加胸膜间皮瘤或者肺癌的风险；慢性溃疡性结肠炎和克罗恩病可增加结肠癌风险；慢性胰腺炎可增加胰腺癌的风险；等等。肥胖、糖尿病、人口老龄化等都伴随着慢性炎症水平的增加，炎症可能是这些危险因素导致恶性肿瘤发病率升高的重要原因。研究表明，高达 20% 的癌症与慢性感染有关。炎症已成为公认的恶性肿瘤基本生物学特征之一。

　　炎症可能的促癌机制包括：

　　（1）浸润炎症细胞产生氧自由基（reactive oxygen species，ROS），引起 DNA 损伤；

　　（2）炎症造成免疫抑制微环境；

　　（3）炎症促进肿瘤血管新生；

　　（4）炎症导致肿瘤侵袭转移等。炎性介质如肿瘤坏死因子（tumour necrosis factor，TNF）、白介素 1（interleukins 1，IL-1）和白介素 6（interleukins 6，IL-6）等是炎症促癌的关键媒介。恶性肿瘤的免疫抑制微环境较为明显，包括肿瘤相关巨噬细胞（tumour-associated macrophages，TAMs）和肿瘤相关中性粒细胞（tumour-associated neutrophils，TANs）促癌方向分化，树突状细胞不成熟表型，CD8$^+$ T 细胞和 NK 细胞浸润减少，Th2（T helper 2）淋巴细胞在肿瘤中聚集，C-反应蛋白水平的升高，等等。这些特征为恶性肿瘤的免疫治疗提供了新思路。

　　炎症不仅引起恶性肿瘤的发生，同时，肿瘤的坏死会加重肿瘤局部的炎性反应，也促进了肿瘤的进展。此外，肿瘤的进展过程伴随着的全身炎性反应导致了机体发生恶液质，全身炎性反应更是引起肿瘤患者死亡的重要原因。对于肿瘤发生发展来说，如果说基因突变是燃料，那么炎症反应则是助燃剂。针对各种炎症介质的阻断剂已经在研发中，如肿瘤坏死因子阻断剂目前已显示出较好的临床应用前景，非甾体类消炎药的抗癌效果目前也在积累数据中。

　　（一）约 162 年盖伦认识到炎症和肿瘤的潜在关联

　　约 162 年，古罗马医学大师克劳迪亚斯·盖伦是希波克拉底体液学说的支持者，盖伦基于肿瘤外观而认为炎症和肿瘤存在联系。他提出一个假设，认为肿瘤可以从炎症和损伤的基础上产生。尽管恶性肿瘤在表面颜色上较炎症黑，红肿不

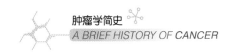

明显，且肿瘤上的静脉较炎症更为饱满，然而肿瘤与炎症在病理生理层面上是十分相似的。盖伦认为，由于肿瘤中含有的体液即黑胆汁较为稠厚，这些黑胆汁无法从血管流干净而使得静脉饱满，颜色较黑，最终导致恶性肿瘤的发生。

（二）1863 年鲁道夫·魏尔啸提出肿瘤炎症刺激假说

随着 17 世纪显微镜的逐步推广，学者们可以在微观状态下观察肿瘤结构和组织成分。1863 年，德国病理学家鲁道夫·魏尔啸通过显微镜观察进一步证实了盖伦的推测，发现癌组织中存在许多炎症细胞的浸润，由此提出肿瘤炎症刺激假说。

（三）1985 年米娜·比斯尔证实炎性微环境促进肿瘤形成

美国加州劳伦斯伯克利国家实验室米娜·比斯尔专注于研究细胞外基质和肿瘤微环境对肿瘤及正常细胞基因表达的影响。1985 年，比斯尔通过鸡肉瘤病毒（rous sarcoma virus，RSV）证实了伤口愈合和炎症可促进肿瘤形成。在米娜·比斯尔的研究之前，科学家们已观察到皮下或肌肉注射鸡肉瘤病毒可诱导鸡肉瘤在注射部位形成。尽管鸡肉瘤病毒可以在全身许多部位检测到，但其他部位往往不会形成恶性肿瘤，只会观察到一些出血病灶。按照鸡肉瘤病毒的 *src* 癌基因可以转化正常细胞的结论，鸡肉瘤应该在许多地方形成。比斯尔在鸡的一侧注射鸡肉瘤病毒，而在鸡的另一侧插入一根细针。研究发现，注射病毒的部位在 8 至 9 天后形成鸡肉瘤，而在增加 20% 的潜伏期后，插入细针侧也形成了鸡肉瘤。插入细针的时间越长，潜伏期就越短；如果在病毒注射前一周插入细针，则无法在插入细针侧诱导肿瘤形成，提示伤口愈合的炎性微环境能促进肿瘤形成。

（四）1986 年哈罗德·德沃夏克认为"肿瘤是永远不愈合的伤口"

1986 年，美国哈佛大学病理学家哈罗德·德沃夏克（Harold F. Dvorak）发现了伤口愈合和肿瘤之间存在许多相似之处。他观察到，无论是肿瘤组织还是损伤性炎症组织都有炎症细胞浸润、纤维蛋白渗出和血管新生等，两者之间唯一的差别就是肿瘤组织并不恢复正常，肿瘤是永远不愈合的伤口，而损伤性炎症最终都可以恢复。除了炎性细胞以外，肿瘤间质中含有新生血管、连接组织以及纤维蛋白-胶原基质。肿瘤组织不恢复的重要原因是肿瘤细胞释放了血管内皮细胞生长因子（vascular endothelial growth factor，VEGF），它能导致纤维蛋白和纤维连接素从微血管内持续渗出，引起细胞外基质的形成。此外，德沃夏克的重要成就是发现了 VEGF，并提出了抗 VEGF 治疗策略，为肿瘤的抗血管治疗做出了巨大的贡献。

六、肿瘤登记与流行病学

肿瘤登记是收集、储存、整理、统计分析和评价某一地区或国家全人口中肿瘤发病、死亡和生存资料的统计机制。肿瘤登记的目的是监测人群癌症负担以及发展趋势，为病因学研究提供原始资料，有效评价癌症防治措施的效果，为制定癌症防控策略提供依据。肿瘤登记的意义包括防控策略、病因研究、防治效果评价、随访和国际交流等。世界各国肿瘤登记中心不断发展，在癌症负担监测和防控计划中发挥了重要作用。

大规模的肿瘤登记，多由政府部门牵头进行数据收集和统计分析，由于要覆盖所有的恶性肿瘤类型，实践中会造成数据信息收集不够全面的问题。由于肿瘤异质性和多病因性的存在，针对某一特殊肿瘤的单病种大规模数据库成为迫切需求，这种需求尤其是随着业界对真实世界资料（real-world data，RWD）的认可而变得明显。比如，某一抗肿瘤药物虽然在临床试验中已经证实其疗效，但在实际应用中却存在很大差异，真实世界资料则可以提供相关方面的信息，成为临床试验的有力补充。建立区域、国家或国际范围的大规模单病种肿瘤登记数据库（large-scale single cancer registry，LSCR），开放某一恶性肿瘤的数据登记软件，形成数据收集、统计及使用的统一规范，将成为肿瘤登记的发展趋势。

（一）20 世纪初欧洲各国发起肿瘤登记

20 世纪初欧洲各国发起的肿瘤登记是真正意义上的基于人群的新发病例和既往病例的数量估计。1900 年，德国尝试去登记所有接受治疗的恶性肿瘤患者，这个登记采用的是医生发放调查问卷的方式。此后这种登记方法相继被丹麦、匈牙利、冰岛、荷兰、葡萄牙等国家采纳。然而这种方法由于一些医生的不合作无功而返。

（二）1926 年德国汉堡发起的以人群为基础的肿瘤登记

1926 年德国汉堡发起的肿瘤调查是第一个以人群为基础的肿瘤登记。这项登记中，3 名护士通过规律性地访问医院和医务工作人员，记录新发肿瘤患者的信息，并将相关数据转移到当地的卫生部门，这些数据每周一次与官方的死亡数据进行对比。此后，许多以人群为基础的肿瘤登记相继建立，到1955年，世界各国已经有超过20个人群登记，这些人群登记多集中在发达国家。1942年，丹麦建立了国家范围内的肿瘤登记，其他国家和地区包括英格兰、威尔士、加拿大、苏格兰等也相继建立。然而大部分国家包括美国、印度、意大利等仍以部分人群的登记为主。1966年，国际肿瘤登记协会（International Association of Cancer Registries，IACR）成立，旨在建立标准化的数据收集方法，使得不同来源的数据可以尽可能对比分析。

（三）1959年我国河南林县食管癌筛查

我国的肿瘤登记起步较晚。1959年，为了调研河南林州地区食管癌高发的情况，中国成立了首个肿瘤登记中心。2002年，中国全国肿瘤登记中心成立，开始持续收集与分析全国层面的癌症数据。目前，我国的肿瘤登记仅能覆盖约31.5%的人口，与西方国家的覆盖率相比仍有较大差距，且登记质量仍有待提高，尤其是在西部和农村地区。

20世纪50年代，河南林县食管癌高发。当地人称林县有"三不通"，分别是水不通、路不通、食道不通，当时这句话在林县广为流传。以河南林县地区为中心，随着地域范围逐渐扩大，食管癌的发病率呈明显降低的趋势，例如与林县相距仅200千米的河南范县，食管癌发病率已由林县地区的160/10万人下降到25/10万人左右。食管癌在林县的高发引起了国家政府的高度关注。1959年，我国成立了首个肿瘤登记中心，开展了流行病学和病因学调查，有计划地收集食管癌发病率和死亡率动态资料。研究发现，林县的食管癌高发与食用腌制食物有关，腌制食物中的亚硝胺有高度致癌性，由此积累了防霉、去胺、施钼肥、治增生、改变不良饮食生活习惯等防控经验。系列研究成果包括：采用拉网食管细胞采取器，创立了食管脱落细胞学诊断标准，明显提高了早期食管癌发现率；进行了食管癌发病机制的系列研究，为食管癌的诊治提供理论基础。这些科研成果不仅为林县地区也为全球范围内食管癌的防治提供了宝贵经验。

（四）1973年美国监测、流行病学和最终结果数据库建立

美国监测、流行病学和最终结果数据库（Surveillance，Epidemiology，and

End Results，SEER）是肿瘤登记数据库的典范。SEER 数据库于 1973 年建立，其背景是 1971 年颁布的美国癌症法案（National Cancer Act）。SEER 数据库是美国权威的癌症统计数据库，该数据库记录了美国许多州县百万名恶性肿瘤患者的发病率、死亡率和患病情况等信息，资料信息准确且全面。SEER 数据库样本量大，统计学效能强，全球肿瘤研究者均可通过申请而免费获取数据，这为科研工作者提供了很好的数据来源。基于 SEER 数据库的研究也具有较高的临床参考价值。

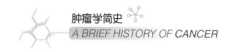

第五章　肿瘤基础理论 Chapter 5

一、癌基因与抑癌基因

　　癌基因与抑癌基因变异是恶性肿瘤发生发展的原动力，两个概念的提出促进了肿瘤学的飞速发展，为了解恶性肿瘤的发病机制以及对恶性肿瘤的诊治提供了理论基础。如果将恶性肿瘤比作抛锚的汽车，那么癌基因和抑癌基因分别是失控的"油门"和"刹车"。癌基因与抑癌基因的发现是一个漫长的过程。从 1865 年格雷戈尔·孟德尔发现遗传学定律，到 1976 年迈克尔·毕晓普和哈罗德·瓦尔姆斯原癌基因概念的提出，前后历时约 100 年。

　　（一）1865 年格雷戈尔·孟德尔与遗传学定律

　　格雷戈尔·孟德尔选择了豌豆作为实验对象，经过八年的努力，提出了遗传学的两大定律，即分离律和自由组合律，阐述了显性遗传和隐性遗传的概念，于 1865 年发表（见"家族性肿瘤"章节）。1909 年，丹麦遗传学家维尔海姆·约翰森（Wilhelm Johannsen，1857—1927）使用"gene"一词来代替孟德尔的"遗传因子"。

　　（二）19 世纪 70 年代华尔瑟·弗莱明发现染色质

　　19 世纪后期，随着显微技术的发展以及新染色剂的问世，科学家们可以观察到细胞核中的遗传物质。德国植物学家华尔瑟·弗莱明（Walther Flemming，1843—1905）是使用染色剂观察细胞分裂过程中细胞核结构的先驱。19 世纪 70 年代，弗莱明首先观察到红色染料被细胞核中颗粒状结构大量吸收，并将这些结构命名为"染色质"（chromatin），这个单词源自希腊语中的"颜色"这个单词。当时弗莱明并不知道孟德尔的研究，因此并未将染色体与孟德尔的遗传物质联系起来。

（三）1911 年托马斯·摩尔根证明遗传物质"基因"在染色体上

1908 年，美国生物学家托马斯·摩尔根（Thomas H. Morgan，1866—1945）开始用廉价且快速繁殖的果蝇作为实验材料，研究生物遗传性状中的突变现象。在哥伦比亚大学那间不足 25 平方米的"果蝇室"里，他通过使用 X 光照射、激光照射，用不同的温度刺激，加糖、加盐、加酸、加碱，甚至不让果蝇睡觉，各种"严刑拷打"来诱发果蝇发生突变，但前两年的实验结果并不尽如人意。直至 1910 年，摩尔根在红眼的果蝇群中发现了一只异常的白眼雄性果蝇。他以前从来没有见过这样的类型，这只果蝇是罕见的突变品种。摩尔根极为爱护这只白苍蝇，甚至睡觉时都用瓶子装好携带在身旁。此后他发现在第二代杂交果蝇中，基本符合 3:1 的比例，证实了孟德尔的遗传学定律。然而这些白眼果蝇居然全部是雄性，没有一只是雌性的。摩尔根由此判断，白眼基因位于性染色体上，并进一步确认染色体是基因的载体，确立了基因的染色体学说。在细胞分裂的过程中，基因通过染色体的传递实现向子细胞的转移。摩尔根把这种白眼基因跟随性染色体遗传的现象，叫作"连锁"，由此建立了遗传学的第三定律——连锁交换定律。摩尔根是一位非常值得尊敬的科学家，他朴实严谨，不迷信价格昂贵的设备，坚持一切须通过实验来证明，提倡脚踏实地、眼见为实的科研作风。

（四）1944 年格里菲斯、埃弗雷、麦克卡蒂和麦克劳德证明染色体上的 DNA 是遗传物质

染色体上携带遗传物质，而染色体上有 DNA 和蛋白质，那么到底是哪种物质发挥遗传作用？ 1928 年，英国细菌学家弗雷德里克·格里菲斯（Frederick Griffith，1877—1941）进行了著名的格里菲斯实验。格里菲斯以 R 型（Rough，菌落粗糙型）和 S 型（Smooth，菌落光滑型）肺炎链球菌作为实验材料。S 型毒力强，有荚膜；而 R 型无荚膜，毒力弱，一般不引起肺炎。格里菲斯将加热杀死的 S 型细菌注入小白鼠体内，结果小白鼠安然无恙；而将加热杀死的 S 型细

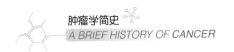

菌混合 R 型细菌一起注入小白鼠体内，结果小白鼠产生肺炎，并导致死亡。格里菲斯称这一现象为转化作用，实验表明，S 型死菌体内有一种物质能引起 R 型活菌转化产生 S 型细菌，这种转化物质是什么？格里菲斯对此并未做出回答。

1944 年，遗传学家奥斯瓦尔德·埃弗雷（Oswald Avery，1877—1955）、麦克林恩·麦克卡蒂（Maclyn McCarty，1911—2005）以及科林·麦克劳德（Colin MacLeod，1909—1972）等在格里菲斯工作的基础上，对转化的本质进行了深入的研究。当时的技术已经可以将细菌的各种组分移除，如果移除某种组分后细菌仍然具有毒力，那么这种组分就不是转化物质和基因。埃弗雷等首先使用蛋白酶去除 S 型细菌的蛋白，发现 R 型细菌仍然具有毒力，说明蛋白不是转化物质。当使用脱氧核糖核酸酶去除细菌的 DNA 时，发现 R 型细菌并没有成功转化，由此证明 DNA 是染色体上的遗传物质。

（五）1953 年詹姆斯·沃森和弗朗西斯·克里克与 DNA 双螺旋结构

20 世纪 40 年代末，DNA 被确认为遗传物质，但由于不清楚其结构，DNA 并未引起科学家们的重视。1953 年，弗朗西斯·克里克和詹姆斯·沃森收集了当时所有关于 DNA 结构的证据，在《自然》上发表了题为《核酸的分子结构——DNA 的一种可能结构》的论文，不但阐明了 DNA 的双螺旋基本结构，并且为一个 DNA 分子如何复制成两个序列相同的 DNA 分子以及 DNA 怎样传递生物体的遗传信息提供了合理的解释。弗朗西斯·克里克、詹姆斯·沃森以及莫里斯·威尔金斯因 DNA 双螺旋结构的发现获得了 1962 年诺贝尔生理学或医学奖。DNA 双螺旋结构的提出，开创了分子生物学的新时代。

（六）1958 年弗朗西斯·克里克与中心法则

在提出了 DNA 的双螺旋结构之后，弗朗西斯·克里克于 1958 年进一步分析了 DNA 在生命活动中的功能和定位，提出了著名的中心法则，即"DNA → RNA → 蛋白质"，指遗传信息从 DNA 传递给 DNA，完成 DNA 的复制（duplication）过程；从 DNA 传递给 RNA，再从 RNA 传递给蛋白质，完成遗传信息的转录（transcription）和翻译（translation）过程。此后，科学家们发现，在某些病毒中存在 RNA 自我复制或以 RNA 为模板逆转录成 DNA 的过程。因此，克里克在 1970 年修订了中心法则（Central Dogma of Molecular Biology），提出了更为完整的图解形式：①大多数细胞存在，DNA → DNA（复制）、DNA → RNA（转录）、RNA → 蛋白（翻译）；②特殊情况下存在，RNA → DNA（逆转录，reverse transcription）、RNA → RNA、DNA → 蛋白；③目前尚未发现，蛋白 → 蛋白、蛋白 → DNA、蛋白 → RNA。中心法则是所有具备细胞结构的生物所遵循的法则，它的发现奠定了整个分子遗传学的基础。

（七）1961年乔治·伽莫夫提出的三联密码学说被证实

随着中心法则的提出，科学家们自然而然地将目光转移到破解遗传密码上。DNA 包含 4 种碱基，分别是腺嘌呤（A）、鸟嘌呤（G）、胞嘧啶（C）、胸腺嘧啶（T），而组成蛋白质的基本氨基酸有 20 种，这 4 种碱基如何编译遗传密码而指导合成 20 种氨基酸呢？俄罗斯科学家乔治·伽莫夫（George Gamow，1904—1968）是著名的物理学家和天文学家，最早提出了天体物理学的"大爆炸"理论和新的化学元素起源理论，还对生物学的"遗传密码"做出了巨大贡献。伽莫夫推算，基于 DNA 的四种碱基，如果每种或每两种碱基决定一个密码子，即 $4^1 = 4$，或者 $4^2 = 16$，这显然是不够 20 种氨基酸的；如果每四种碱基决定一个密码子，即 $4^4 = 256$，这显然是远远超过 20 种氨基酸的。伽莫夫由此提出三联密码假说，即 3 个碱基成为一个密码子，基于四种碱基的密码子总数为 64 个，即 $4^3 = 64$。1961 年，弗朗西斯·克里克和西德尼·布伦纳（Sydney Brenner，1927—2019）等在《自然》上发表了题为《蛋白遗传密码的普遍特征》的论文，他们发现，基因中插入或缺失核苷酸会影响基因的功能，而插入或缺失 3 个核苷酸则基因的功能不会发生改变，从而从实验层面证实了三联密码学说。那么，64 种密码子如何决定 20 种氨基酸呢？仔细分析 20 种氨基酸的密码子表，就可以发现，同一种氨基酸可以由几个不同的密码子来决定，即密码子存在简并性（codon degeneracy）。除了甲硫氨酸和色氨酸外，每一个氨基酸都至少有两个密码子。

（八）1961年马夏尔·尼伦伯格和海因里希·马太破译出了第一个遗传密码

1961 年，马夏尔·尼伦伯格（Marshall W. Nirenberg，1927—2010）和海因里希·马太（Heinrich Matthaei，1929—）破译出了第一个遗传密码。尼伦伯格和马太采用了蛋白质的体外合成技术。他们在每个试管中分别加入一种氨基酸，以及人工合成的 RNA 多聚尿嘧啶核苷酸（U）。也即每个试管中仅含有多聚尿嘧啶核苷酸（U）和一种氨基酸。结果发现同位素标记的尿嘧啶试管中仅出现多聚苯丙氨酸肽链，而未见其他氨基酸肽链。实验结果说明，多聚尿嘧啶核苷酸指导了多聚苯丙氨酸肽链的合成，而多聚尿嘧啶核苷酸的碱基序列是由多个尿嘧啶组成的（UUUUUUUU……），结合弗朗西斯·克里克等得出的 3 个碱基决定 1 个氨基酸的实验结论，推导出苯丙氨酸对应的密码子是 UUU。第一个遗传密码（UUU 编码苯丙氨酸）由此诞生。

（九）1968 年哈尔·科拉纳破译全部遗传密码

哈尔·科拉纳（Har G. Khorana，1922—2011）出生于印度赖布尔，他的父亲是一名税务登记员，但很崇尚教育。尽管当地的教育设施比较落后，科拉纳还是完成了大学学业。1945 年，在印度政府奖学金的支持下，科拉纳前往英国利物浦大学留学，并于 1948 年获得了博士学位。1960 年，他来到威斯康星-麦迪逊大学，开始从事基因密码与化学合成方面的研究。用已知组成的两个、三个或四个一组的核苷酸顺序人工合成 mRNA，在细胞外的转译系统中加入放射性标记的氨基酸，然后分析合成的多肽中氨基酸的组成。通过比较，找出实验中三联码相同的部分，再鉴别多肽中相同的氨基酸，于是可确定该三联码就为该氨基酸的遗传密码。科拉纳用此方法破译了全部遗传密码。1968 年，哈尔·科拉纳因为破译遗传密码，而与罗伯特·霍利（Robert W. Holley，1922—1993，发现 tRNA）以及马夏尔·尼伦伯格共同获得了诺贝尔生理学或医学奖。1970 年，科拉纳转到麻省理工学院，研究方向为膜与信号转导，直到 2007 年退休。科拉纳喜欢在散步时思考科学问题，用卡片纸记录想法。他为人谦逊，不喜欢社交。他是整个校园里最后一个知道自己获得诺贝尔奖消息的，原因是他经常喜欢在湖边租一间没有电话和无线电的农舍，以便专心致志地写论文，他的妻子开车过来告诉他，他才得知获奖消息。科拉纳经常说："如果你想要走得远，你必须得独自旅行。"

（十）1969 年雷纳托·杜尔贝科证实肿瘤病毒 DNA 整合到宿主基因上而导致肿瘤

1910 年，弗朗西斯·劳斯发现鸡肉瘤病毒可以导致鸡肉瘤，然而具体发生机制不明。1958 年，雷纳托·杜尔贝科的学生霍华德·特明以及博士后哈利·鲁宾（Harry Rubin，1926—2020）发现鸡肉瘤病毒感染普通细胞后，受感染细胞疯狂地生长，最终形成了类似肿瘤的病灶。更令人惊讶的是，鸡肉瘤病毒整合在了受感染细胞的基因组 DNA 上，而普通的病毒感染，如流感病毒，往往不会整合到受感染细胞的基因组上，不会在基因组上留下永久的印记。这个现象引起了杜尔贝科的好奇，他意识到病毒可能有助于探索肿瘤的基因起源。鸡肉瘤病毒是一种 RNA 病毒，而当时遗传信息从 RNA → DNA 的逆转录现象尚未被认识。1969 年，雷纳托·杜尔贝科使用了一种致瘤性 DNA 病毒 SV40，并在宿主肿瘤细胞上发现了从病毒来源的 DNA，证实了从病毒来源的 DNA 被整合到宿主的基因上，导致了细胞的不可控制生长，进而促进了恶性肿瘤的发生。由于鸡肉瘤病毒需要实现 RNA → DNA 转换才能整合至宿主细胞 DNA 上，而弗朗西斯·克里克当时提出的中心法则为 "DNA → RNA（转录）"，霍华德·特明以及大卫·巴尔的摩（David Baltimore）进一步证实了逆转录现象和逆转录酶的存在。1975 年，雷纳托·杜尔贝科、霍华德·特明以及大卫·巴尔的摩分享了诺贝尔生理学或医学奖。

（十一）1976 年迈克尔·毕晓普和哈罗德·瓦尔姆斯发现原癌基因

霍华德·特明和哈利·鲁宾发现鸡肉瘤病毒整合到宿主 DNA 后，学者们推测鸡肉瘤病毒可以通过向细胞中插入病毒基因来引发癌症。一些实验室开始去寻找这种基因。幸运的是，鸡肉瘤病毒只包含四个基因，科学家们依次对四个基因进行突变处理，最终发现 src 基因突变后，鸡肉瘤病毒感染的细胞不会发生肿瘤，因此，src 基因是导致正常细胞转化的 "元凶"，因此被称为癌基因，src 成为第一个被鉴定的癌基因。1976 年，迈克尔·毕晓普和哈罗德·瓦尔姆斯（Harold E. Varmus）发现，src 基因序列存在于正常细胞中，说明癌基因在正常细胞中行使正常功能，然而，存在于正常细胞中的 src 基因和病毒的 src 基因序列仍然存在差别。这说明细胞癌变的根本原因既不是病毒，也不是其他的致癌因素，而是存在于细胞自身的基因中。当受到物理、化学、病毒等因素的刺激后，原癌基因（proto-oncogene）被激活，就会成为癌基因（oncogene）。1989 年，毕晓普与瓦尔姆斯因细胞癌基因的发现而共同获得了诺贝尔生理学或

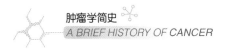

医学奖。

（十二）1982年罗伯特·温伯格和杰弗里·库伯与人类第一个癌基因 ras

癌基因 src 的鉴定是相对简单的，因为劳斯肉瘤病毒只包括四个基因。然而要鉴定人类癌基因则非易事，要从约两万个基因里进行鉴定犹如大海捞针。1982年，美国麻省理工学院罗伯特·温伯格（Robert A. Weinberg）团队提取了肿瘤细胞的 DNA，并将其打断，通过化学物质磷酸钙盐辅助转染正常细胞。在转基因实验中发现了 ras 癌基因，将该癌基因导入正常细胞后能诱导恶性肿瘤的发生，这是第一次在人类恶性肿瘤中发现有生物学活性的细胞癌基因。同年，来自哈佛大学医学院的杰弗里·库伯团队（Geoffrey M. Cooper）也鉴定了 ras 癌基因。1986年，温伯格团队又克隆出了抑癌基因 Rb1（retinoblastoma gene 1）。此后，许多肿瘤相关重要基因被学者们发现，包括 HER2（1984年）、BRCA1（1994年）、BRCA2（1995年）等。这些基因不仅在肿瘤的进展中发挥关键作用，也成为肿瘤治疗的重要靶点。罗伯特·温伯格是著名的癌症学家，著有《癌生物学》一书。他的一系列杰出研究工作已经成为肿瘤研究领域乃至整个医学生物学领域的重要里程碑。2000年，温伯格与肿瘤学家道格拉斯·哈纳汉（Douglas Hanahan）在《细胞》上撰写题目为《癌症特征》的综述，阐明了肿瘤细胞的 6个基本特征，即自给自足的生长信号（self-sufficiency in growth signals）、抗生长信号的不敏感（insensitivity to antigrowth signals）、回避凋亡（evading apoptosis）、潜力无限的复制能力（limitless replicative potential）、持续的血管生成（sustained angiogenesis）、组织浸润和转移（tissue invasion and metastasis）。这一肿瘤学经典综述很快被生命科学工作者和教科书大量引用。2011年，他们在《细胞》上再次发表该综述的升级版，题目为《癌症特征：第二代》。在前期 6个基本特征的基础上，新增加了 4个特征：避免免疫摧毁（avoiding immune destruction）、促进肿瘤的炎症（tumor promotion inflammation）、细胞能量异常（deregulating cellular energetics）、基因组不稳定和突变（genome instability and mutation），并将过去的回避凋亡（evading apoptosis）调整为抵抗细胞死亡（resisting cell death）。该系列综述系统地阐述了肿瘤发生发展过程的关键事件，成为肿瘤学研究的经典文献。

（十三）20世纪70年代彼得·诺维尔、大卫·亨格福德及珍妮特·罗利与费城染色体和 BCR-ABL 融合基因

美国费城宾州大学病理学家彼得·诺维尔一直对西奥多·鲍维里的染色体变异学说感兴趣。1960年，在一次冲洗白血病细胞玻片后，诺维尔无意中在镜下发现白血病细胞的染色体有异常。他向对染色体更有研究、福克斯蔡斯肿瘤研究中心的大卫·亨格福德（David Hungerford，1927—1993）寻求帮助。他们发现慢性粒细胞白血病患者的第22号染色体比正常人的要缺失一小段。这一缺失的染色体也以两位研究者所在地命名，即费城染色体（philadelphia chromosome）。然而，由于当时染色技术的限制，两位研究者并没有更进一步的发现。20世纪70年代，芝加哥大学的珍妮特·罗利（Janet D. Rowley，1925—2013）用奎吖因荧光和吉姆沙染色法研究慢性粒细胞白血病患者的染色体时发现，原来费城染色体所缺失的片段，从22号染色体的长臂易位到了9号染色体上，被人们戏称为"费城丢了的东西在芝加哥找到了"。20世纪80年代，经旷日持久的"大追捕"，科学家们发现，易位使9号染色体长臂上的原癌基因 ABL 和22号染色体上的 BCR 基因重新组合成融合基因 BCR/ABL。此后，科学家们进一步研发了针对 BCR/ABL 融合基因的特异靶向药物伊马替尼，从而大大提高了慢性粒细胞白血病的治疗效果。伊马替尼商品名为格列卫，即电影《我不是药神》的原型药物。

费城染色体是第一个被发现的融合基因，为慢性粒细胞白血病和其他恶性肿瘤的诊断和治疗提供了分子基础，并开创了肿瘤的融合基因研究领域。1998年，彼得·诺维尔和珍妮特·罗利因费城染色体的相关研究获得了拉斯克奖，大卫·亨格福德于1993年不幸逝世而未获得。

二、肿瘤异质性与肿瘤干细胞

肿瘤异质性是指肿瘤在生长过程中，经过多次分裂增殖，其子细胞呈现出分子生物学或基因方面的改变，从而使肿瘤的生长速度、侵袭转移、治疗抵抗等方面产生差异。肿瘤异质性包括个体异质性（不同个体的肿瘤之间）、时间异质性（原发肿瘤与转移肿瘤）和空间异质性（同一肿瘤灶内部不同区域）等。肿瘤异

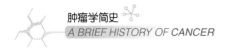
质性是恶性肿瘤的特征之一，也是肿瘤学研究的热点。

传统观念认为，肿瘤是由体细胞突变而成的，每个肿瘤细胞都可以无限制地生长。20 世纪 30 年代，科学家们就已发现，并非每个肿瘤细胞都有再生肿瘤的能力，只有一小部分肿瘤细胞在体外克隆形成实验中可以形成克隆。此外，在异种移植模型中，只有移植大量的肿瘤细胞才能形成移植瘤。这些现象提示，同一肿瘤内存在不同肿瘤形成能力的亚克隆。

肿瘤干细胞（cancer stem cell，CSC）定义为肿瘤中具有自我更新能力并能产生异质性肿瘤细胞的细胞。肿瘤干细胞能不对称产生两种异质的细胞，一种是与之性质相同的肿瘤干细胞，另一种是组成肿瘤大部分的非致瘤癌细胞。肿瘤干细胞是否存在仍有争议。首先，肿瘤干细胞的特异标记物存在不确定性，与实验条件、肿瘤部位、肿瘤转移、个体差异等关系密切。多项研究发现，同一肿瘤的某些肿瘤干细胞类群显现出不同的，甚至是无重叠性的标记特征。例如，只有 1% 的乳腺癌细胞同时表达 $ESA^+/CD44^+/CD24^{low-neg}$ 和 $ALDH-1^+$ 两种被认定的肿瘤干细胞标记。在对大量急性髓细胞性白血病（acute myeloid leukemia，AML）患者的检测中发现，肿瘤干细胞存在于几个免疫表型不同的细胞类群中，表明患者之间存在明显的个体差异。其次，肿瘤干细胞的来源仍存争议。多数学者认为，肿瘤干细胞来源于成体干细胞。由于造血干细胞研究进展较快，白血病干细胞的分离和表面标记测定较早开始。研究发现，所有几乎白血病干细胞与造血干细胞一致，均为 $CD34^+$。实验表明，大部分有再生能力的正常细胞容易受到致癌因素的影响而形成恶性肿瘤，也就是说，正常干细胞或前体细胞更容易发生肿瘤性转变。诱导性多能干细胞（induced pluripotent stem cell，iPS）的发现则提供了另一种解释，当受到仅 4 个转录因子的激活后，任何类型的细胞均可能获得自我更新的能力及多能性。事实上，在人类皮肤成纤维细胞的体外重编程实验中，通过 hTERT、H-RasV12、SV40 LT 和 ST 四个抗原的稳定表达，可使其具有肿瘤干细胞的性质，在移植的小鼠体内可以形成有细胞层级结构的肿瘤。

当前的数据证明，肿瘤的异质性是客观存在的，即便是同一肿瘤灶内部也存在增殖、侵袭、转移、治疗耐受等不同能力的亚群，这些亚群呈分层

（hierarchy）存在，亚群内不同基因改变是异质性存在的分子基础。每一个肿瘤细胞所处的微环境存在差异，这是导致肿瘤异质性的重要原因。此外，肿瘤细胞表型存在可塑性，不具有肿瘤形成能力的肿瘤细胞在某些条件下可以具备肿瘤形成能力，而在某些条件下，拥有肿瘤形成能力的细胞可以丧失该能力。单细胞测序（single cell sequencing）、肿瘤细胞系示踪（lineage tracing）、选择性亚克隆清除（selective cell ablation）等技术有助于肿瘤异质性和肿瘤干细胞方面的研究。

（一）1976 年彼得·诺维尔提出肿瘤异质性起源的"克隆演化"理论

1976 年，美国费城宾州大学病理学家、费城染色体的发现者之一彼得·诺维尔发表了题为《肿瘤细胞的克隆演变》的论文。在论文中，基于对肿瘤患者不同阶段癌细胞的仔细观察，诺维尔提出肿瘤异质性起源的"克隆演化"理论。他认为，大部分肿瘤起源于单个基因突变的细胞，随着时间的流逝，癌细胞倾向于发生新的突变。如果能够使肿瘤继续生存和生长，这些额外的突变将持续存在并发展。诺维尔认为，连续多轮克隆选择是导致肿瘤基因及其他分子变异的根本原因，也是导致肿瘤发生侵袭转移和耐药的重要因素，这使得肿瘤内部遗传性的演进遵循经典的达尔文进化选择过程。

（二）1977 年艾赛亚·费德勒证实肿瘤细胞异质性存在

1977 年，美国肿瘤学家艾赛亚·费德勒（Isaiah J. Fidler，1936—2020）等将小鼠来源的 B16 黑色素瘤细胞分为两部分，一部分经尾静脉直接注射到同源的 C57BL/6 小鼠，另一部分在体外培养扩增后再经尾静脉注射到同源的 C57BL/6 小鼠，结果发现不同克隆在小鼠中形成肺转移的能力具有显著差别，表明异质性在母代肿瘤细胞中即存在，母代细胞中已存在高转移能力的亚群。

（三）1982 年米娜·比斯尔提出细胞外基质影响肿瘤异质性

1982 年，美国加州劳伦斯伯克利国家实验室米娜·比斯尔基于正常组织结构对胚胎发育的影响，提出细胞外基质（extracellular matrix，ECM）通过物理和化学因素作用于细胞膜，影响发育细胞的基因表达和表型功能，细胞外基质与细胞之间存在相互作用。2011 年，比斯尔进一步提出肿瘤微环境对肿瘤发生发展的重要作用，肿瘤细胞的异质性不仅由肿瘤细胞本身决定，还取决于细胞外间质，肿瘤微环境可以诱导肿瘤细胞向不同方向分化。

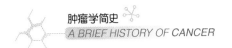
（四）1990 年伯特·福格尔斯泰因提出结直肠癌累积突变风险模型

1990 年，美国约翰斯·霍普金斯大学伯特·福格尔斯泰因（Bert Vogelstein）提出结直肠癌的累积突变风险模型。结直肠癌存在早期腺瘤、中期腺瘤、癌前病变、癌变、远处转移等阶段，环境和遗传因素都对结直肠癌的发生有重要影响，是研究基因累积突变的良好模型。伯特认为，较少的基因突变会引起良性肿瘤的发生，4 至 5 个基因突变（*K-ras*，*TP53*，*myc*，*DCC* 等）才足以导致结直肠癌形成，且这些基因的改变有一定的顺序，总体的基因突变决定恶性肿瘤的生物学特性。有些抑癌基因尽管仅是杂合突变状态，也会对结直肠癌的表型产生影响。

（五）1994 年约翰·迪克从白血病患者中分离出肿瘤起始细胞

20 世纪 40 年代，学者们已经提出了肿瘤干细胞的概念，此后肿瘤干细胞的概念得到了学界的广泛认可，但肿瘤干细胞并没有被分离出来。1994 年，加拿大多伦多大学约翰·迪克从人类急性髓系白血病患者身上分离出肿瘤起始细胞。将白血病起始细胞注射到重症联合免疫缺陷小鼠身上后，这些细胞能迁移至骨髓，并且在细胞因子的刺激下广泛增殖，这个发病过程同白血病患者类似，进一步研究发现，这些肿瘤起始细胞为 CD34$^+$CD38$^-$，而 CD34$^+$CD38$^+$ 或者 CD34$^-$ 则不能诱导白血病形成。

（六）2011 年迈克尔·威格勒使用单细胞测序证实肿瘤异质性的存在和克隆演变

2011 年，美国冷泉港实验室迈克尔·威格勒（Michael Wigler）等通过单细胞测序技术进一步证实了肿瘤异质性的存在和克隆演变。传统的研究方法，如蛋白和基因的检测是在多细胞水平进行的。因此，最终得到的信号值，其实是多个细胞的平均，丢失了异质性的信息。单细胞测序技术则可以获得单个细胞的遗传学信息。威格勒等通过流式细胞术、全基因组扩增和第二代测序技术，对两例乳腺癌进行单细胞测序，每例患者检测了 100 个肿瘤细胞。研究发现，其中一例存在 3 个不同克隆亚型，3 个亚型可能存在克隆的秩序扩增（sequential clonal expansions），另一例则存在原发肿瘤及其肝转移灶的单克隆扩增。因此，单细胞测序无疑是研究肿瘤异质性的强有力工具。

三、肿瘤浸润与转移

肿瘤浸润是肿瘤细胞侵入并破坏周围组织的过程。肿瘤转移是指恶性肿瘤细胞从原发部位脱落，经淋巴道、血管或体腔等途径，到达其他部位继续生长的这一过程。恶性肿瘤转移是导致患者死亡的主要原因，是恶性肿瘤显著的生物学特征之一，也是肿瘤治疗失败的主要根源。肿瘤转移包括直接蔓延、淋巴转移、血行转移和种植四种类型。显微镜下，转移性肿瘤细胞具有与原发肿瘤细胞相似的特征。肿瘤浸润和肿瘤转移是紧密联系的不同病理过程，浸润是转移的前提，但浸润并不意味着就必然发生转移，然而转移必定先有浸润。

肿瘤转移是一个被动过程，并非主动过程，是成功率极低的"大逃亡"，循环中的肿瘤细胞最终能形成转移灶的不到 0.01%。大多数进入循环系统的肿瘤细胞或者被机体清除，或者长期处于潜伏状态，仅极少数肿瘤细胞能在靶器官形成明显的转移灶。肿瘤转移是个动态的复杂过程，主要包括从原发肿瘤脱离（emigration）、循环中运行（migration）、靶器官定植并形成新的转移灶（immigration）三个过程。在此过程中，癌细胞从原发肿瘤分离脱落是癌细胞转移的关键步骤。上皮间质转化（epithelial-mesenchymal transition，EMT）和间质上皮转化（mesenchymal-epithelial transition，MET）在肿瘤细胞转移过程中发挥重要作用。上皮间质转化是具有极性的上皮细胞在一些因素的作用下，失去基底膜的附着极性以及细胞间紧密连接和黏附连接能力，转换为具有浸润性和游走迁徙能力的间充质细胞的可逆过程。上皮细胞来源的肿瘤细胞，上皮间质转化后获得运动和侵袭能力，再经血液、淋巴循环向远处转移。循环中的肿瘤经循环系统传播后，发生间质上皮转化，最终形成继发性转移病灶。研究表明，原发肿瘤的不同亚克隆共同种植在同一转移灶内，这些不同亚克隆之间存在相互作用，尤其是营养代谢方面，促进转移灶的生长。转移灶内的转移细胞可通过循环系统返回到原发肿瘤，称为自我种植（self-seeding）。肿瘤的转移灶可以来自原发肿瘤，也可以来源于其他的肿瘤转移病灶。肿瘤转移灶的数量与循环中的肿瘤细胞呈一定比例关系。

肿瘤转移学说主要有斯蒂芬·佩吉特的"种子与土壤"转移学说和詹姆

斯·尤文的循环流转移学说。"种子与土壤"学说侧重于肿瘤转移的微环境，而循环流学说则侧重于循环转移过程，两者都存在一定的合理性。因此，"种子""土壤"和"循环"共同决定恶性肿瘤的转移过程。肿瘤细胞的转移能力并非"天生"就存在的，而是原发肿瘤细胞经进化选择的结果。由于肿瘤细胞的增殖，肿瘤局部逐步形成了缺氧、营养物质缺乏的微环境，治疗也会引起肿瘤生长环境的改变，某些肿瘤细胞在适应不利微环境的过程中逐步获得了侵袭转移能力。肿瘤转移在靶向脏器的选择上受循环流向的影响，然而更多的是由转移靶器官的代谢储备能力以及转移靶器官与原发肿瘤的代谢匹配度来决定，即转移靶器官的"土壤"更为重要。然而，再好的"土壤"对于肿瘤细胞来说都不及原发肿瘤所在的脏器，这也是为什么转移肿瘤细胞会重新在原发肿瘤部位种植的原因。因此，转移灶发生的肿瘤坏死较原发肿瘤往往更为明显，进而诱发机体的全身炎性反应，转移灶坏死引起的全身炎性反应是导致恶性肿瘤患者死亡的主要原因。

（一）1829年约瑟夫·雷克米尔最早提出"metastasis"一词

1829 年，法国妇科专家、现代妇科手术的创立者约瑟夫·雷克米尔（Joseph Recamier，1774—1852）最早提出"转移（metastasis）"一词，这个词是"meta"和"stasis"的组合，拉丁语义为"超越平静"，提示恶性肿瘤的不稳定状态。雷克米尔认为肿瘤是通过静脉转移的。通过观察肿瘤的生长和扩散，他用肉眼发现了恶性肿瘤存在血管新生的现象。雷克米尔首创经阴道子宫切除术，使用阴道窥镜进行阴道检查。他同时倡导"挤压（compression）"的办法来治疗恶性肿瘤，这种治疗方法在当时即有很大的争议，当然这种方法现在看来是明显错误的，并且挤压往往会促进肿瘤发生转移。

（二）1889年斯蒂芬·佩吉特提出"种子与土壤"肿瘤转移学说

1889 年，英国外科医生斯蒂芬·佩吉特提出著名的"种子与土壤"肿瘤转移学说，强调转移脏器的微环境对肿瘤转移的重要影响，认为"肿瘤研究者如同植物学家一样，当前最好的研究来自对种子（指肿瘤细胞）的研究，而对土壤（指微环境）的研究同样有重要意义，仅对肿瘤病例进行简单的记录则是农夫而已"。1980 年，美国肿瘤学家艾赛亚·费德勒等在 C57BL/6 小鼠的皮下或肌肉移植了同源小鼠的肺、卵巢、肾脏等脏器，通过静脉注射同源的 B16 黑色素瘤细胞，发现在自身肺以及移植肺和卵巢内能形成肿瘤，而移植的肾脏却不能形成肿瘤，由此通过实验依据证实了"种子与土壤"学说（图 5-1）。

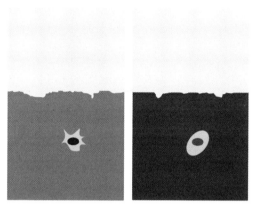

图 5-1　不同"土壤（微环境）"影响"种子（肿瘤细胞）"生长

（三）1929 年詹姆斯·尤因提出淋巴和血液循环系统流向的肿瘤转移学说

1929 年，美国著名病理学家、尤因肉瘤（Ewing's sarcoma）的发现者詹姆斯·尤因（James S. Ewing，1866—1943）基于恶性肿瘤选择性部位转移的特点，对佩吉特的"种子与土壤"理论提出了质疑，他认为肿瘤细胞转移是由淋巴和血液循环系统的流向决定的，癌细胞并不是沿循环系统随机传播，而是在进入循环系统后遇到的第一个小血管或毛细血管所处的器官里生长繁殖，机械性因素（mechanical factors）是肿瘤转移的决定条件。特定的肿瘤往往转移到某些特定的器官，比如胃癌、结肠癌、胰腺癌易转移到肝脏，乳腺癌和前列腺癌易转移到骨、肺和肝脏，皮肤癌易转移到肺，肺癌则一般转移到肾上腺和脑，等等。

四、坏死、凋亡与自噬

细胞死亡（cell death）与细胞生长、分化、增殖一样，都是细胞生命活动的正常组成部分。细胞死亡在个体发育中是必不可少的，一些细胞在完成自己的历史使命后就自然消亡。如人类发育尾巴、趾（指）间蹼的细胞在胚胎发育早期就死亡，所以人出生后没有尾巴、鸭掌一样的畸形。细胞死亡的机制，甚至细胞死亡的组成部分，从线虫到哺乳动物都是非常保守的。典型的细胞死亡方式包括坏死、凋亡和自噬相关死亡。非典型的细胞死亡方式则包括坏死性凋亡、焦亡、胀亡等。根据死亡方式是否受细胞内的程序调控分为程序性细胞死亡（凋亡、自噬、坏死性凋亡、焦亡、胀亡等）和非程序性细胞死亡（非程序性坏死）。根据细胞死亡是否会产生炎性反应分为炎性细胞死亡（坏死、焦亡、胀亡等）和非炎性细胞死亡（凋亡、自噬）。各种细胞死亡方式并不是独立的，而是存在密切关联的。

正常情况下，机体内细胞的死亡大都是程序性死亡，以凋亡、自噬为主，不仅选择是否死去，还选择了如何死去，不产生炎症反应，且对细胞器可通过自噬的方式再循环利用，这可以让新生的细胞取代衰老的细胞，让机体保持健康。当组织细胞受到严重损伤时，如病原体感染、强机械性损伤等，正常组织细胞发生坏死，引发机体产生炎性反应，激活固有免疫和特有免疫，同时炎性反应也对机体产生一定的损伤。当细胞凋亡、坏死、自噬相关死亡不能正常发生而细胞必须死亡时，细胞会采用一些不同于典型细胞死亡方式的"替补"方案，这些死亡方式多为程序依赖性，可引发炎症反应。

肿瘤细胞的特征之一是对细胞死亡的抵抗（resisting cell death），然而癌细胞不死亡的说法是错误的，癌细胞会死亡，只是大多不会按照正常细胞的死亡方式，且增长的速度往往大于死亡的速度。早期的肿瘤细胞死亡方式类似于正常组织，以凋亡、自噬为主，不产生炎性反应。随着肿瘤的发展，许多恶性肿瘤对凋亡、自噬存在抵抗，非典型死亡方式包括坏死性凋亡、焦亡、胀亡等比例逐渐升高，伴随一定程度的肿瘤细胞坏死。这些死亡方式产生炎性反应，在造成机体一定程度损伤的同时，也通过释放损伤相关模式分子（damage-associated molecular-pattern，DAMPs）来激活机体的特异免疫反应以防御恶性肿瘤，促使机体发生恶液质反应，炎性反应也促进肿瘤基质的形成，导致肿瘤侵袭转移。随着肿瘤进一步进展，缺血缺氧、营养缺乏等造成肿瘤坏死，肿瘤坏死在转移灶中更为明显。炎性细胞死亡引起机体全身炎性反应，许多恶性肿瘤患者在临终前会出现类白血病反应，最终导致机体死亡。因此，肿瘤细胞的死亡方式可能发生从程序性非炎性细胞死亡（凋亡、自噬）到程序性炎性细胞死亡（坏死性凋亡、焦亡、胀亡等），最后到非程序性坏死的逐步转换。

（一）403 年奥利巴苏斯发现肿瘤坏死现象

公元 403 年，巴格达医学家奥利巴苏斯（Oribasius，320—403）切开肿瘤后，发现了肿瘤组织中存在的坏死成分。坏死（necrosis）多不受细胞程序调控，细胞死亡后发生核溶解、核固缩以及核碎裂，伴随着细胞结构的缺失及破坏，并引发急性炎症反应。坏死的形态变化可以由损伤细胞内的水解酶的降解作用引起，也可以由募集来的白细胞释放的水解酶的作用导致。坏死的原因很多，凡是能引起损伤的因子（缺氧、物理因子、化学因子、生物因子和免疫反应等），只要其作用达到一定强度或持续一定时间，使受损组织和细胞的代谢完全停止即可引起局部组织和细胞的死亡。坏死在肿瘤晚期尤其是转移灶中更为明显，与机体的全身炎性反应密切相关。由于往往会引起炎性反应，坏死通常会促进肿瘤进展。

部分坏死受程序控制，称为坏死性凋亡（necroptosis）。这种促炎性反应的程序性细胞死亡不依赖于半胱氨酸家族蛋白酶活化的途径，在这些类型的细胞死亡中，细胞会破裂，细胞内容物被释放。它在向细胞下达死亡指令的同时，刺激机体产生炎性反应，释放的抗原可激活特异的免疫反应。

（二）2002 年西德尼·布伦纳、约翰·萨尔斯顿和霍华德·霍维茨与细胞凋亡

1972 年，澳大利亚病理学家约翰·科尔（John F. R. Kerr）首先提出细胞凋亡概念，当时，科尔等通过结扎大鼠的门静脉的一根大分支诱导肝脏萎缩，结果发现肝脏细胞通过一系列的变化零散地减少，就如同秋天时的树叶，并称之为"凋亡"（apoptosis），原意是来自希腊语的"树叶落下"。他指出细胞凋亡与细胞坏死存在明显的不同，并将细胞凋亡分为两个阶段，第一个阶段是细胞核及浆固缩并分解成胞膜包裹的凋亡小体，第二个阶段是凋亡小体被其他细胞内吞降解。科尔认为细胞凋亡是一个受程序调控的主动过程，推测凋亡在胚胎发育以及肿瘤形成中可能发挥重要作用，将"凋亡"概念引入科学界视野。然而对细胞凋亡的

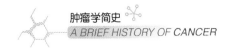

机制并未阐述。

随着 1953 年 DNA 双螺旋结构的鉴定，机体如何通过基因来调控组织器官发育成为科学家们思考的问题。南非生物学家西德尼·布伦纳（Sydney Brenner，1927—2019）早年跟随弗朗西斯·克里克（Francis H. C. Crick）进行基因密码方面的研究。布伦纳从 1966 年起进入发育领域，他希望探索基因对动物神经系统分化发育的调控，而选择合适的动物模型成为实验成功的关键。1974 年，布伦纳在《基因》上发表了题为《秀丽隐杆线虫的遗传特征》的重磅论文，在这篇文章中，布伦纳用乙基甲烷磺酸盐（ethyl methanesulphonate，EMS）做突变剂筛检出了约 300 个与 C. elegans（秀丽隐杆线虫）发育和行为有关的基因突变位点。他系统地总结了用 C. elegans 作为模型动物研究发育的诸多优点：

（1）成虫体长 1 毫米，通身又透亮，便于显微镜观察；

（2）可大量生长繁殖，且繁殖周期短，可在较短时间里获得大量不同表型的动物以供研究；

（3）自然存在的 C. elegans 有自我受精的雌雄共体和雄性体两种形态，有利于杂交实验进行基因功能定位；

（4）细胞数量也不多，功能并不复杂。

C. elegans 模型动物为研究细胞凋亡的分子机制提供了绝好的材料，正如 2002 年西德尼·布伦纳在诺贝尔奖颁奖典礼上所做的题为"自然送给科学的礼物"的报告一样，C. elegans 是自然献给凋亡和发育科学研究的绝佳礼物。布伦纳选取 C. elegans 作为模型动物的初衷是为了探索动物神经发育，并非为了研究细胞凋亡，然而正是这一"无心插柳柳成荫"的选择拉开了细胞凋亡机制研究的序幕。

1969 年，英国科学家约翰·萨尔斯顿（John E. Sulston，1942—2018）加入了西德尼·布伦纳在剑桥医学研究委员会（Medical Research Council，MRC）的实验室。通过长期严密仔细的观察，萨尔斯顿绘制了对每一个分裂和分化过程进行跟踪的 C. elegans 细胞图谱。萨尔斯顿发现，C. elegans 的雌雄共体从一个受精卵到发育成熟，共产生 1 090 个细胞，其中的 131 个在发育的不同阶段发生程序性死亡而被清除，最终成体共有 959 个细胞；产生的这 1 090 个细胞（包含程序性死亡的 131 个细胞）都是完全固定的，即每个细胞的命运在发育开始之前都已被确定，整个发育过程完全按照既定的程序有条不紊地进行。萨尔斯顿对凋亡的形态进行了详细的描述，并发现 nuc-1（nuclease abnormal）基因参与了凋亡细胞 DNA 的降解，确认了在细胞死亡过程中控制基因的最初变化情况。这些观察提示细胞凋亡在机体发育过程中的重要性。

1974 年，美国生物学家霍华德·霍维茨（Howard R. Horvitz）加入了西德尼·布伦纳在剑桥的实验室，参与了约翰·萨尔斯顿关于 C. elegans 发育的细胞谱系绘制工作。1978 年，霍维茨离开英国到美国麻省理工学院，继续从事 C. elegans 细胞谱系及其他相关的研究工作，并渐渐地将精力转到以 C. elegans 发育过程中程序性死亡的 131 个细胞作为对象，研究凋亡发生的机制，筛检与凋亡启动或调解有关的基因，最终证实 *ced-3*、*ced-4*、*ced-9* 等在细胞凋亡过程中的重要作用。霍维茨又进一步着手筛检人体内与上述三个基因具有同源性的基因，发现 *ced-3* 与凋亡执行蛋白家族 caspase-1 高度同源，*ced-9* 则与原癌基因 *Bcl-2* 有高度同源性，这些基因都在细胞凋亡过程中发挥重要的作用。

肿瘤的发生与肿瘤细胞的凋亡耐受有关，由于凋亡相关蛋白质如 Bcl-2、TP53 的功能异常，机体对于不再需要的细胞无法正常启动凋亡将其清除，这些细胞将会无限分裂增殖，最终导致肿瘤的发生。许多治疗方式包括某些化疗、全反式维 A 酸等都是通过诱导细胞凋亡而发挥抗癌作用的。

（三）2016 年大隅良典剖析细胞自噬现象（图 5-2）

自噬（autophagy）是指细胞对其受损或不必要的细胞器进行吞噬、降解及再利用的过程，自噬过程既能发生在各种极端情况下以确保细胞存活，也存在于细胞的正常状态下，以维持细胞的稳态平衡。从某种意义上讲，自噬也属于代谢的范畴。比利时生物化学家克里斯蒂安·德迪夫（Christian de Duve，1917—2013）因溶酶体的发现获得了 1974 年的诺贝尔生理学或医学奖。1963 年，德迪夫第一次使用"自噬（autophagy）"这个词来描述自噬这个现象，细胞自噬过程中的细胞组分运输装置则被称为"自噬小体（autophagosome）"。自噬小体与溶酶体融合后，溶酶体释放出的多种酶类将"废物"降解掉。

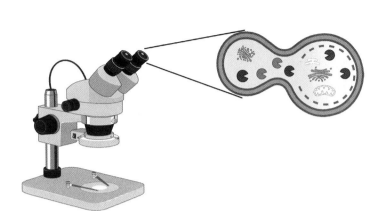

图 5-2　发现自噬现象

尽管自噬现象的发现者德迪夫成为诺贝尔生理学或医学奖获得者，但当时自噬并未得到特别关注，从事自噬研究的科学家寥寥无几。主要原因有两点：

（1）自噬只是细胞的"垃圾回收站"，其功能貌似很明确了；

（2）既往关于自噬的研究多基于哺乳动物模型，主要研究集中在自噬形态描述上，缺少更好的模型进行机制研究。

日本生物学家大隅良典（Yoshinori Ohsumi）从事自噬研究存在偶然性。大隅良典博士阶段的研究对象是大肠杆菌（E. coli），1974年他在洛克菲勒大学做博士后，主要课题是哺乳细胞的发育，由于对相关技术不是很熟悉，课题进展很不顺利。此时，实验室的另外一位同事在进行酵母DNA复制的研究。在主课题研究停滞不前的时候，他开始了在酵母中研究DNA复制这一副课题。由于酵母的自噬现象在显微镜下很容易观察到，且自噬囊泡也容易提纯，大隅良典逐渐走上研究细胞自噬的道路。1977年，大隅良典返回到日本成为东京大学的助理教授。经过长年累月的显微镜下观察，他发现在缺乏营养的情况下，酵母细胞出现了大量的自噬现象。大隅良典尝试进一步研究自噬的发生机制。当时，酵母的基因序列已经鉴定出来，但大部分基因的功能并不明确。大隅良典决定进行突变株的筛选，他筛选了上千个酵母的突变株，并在1992年找到了一批和自噬有关的酵母突变体，鉴定了15个自噬相关基因（autophagy related gene，ATG），阐释了自噬相关基因与自噬的影响，得到了完整的自噬相关信号通路，使自噬机制研究"柳暗花明"。此后，包括大隅良典在内的多位科学家分别报道了自噬的相关基因，自噬在细胞乃至机体存活中的重要意义也逐渐引起重视，并进一步发现自噬在生理和病理包括在恶性肿瘤中的重要作用。大隅良典的科研选题方式也值得学习，他的方向是当时并不热门的自噬研究，热门的研究方向虽然可以较快获得研究成果，然而往往是他人研究的补充和完善。有如他所言："我不是那么有竞争性，因此我总是去寻找一个新的课题去研究，即使这个课题并不是很热门。"2016 年，大隅良典由于自噬相关方面的研究获得了诺贝尔生理学或医学奖。

目前，细胞内共鉴定出三类自噬，即巨自噬、微自噬和分子伴侣介导的自噬，其各自的过程稍有不同：巨自噬（macro-autophagy），最为常见，由双层膜结构的囊泡作为载体，包裹细胞质结构形成自噬体，然后与溶酶体融合形成自噬溶酶体并降解内容物；小自噬（micro-autophagy），由溶酶体的膜内陷，直接包裹细胞质元件并在其中降解；分子伴侣介导的自噬（chaperone-mediated autophagy，CMA），细胞内目标蛋白会被分子伴侣蛋白识别并构成复合体，之后被溶酶体膜上受体——溶酶体相关膜蛋白 2A（lysosomal-associated membrane protein 2A，LAMP-2A）识别，转运到溶酶体腔内被降解。从酵母、蠕虫、果蝇到人广泛存在自噬现象，自噬是细胞基础的功能之一。目前，自噬已成为生命科学研究的前沿课题之一。由于肿瘤形成的微环境常呈营养缺乏的状态，且许多肿瘤细胞存在衰老或有缺陷的细胞器，因此，自噬现象参与了肿瘤发生发展的过程。然而，自噬对于恶性肿瘤的发生发展是一把双刃剑，既可以发挥促进肿瘤的作用，也可以行使抑制肿瘤的功能，而其具体的功能则取决于所处的肿瘤微环境。此外，对于自噬活动在程序性死亡细胞中是导致细胞死亡的原因还是细胞存活的机制尚存争论。肿瘤自噬的探讨不但让我们对肿瘤发生和发展的机制有更深的认识，也将提供更好的肿瘤诊治对策。

（四）非典型细胞死亡与恶性肿瘤

非典型细胞死亡包括焦亡、胀亡、铁死亡、副凋亡等。这些死亡方式大多为程序性控制，且多引起炎性反应。随着肿瘤学的发展，更多的细胞死亡方式被鉴定，这些死亡方式与肿瘤的发生发展存在关联。

细胞焦亡（pyroptosis）：促炎性反应的程序性细胞死亡，其特征为依赖于半胱天冬酶-1，并伴有大量促炎症因子 IL-1β 和 IL-18 的释放，导致细胞死亡。

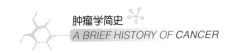

细胞胀亡（oncosis）：促炎性反应的程序性细胞死亡，由于细胞内 ATP 缺乏等引起细胞肿胀、体积增大、胞浆空泡化、胞膜起泡、细胞膜完整性破坏。

铁死亡（ferroptosis），促炎性反应的程序性细胞死亡，本质是谷胱甘肽的耗竭，谷胱甘肽过氧化物酶 GPX4 活性下降，脂质氧化物不能通过 GPX4 催化的谷胱甘肽还原酶反应代谢，之后二价的铁离子氧化脂质产生活性氧，从而促使铁死亡发生，细胞超微结构中线粒体发生明显改变。

副凋亡（paraptosis）：促炎性反应的非凋亡性细胞程序死亡，细胞质空泡化，线粒体和内质网肿胀，但没有核固缩现象。

五、肿瘤代谢

任何一种生命活动，都离不开相应的物质与能量基础，尤以快速增殖的组织细胞更为明显。肿瘤不可控制生长增殖的特性表明，肿瘤与能量代谢的关系更为密切。在临床上，根据肿瘤代谢的特点所研发的诊断和治疗手段，已有一段历史。比如功能影像学诊断技术 18 氟－氟代脱氧葡萄糖正电子发射计算机体层摄影（18F-fluorodeoxyglucose positron emission tomography，18F-FDG PET），其原理便是基于肿瘤通常具有较强的葡萄糖摄取能力，目前已广泛用于肿瘤诊断、分期、疗效监测和随访。抗代谢化疗药如巯嘌呤、氟尿嘧啶、氟达拉滨、卡培他滨、吉西他滨等则已在临床上普遍使用。随着同位素标记检测物质代谢流向、质谱或核磁共振来检测代谢物改变等技术的广泛应用，肿瘤代谢成为研究关注的焦点。如果将恶性肿瘤比作机体的"寄生虫"，那么机体作为宿主提供营养、排泄代谢物，自然而然，肿瘤的转归不仅取决于肿瘤本身，同时也会受到宿主代谢状态的影响。

（一）1923 年奥托·沃伯格与肿瘤代谢的沃伯格效应

1923 年，德国生理学家奥托·沃伯格（Otto H. Warburg，1883—1970）发现，肿瘤细胞在葡萄糖存在的情况下可以使液体变酸，其中主要成分是乳酸。进一步研究发现，肿瘤细胞具有较高的糖酵解和乳酸分泌水平，产生乳酸的能力是正常细胞的 70 倍，而乳酸的产生与氧气存在与否无关，这就是著名的沃伯格效应（Warburg effect）。而根据路易斯·巴斯德（Louis Pasteur，1822—1889）的理论，氧气的存在会抑制正常细胞的糖酵解反应。由此推断，肿瘤细胞的能量代谢与正常细胞存在明显区别，肿瘤细胞通过有氧糖酵解（aerobic glycolysis）产生能量。事实上，不光是肿瘤细胞，所有快速增殖的细胞，都具有相似的代谢特征。正常分化的细胞主要依靠线粒体的氧化磷酸化为细胞供能（36 或 38 分子ATP），而大多数肿瘤细胞则依赖有氧糖酵解，有氧糖酵解产生 ATP 的效率很低（2 分子 ATP），却赋予肿瘤细胞很多优势。研究表明，肿瘤细胞通过糖酵解过程获取能量，更为重要的是糖代谢与氨基酸代谢、核酸代谢、脂代谢有着紧密关系，糖酵解产物正是合成许多生物大分子的重要起始底物。肿瘤细胞正是通过这种"不完全燃烧"的方式来获取生长增殖所需要的原材料。

除了葡萄糖使用增多外，肿瘤细胞还表现为氨基酸摄取的失控和氮源需求的增加，比如对谷氨酰胺的需求明显增加。谷氨酰胺是肿瘤需要的第二大代谢物，它可用于合成能量，并通过三羧酸循环生成核苷酸、必需氨基酸以及非必需氨基酸。肿瘤细胞能利用糖酵解、三羧酸循环、谷氨酰胺酵解等过程的中间产物来合成生物大分子与 NADPH，促进肿瘤细胞的生长增殖。

（二）肿瘤细胞、肿瘤微环境与机体

快速增殖的肿瘤细胞在癌基因的作用下其代谢发生了重编程，以有氧条件下仍进行糖酵解的沃伯格效应最为典型。这个代谢重编程过程需要大量的营养物质，同时需要将乳酸、腺苷、过氧化物等代谢产物进行清除或回收，肿瘤微环境在此过程中发挥了关键的媒介作用。肿瘤的代谢过程跟机体的新陈代谢一样，营养摄入、吸收与代谢物排泄同等重要。机体不仅为肿瘤细胞提供营养，也是肿瘤细胞代谢物的收纳所，机体与肿瘤细胞之间通过肿瘤微环境来达到肿瘤细胞的代谢需求。

肿瘤微环境中存在代谢偶联现象。比如，肿瘤内存在间质细胞以及一群相对增殖缓慢的肿瘤细胞，这些细胞可以回收利用其他肿瘤细胞代谢产生的乳酸，即反沃伯格效应（reverse Warburg effect）。肿瘤内存在的双相代谢模式（two-compartment tumor metabolism）被称为代谢偶合（metabolic coupling）。

肿瘤细胞会充分利用微环境中的营养物质。同时，肿瘤周围的正常组织细胞也发生了代谢改变，以适应肿瘤细胞代谢的需要。比如胰腺癌细胞会通过巨胞饮（macropinocytosis）的方式从肿瘤微环境中摄取营养物质。巨胞饮过程是一种高

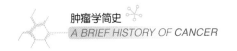
度保守的内吞作用，是肿瘤细胞摄取营养的重要途径。胞外液体及其内容物通过较大的异质囊泡内化到细胞中，经溶酶体水解之后的蛋白会产生包括谷氨酰胺在内的氨基酸、脂肪等营养物质，参与肿瘤的代谢活动。*ras*、*myc* 等癌基因能促进巨胞饮过程，而运用药理作用抑制巨胞饮途径则能够抑制肿瘤生长。

肿瘤细胞与正常细胞共用代谢系统，只是在癌基因的作用下，肿瘤细胞发生了代谢重编程（metabolic reprogramming），导致某些代谢通路得到了强化，而某些代谢通路则明显弱化，以满足肿瘤细胞快速增殖的需要。目前已知的肿瘤代谢重编程的关键效应基因有 *ras*、*mTOR*、*myc*、*AKT*、*PI3K* 等，这些基因和细胞生长增殖密切相关。肿瘤代谢是一个动态过程，存在明显的时空异质性，原发灶与转移灶、同一病灶不同部位、同一部位不同时间等皆存在明显差异。

肿瘤的转移过程与机体的代谢密切相关。每一种人体的正常组织有其独特的代谢特征。这种代谢特征与原发肿瘤的匹配程度可能是决定肿瘤转移部位的重要因素，也即"种子与土壤"学说的关键是转移靶器官与原发肿瘤细胞的代谢匹配度。考虑到整体上恶性肿瘤转移的靶器官以肝脏和肺脏最为多见，因此，这两个脏器可能与人体许多恶性肿瘤具有最佳的代谢匹配度。

（三）肿瘤相关恶液质与全身非病原性炎性反应

肿瘤相关恶液质（cancer cachexia）表现为体重下降，以持续性骨骼肌丢失（伴有或不伴有脂肪组织丢失）为特征，不能被常规营养支持完全缓解，逐步导致多器官功能异常。全球每年有超过 800 万恶性肿瘤患者因恶液质死亡，尤其在胰腺癌、食管癌、胃癌、肺癌、肝癌以及结直肠癌等更为常见。肿瘤相关恶液质在肿瘤晚期、男性和高龄等患者更为明显，恶性肿瘤发展到晚期几乎都会出现恶液质。持续性的肌肉丢失是最为明显的特征，甚至包括心肌的分解，导致患者生活质量和体能下降，情绪低落，寿命缩短。除通过体重变化外，影像学手段如电子计算机断层扫描（CT）、全身炎症水平等亦可用来判断恶液质状态。恶液质患者中，C-反应蛋白（C-reaction protein，CRP）、血纤蛋白原（fibrinogen）、α1-酸性糖蛋白（α1-acid glycoprotein）等正性急性期蛋白升高，而白蛋白、转铁蛋白等负性急性期蛋白下降。目前认为，肿瘤相关恶液质是由多种因素引起的，包括食物摄入减少（食欲下降、消化道梗阻、治疗不良反应等）、代谢改变（静息状态下的能量消耗增加、蛋白和脂肪过度分解代谢、自噬）、炎性反应、中枢神经系统和内分泌系统改变等。肿瘤相关恶液质与肿瘤微环境中的炎性细胞和免疫细胞浸润密切相关。相关的炎症介质包括白介素 6（IL-6）、白介素 1（IL-1）、肿瘤坏死因子（TNF）、IFNγ（干扰素 γ）、白血病抑制因子（LIF）等。目前对肿瘤相关恶液质还缺乏有效的治疗方法，补充营养仅能部分缓解恶液质，这与饥饿以及一般的营养不良不同。其他治疗措施包括抗炎、孕酮、类固醇皮质激素等，这些治疗方法尚存争议。

笔者认为，肿瘤相关恶液质与恶性肿瘤细胞炎性死亡方式导致的全身炎性反应相关。恶性肿瘤由于持续生长的需要，其能量需要明显增加。同时，肿瘤细胞炎性死亡导致的全身炎性反应，引起患者的食欲下降，食物摄入减少，炎性反应同时造成肌肉和脂肪组织的分解代谢增加，体重下降，最终引起恶液质。肿瘤细胞炎性死亡方式在恶性肿瘤晚期更为明显，这可以解释为何恶液质在肿瘤晚期更为常见，同时也可以阐明恶液质状态往往伴有较高的全身非病原性炎症水平。

六、肿瘤微环境

肿瘤微环境（tumor microenvironment，TME）是指肿瘤细胞存在的周围微环境，其组成成分包括肿瘤相关成纤维细胞（cancer-associated fibroblasts，CAFs）、肿瘤相关巨噬细胞（tumor-associated macrophages，TAMs）、肿瘤相关中性粒细胞（tumor-associated neutrophils，TANs）、肥大细胞（mast cells，MCs）、其他各种免疫细胞、髓源性抑制细胞（myeloid-derived suppressor cells，MDSCs）、微血管、各种信号分子和细胞外基质（extracellular matrix，ECM）和代谢产物等。肿瘤微环境多以乏氧、酸性、乏血供、高间质液压、代谢物堆积以及免疫抑制等为特征。肿瘤微环境是肿瘤细胞赖以生存和发展的"土壤"，在肿瘤生长和侵袭转移过程中起到至关重要的作用。早期关于肿瘤微环境的研究主要集中在免疫和肿瘤微血管方面，从 20 世纪 80 年代开始，关于基质、成纤维细胞、炎性介质等的探索逐渐增加。

（一）1889 年斯蒂芬·佩吉特与"种子与土壤"学说

1889 年，英国外科医生斯蒂芬·佩吉特基于对乳腺癌转移的器官特异性的临床观察，提出了著名的"种子与土壤"肿瘤转移学说，强调转移脏器的微环境对肿瘤转移的重要影响。笔者认为，肿瘤微环境不仅在肿瘤转移过程中发挥关键作用，而且是原发肿瘤形成和进展的关键因素，即"种子与土壤"学说不仅适于肿瘤的转移过程，对原发肿瘤的演变也同样适用，肿瘤周围微环境即为原发肿瘤生长的"土壤"，其通过代谢和免疫等因素来影响原发肿瘤的进展。

（二）1923 年奥托·沃伯格与沃伯格效应及酸性微环境

1923 年，德国生理学家奥托·沃伯格发现，肿瘤细胞在氧气存在的情况下仍进行糖酵解，这就是著名的沃伯格效应（Warburg effect）。由于快速增殖的需要，在 *ras*、*myc*、*src* 等癌基因作用下，肿瘤细胞即使在氧气供应充足的情况下仍使用糖酵解的方式代谢。肿瘤微环境中的正常细胞以及部分肿瘤细胞通过反沃伯格效应来吸收利用乳酸。当宿主的代谢重塑能力下降，同时肿瘤存在明显的缺氧微环境时，乳酸在肿瘤微环境中堆积，导致了肿瘤细胞周围形成酸性微环境。酸性微环境引起炎性细胞的浸润，特异性免疫细胞如 T 细胞和 B 细胞浸润减少、功能减弱，进而促进了肿瘤细胞的浸润和转移。

（三）1955 年汤姆林森与肿瘤缺氧

1955 年，英国圣托马斯医院肿瘤学家汤姆林森（R. H. Thomlinson）等以一定角度切开肺癌组织后，发现部分肿瘤中央存在坏死，坏死灶周边为肿瘤细胞，肿瘤细胞周围为间质环绕，形成"戒指"样的环状结构，该结构的形成与肿瘤大小及病理类型存在关联。汤姆林森进一步发现肿瘤中存在缺氧现象，由于氧浓度对于肿瘤细胞的放疗敏感性有重要影响，他进而预测了该现象对肿瘤放疗疗效的影响。1995 年，缺氧诱导因子-1（hypoxia-inducible factor-1α，HIF-1）被提纯与鉴定，它在调整肿瘤细胞适应缺氧微环境中发挥重要作用。肿瘤细胞新陈代谢旺盛、生长迅速、繁殖能力强的特点就决定了其对氧气和营养物质需求高。随着肿瘤的快速生长，血液供应不足，肿瘤组织内氧浓度明显低于正常组织。处于肿瘤中央的肿瘤细胞由于远离血管，更容易由于缺氧而发生坏死，进而引起肿瘤细胞的扩散和转移。缺氧微环境不仅促进肿瘤进展，也导致肿瘤细胞对治疗耐受，如缺氧肿瘤细胞对放疗不敏感。

（四）1971 年朱达·福克曼提出肿瘤血管生成理论

肿瘤血管新生是肿瘤形成和转移的关键环节之一。在肿瘤发生的早期，肿瘤细胞依靠弥散和渗透来补足氧气和营养物质，排出代谢物，当肿瘤生长到一定程度时，肿瘤则依靠新生血管来实施这一功能。1971 年，美国外科医生朱达·福克曼（Judah Folkman，1933—2008）提出了肿瘤血管生成理论（见"血管新生与抗血管治疗"章节），为肿瘤的抗血管治疗奠定了理论基础。

（五）1986 年哈罗德·德沃夏克发现"肿瘤是永远不愈合的伤口"和炎性微环境

1986 年，美国哈佛大学病理学家哈罗德·德沃夏克发现了伤口愈合和肿瘤之间存在许多相似之处，两者之间唯一的差别就是肿瘤组织并不恢复正常，"肿瘤是永远不愈合的伤口"（Tumors：wounds that do not heal），而损伤性炎症最终都可以恢复。此后研究表明，肿瘤细胞往往处于免疫抑制微环境中，抑制免疫反应的细胞如调节性 T 细胞、髓源性抑制细胞等增多，抑制肿瘤的免疫细胞如细胞毒性 T 细胞、Th1 辅助细胞等浸润减少。肿瘤发展的早期阶段，抗肿瘤免疫反应较强而非特异炎症反应较弱，随着肿瘤进展及坏死灶增多，抗肿瘤免疫免疫反应逐渐减弱而非特异性炎症反应逐步增强。

（六）宿主通过肿瘤微环境与肿瘤细胞相互作用

肿瘤细胞与宿主的相互作用通过肿瘤微环境来实现，其相互作用主要体现在代谢和免疫两方面。宿主通过肿瘤微环境为肿瘤细胞提供氧气和营养物质，同时排泄代谢产物如乳酸。当宿主的代谢重塑能力受到影响时，肿瘤处于明显缺氧和酸性微环境中，促进了肿瘤细胞发生浸润性生长和（或）发生转移。肿瘤细胞通过释放细胞因子、消耗营养物质等来抑制适应性免疫细胞的浸润，造成免疫抑制微环境。肿瘤细胞与微环境的相互作用决定了肿瘤的转归。肿瘤微环境同时影响治疗反应，使得肿瘤微环境成为恶性肿瘤的治疗靶标之一。

1992 年，以色列肿瘤学家艾萨克·维兹（Isaac P. Witz）将多瘤病毒（Polyoma virus，PyV）转入小鼠正常成纤维细胞 3T3 而得到 PyV-3T3 细胞，PyV-3T3 细胞具备肿瘤形成能力，进一步研究发现，与一直在体外培养的 PyV-3T3 细胞相比，经小鼠体内传代的 PyV-3T3 细胞具有更强的肿瘤形成能力，且部分体内传代的细胞可形成远处转移。此外，与在体内形成肿瘤潜伏期较短的细胞相比，潜伏期较长的 PyV-3T3 细胞表达 Fc gamma RII。这些结果提示，宿主及肿瘤微环境会对肿瘤细胞的表型和侵袭转移能力产生影响，为宿主通过肿瘤微环境影响肿瘤进展提供了直接证据。

七、血管新生与抗血管治疗

　　肿瘤血管新生是肿瘤形成和转移的关键环节之一。在肿瘤发生的早期，肿瘤细胞依靠弥散和渗透来补足氧气和营养物质，排出代谢物，当肿瘤生长到一定程度时，肿瘤则依靠新生血管来实施这一功能。在转移过程中，绝大多数肿瘤细胞处于休眠状态，必须有血管提供足够的营养，否则，肿瘤就可能停留在无血管期或"休眠"状态。如今已发现了许多血管生成因子，如血管内皮生长因子（vascular endothelial growth factor，VEGF）、成纤维细胞生长因子（fibroblast growth factor，FGF）、胰岛素样生长因子-1（insulin-like growth factor 1，IGF-1）、转化生成因子-α（transforming growth factor-α，TGF-α）和血小板源性生长因子（platelet derived growth factor，PDGF）等，这些血管生成因子通过各种机制降解血管基底膜和周围血管外基质，促进内皮细胞分裂、游走和增殖，诱导宿主毛细血管生长并长入肿瘤组织。肿瘤新生血管特点包括结构紊乱、内皮不完整、血管扭曲、盲端和动静脉吻合，渗透性高，肿瘤甚至可通过血管生成拟态（vasculogenic mimicry），即肿瘤细胞模拟并取代内皮细胞形成管腔样结构来补足营养（图 5-3）。因此，如何使肿瘤血管正常化也是当前研究的热门话题。

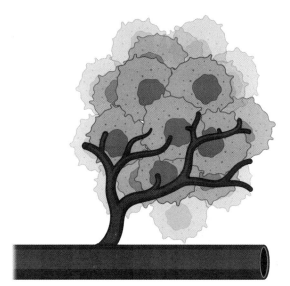

图 5-3　血管生成拟态

（一）1945年格兰·阿尔及尔发现肿瘤血管新生现象

1945年，美国国立癌症研究院的格兰·阿尔及尔（Glenn H. Algire）及同事们在小鼠身上使用透明装置来观察正常伤口愈合以及种植肿瘤时血管形成情况。他们发现，正常伤口愈合在6天出现新生血管，当血管新生达到或者超过周边的正常组织时，血管形成会停止。与正常组织不同，移植肿瘤在3天出现新生血管，并迅速增大，直到一定体积后才会停止生长。尽管肿瘤的新生血管会变得粗大，但不会变成动脉或静脉。此外，阿尔及尔等证实肿瘤新生血管来源于宿主，而不是肿瘤细胞。

（二）1971年朱达·福克曼提出肿瘤血管生成理论

1960年，美国外科医生朱达·福克曼因服兵役到美国海军医院作研究，他的工作是找出红细胞的代用品来解决航空母舰上备血不足的问题。在实验中，福克曼意外地观察到，把肿瘤移植到体外甲状腺后，使用血液代用品能使肿瘤细胞保持活力，但只能维持在较小的尺寸，而新鲜的血液则能促使肿瘤生长。福克曼因此推测肿瘤周围必定会有新生小血管来滋养肿瘤。1971年，在总结自己和前人观察的基础上，福克曼在《新英格兰医学杂志》上发表了题为《肿瘤血管新生：潜在治疗价值》的论文，提出了肿瘤血管生成理论，认为肿瘤的形成和转移都依赖于血管新生，如果没有血管新生，肿瘤在长至1～2立方毫米后就会进入休眠状态，停止生长，并提出抗肿瘤血管新生（anti-angiogenesis）治疗策略，即肿瘤会分泌一种能促进肿瘤血管的未知因子，干预这种因子则能治疗肿瘤。然而这篇具有里程碑意义的论文最初却遭到了许多质疑，还被嘲讽为"白日梦"。当时大多数学者认为这些新生的血管是由于肿瘤坏死产物引起的炎性反应，甚至是机体的防御反应，肿瘤的血管会和伤口的血管一样逐渐成熟，不可能成为治疗的靶点。

面对外界的否定和质疑，福克曼执着于自己的理论，继续研究血管形成理论与休眠性肿瘤和活动性肿瘤的难题。他在波士顿儿童医院建立了自己的实验室后，开启了寻找血管生成刺激因子的征程。为了研究血管生成刺激因子，获得稳定培养的血管内皮细胞是重要的研究先决条件，而当时普遍认为内皮细胞是不能在体外培养成功的，因为业界认为内皮细胞只有在血液中才能存活。1972年，福克曼以及康奈尔大学的埃里克·杰夫（Eric Jaffe）同时成功地在体外培养了内皮细胞。但是，如果找不到那种引起血管增生的"神秘物质"的话，血管新生学说就不能成立。由于较长时间没有找到"神秘物质"，媒体和科学杂志发表了捕风捉影、措辞刻薄的评论文章，指斥福克曼研究的科学水准可疑，将福克曼推进风暴中心。1982 年，迫于外界对血管形成理论的质疑，福克曼停止了临床工作。面对压力与打击，福克曼依然坚持自己所做的是极具价值的科学研究，他全身心地投入实验室工作中。得益于他的坚韧与执着，1984 年，福克曼终于鉴定出了促进血管新生的成纤维细胞生长因子。此后，他发现了血管生成抑素（angiostatin）和内皮细胞抑素（endostatin）。在他的影响下，VEGF 也被其他团队鉴定出来，第一个抗肿瘤血管形成的靶向药阿伐斯汀也成功问世。

福克曼一生发表了许多篇论文，获得无数荣誉和奖项，开辟了肿瘤及其他许多疾病的血管治疗领域。2008 年福克曼因病不幸逝世，遗憾地与诺贝尔奖失之交臂。

（三）1989 年纳波里昂·费拉拉鉴定出血管内皮生长因子

1989 年，受朱达·福克曼研究的影响，美国基因泰克公司的纳波里昂·费拉拉（Napoleone Ferrara）克隆出了肿瘤血管新生的关键因子之一：VEGF。此后费拉拉以及基因泰克公司开发了针对 VEGF 的单克隆抗体，最终第一个抗肿瘤血管形成的靶向药阿伐斯汀于 2004 年成功问世，并应用于多种恶性肿瘤和黄斑变性。与常规化疗不同，癌细胞不会被血管生成抑制剂治疗直接杀死。抗血管治疗的靶点是正常细胞（形成血管的细胞）控制的正常过程，而不是肿瘤细胞本身。费拉拉也因此获得了 2010 年拉斯克奖，这既是对肿瘤血管新生学说的最高肯定，也是对已逝的朱达·福克曼的一种褒奖。

从福克曼提出"肿瘤血管形成"学说，到费拉拉研制出阿伐斯汀，其间历时 30 余年。血管生成抑制剂成为炙手可热的抗肿瘤药物。目前，全球已有超过 50 种血管生成抑制剂被批准或正在进行临床试验。血管生成所涉及的领域已远不止肿瘤，还包括黄斑变性、风湿性关节炎、克罗恩病、银屑病、糖尿病视网膜病变等。此外，促进血管生成对于心血管疾病、器官移植、伤口愈合也有重要意义。

第六章　肿瘤学相关实验技术 Chapter 6

▌ 一、分子生物学技术

　　自 1953 年詹姆斯·沃森和弗朗西斯·克里克发现 DNA 的双螺旋结构以来，分子生物学在短短 50 年时间里以超乎想象的速度发展，渗透到医学的每一个领域。分子改变是肿瘤发生发展的原动力，使用分子生物学技术可以检测 DNA、RNA、蛋白、翻译后修饰等改变，调控基因表达以阐述分子作用机制，探索潜在治疗靶点。常用的肿瘤分子生物学技术包括核酸技术（PCR、基因测序、重组 DNA、核酸分子杂交、基因沉默和干扰等）和蛋白检测（Western blot、免疫组化、免疫荧光、流式细胞术等）。毫不夸张地说，如果没有分子生物学的发展，人类的抗癌之路将会寸步难行。

　　（一）1926 年迈克·海德尔伯格与免疫化学的创立

　　迈克·海德尔伯格（Michael Heidelberger，1888—1991），美国化学家和免疫学家，免疫化学的创立者，因免疫化学方面的贡献而获得了 1953 年拉斯克奖。他的相关理论为现代常用生命科学技术包括免疫印迹（Western blot）、免疫组化、免疫沉淀等奠定了基础，更促进了免疫学的飞速发展。在洛克菲勒工作的后期，海德尔伯格被要求去帮助奥斯瓦尔德·埃弗里鉴定在肺炎球菌中发现的特殊可溶性物质。因为埃弗里和同事们前期发现，在肺炎球菌的培养液中，使用抗肺炎球菌血清可以使某种特殊物质沉积。这种特殊物质在被感染肺炎球菌的宿主

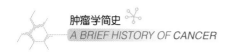

体液内也可以找到。在色谱技术出现前，海德尔伯格只能使用费时的纯化技术进行提纯，最终从肺炎球菌中获得了这种物质。令人惊讶的是，这种物质并不是蛋白质，不含有氨基，而是一种多聚糖。这种缺乏氨基的多聚糖可以用于免疫沉淀反应中蛋白和抗体的精确定量，最终对复杂的蛋白抗原-抗体反应有了准确的界定。同历史上许多重要发现一样，科学源自精确的定量。1926 年始，海德尔伯格的研究领域也从化学转到了免疫学，从事抗原抗体免疫反应方面的研究。他发现抗体是一种球蛋白，并研究了抗体沉淀、聚合、补体结合等方面的特性，进一步推动了免疫学的发展。

（二）1959 年保罗·伯格与 DNA 重组技术

美国生化学家保罗·伯格（Paul Berg，1926—）在高中时由于受到老师的影响，对科学产生了浓厚的兴趣。他的一位高中老师不是简单地去回答学生的问题，而是鼓励学生自己尝试用实验的手段去解决问题，这些问题经常变成了小的科研项目。伯格曾到索克研究所雷纳托·杜尔贝科的实验室从事多瘤病毒和 SV40 肿瘤病毒感染哺乳细胞的研究。1959 年，伯格来到斯坦福大学，他尝试通过 SV40 病毒将基因整合到哺乳动物细胞上，如同通过噬菌体将细胞 DNA 传递给另一细胞。伯格与同事成功地将两个 DNA 片段连接起来，连接的 DNA 片段进一步插入 SV40 的 DNA 基因组，SV40 病毒可以感染哺乳动物细胞，并将外源 DNA 整合到哺乳动物细胞基因组上，从而实现了 DNA 的重组。保罗·伯格也因 DNA 重组技术获得了 1980 年诺贝尔化学奖。

（三）1960 年罗莎琳·耶洛和所罗门·博森与放射免疫技术

美国医学物理学家罗莎琳·耶洛（Rosalyn S. Yalow，1921—2011）从来没有接受过生物学方面的教育，主要接受的是物理学方面的教育。然而在她的第二个职业生涯时期，她的生理学和医学知识比许多生理学家都丰富。1945 年，耶洛获得博士学位后，她的求职过程却遇到了闭门羹，最终于 1947 年在纽约布朗克斯退伍军人行政医院获得了一份科研工作。在此，耶洛对放射性同位素产生了兴趣。耶洛选择了与没有科研经验的内科医生所罗门·博森（Solomon Berson，1918—1972）合作，耶洛认为博森是她所遇见过的最聪明的人，两人开始了长达 20 多年的同舟共济。早年他们一起从事了放射性同位素检测碘代谢和甲状腺疾病诊断方面的研究。此后，他们的一位同事认为糖尿病是由于胰岛素酶快速分解胰岛素导致的，这位同事建议耶洛和博森通过放射性同位素的方法来证实。通过将同位素标记的胰岛素注射到患者体内，二人发现，既往接受胰岛素治疗的患者体内胰岛素的降解速度较既往未接受胰岛素治疗的患者明显下降。他们由此推测，既往接受胰岛素治疗的患者可能在体内产生了结合性抗体，而在此之前，学界并未认识到小分子蛋白会产生抗体。二人进一步研究发现，加入未受同位素标记的胰岛素，可以替代与抗体结合的同位素标记胰岛素。通过检测释放出来的同位素标记胰岛素，就可以得到样本中未标记胰岛素的浓度，放射免疫技术（radioimmunoassay，RIA）也由此诞生。放射免疫技术可以检测体内极低浓度的小分子蛋白，当今，许多肿瘤标志物都采用该技术进行检测。遗憾的是，博森于1972年因病去世。尽管罗莎琳·耶洛是一位不知疲倦的工作狂，然而她却重视家庭生活，坚持回家为丈夫和孩子做饭，而后再返回实验室工作。1977年，耶洛因放射免疫技术而获得诺贝尔生理学或医学奖。

（四）1978年迈克尔·史密斯与位点特异突变技术

迈克尔·史密斯（Michael Smith，1932—2000），加拿大著名生物化学家。史密斯早年在加拿大跟随哈尔·科拉纳（Har G. Khorana）进行博士后研究，后者因破译DNA密码而获得1968年诺贝尔生理学或医学奖，并发明了DNA合成技术。史密斯从科拉纳的实验室学会了DNA合成技术。1960年，他跟随科拉纳转至美国威斯康星大学麦迪逊分校。在威斯康星工作了几个月后，史密斯返回到加拿大温哥华成为温哥华技术中心化学部门的主管。尽管在温哥华他的主要方向是三文鱼的饲养习惯和繁殖特征的研究，但他仍然对核酸合成和相关特性感兴趣。1975年的一次公假，史密斯前往英国剑桥弗雷德里克·桑格尔（Frederick Sanger，因核酸测序获得诺贝尔化学奖）的实验室参观，后者因DNA测序技术而闻名世界，这次学习对史密斯后续的研究产生了重大的影响。从英国返回后，史密斯开始从事位点突变的研究。他认为，位点突变可以研究基因的功能，并可能用于疾病治疗。1978年，史密斯通过DNA合成技术引入了位点特异的突变序列，通过病毒感染技术将特异突变位点（site-directed mutagenesis）引入宿主DNA，研究了位点特异突变对蛋白功能的影响。该研究于1978年发表于《生物化学杂志》，题为《DNA 序列中某一特异位点的突变方法》。1993 年，史密斯因位点特异突变技术而获得诺贝尔化学奖。

（五）1984 年凯利·穆利斯与聚合酶链反应（PCR）

凯利·穆利斯（Kary Banks Mullis，1944—2019），美国著名化学家，因发明高效复制 DNA 片段的"聚合酶链式反应（polymerase chain reaction，PCR）"方法而获得 1993 年诺贝尔化学奖。DNA 扩增此前是先把 DNA 扩增一倍，然后对扩增后的 DNA 进行热处理，以拆开 DNA 的双螺旋链，这种办法效率低且烦琐。1983 年春天的一个夜晚，穆利斯载着女友从旧金山前往乡下度周末。汽车行驶在一条黑暗蜿蜒盘旋的公路上，此时他忽然灵光一闪——扩增 DNA 片段时，如果同时添加两条引物，分别扩增正义链和反义链，就像公路上的汽车朝两个方向行驶一样，那么只要引物足够，岂不是可以无限循环地扩增下去！这种扩增方法（图 6-1），每个循环得到的 DNA 都是上一循环的两倍，那么循环 10 次 DNA 就能扩增 1 000 倍，循环 30 次就能达到 10 亿倍！这个效率过于惊人，而且这个思路也很简洁。穆利斯很快在公司科研会议上分享了自己的新发现，由于他并没有多少生物学知识，所以他的想法并未得到认同。再加上当时他和女友感情出现问题，这一实验的进度也被严重拖后了。直到 1984 年，在 Cetus 公司的技术员的帮助下，PCR 技术终于获得成功。有趣的是，Cetus 公司奖励了穆利斯 1 万美金，而该公司将 PCR 专利转让给罗氏公司的费用为 3 亿美金。

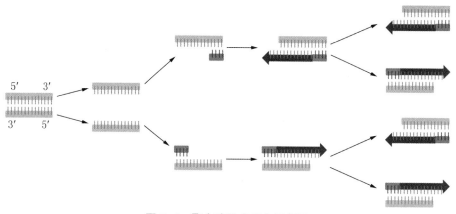

图 6-1　聚合酶链式反应示意图

（六）21世纪初基因编辑和干扰技术的问世

肿瘤研究中已经广泛应用了基因编辑和干扰技术，包括通过影响基因表达，建立癌症的复杂动物模型；在人类细胞内进行全基因组筛选从而精确定位作用于生理过程的具体基因；等等。这些技术包括CRISPR（clustered regularly interspaced short palindromic repeats，成簇的规律间隔的短回文重复序列）、RNAi（RNA interference，RNA干扰）、TALENs〔transcription activator-like（TAL）effector nucleases，转录激活因子样效应物核酸酶〕、同源重组（homologous recombination）等，其中RNA干扰和CRISPR技术分别于2006年和2020年获得了诺贝尔奖。这些伟大科学技术的突破往往源自"无心插柳柳成荫"，以目前常用的基因编辑工具CRISPR-cas9为例。CRISPR的早期英雄们大多不是专门从事编辑人类基因的工作，有些甚至不是研究人类疾病的。有时，他们的重要成果会被一流期刊拒稿，甚至在延迟很久之后才得以在并不起眼的杂志上发表。

二、细胞培养

1858年，"现代病理学之父"鲁道夫·魏尔啸创立了细胞病理学，认为细胞的结构改变和功能障碍是肿瘤发病的基础。因而学者尝试通过培养肿瘤细胞来研究肿瘤的发病机制，探索潜在治疗方法。

（一）1887年朱利斯·佩特里与细胞培养皿

1887年，德国细菌学家朱利斯·佩特里（Julius R. Petri，1852—1921）在著名微生物学家罗伯特·科赫（Robert Koch，1843—1910）的实验室工作。针对实验室里细菌培养玻璃罩笨重且需打开盖子才能在显微镜下观察的缺点，佩特里设计了简便且实用的"佩特里皿"，它是一种用于细胞培养的实验室器皿，由一个平面圆盘状的底和一个盖组成，一般用玻璃或塑料制成。这种培养皿直到今日仍然在广泛使用。

（二）1907年罗斯·哈里森使用悬滴培养法进行细胞培养

1907年，美国生物学家罗斯·哈里森（Ross G. Harrison，1870—1959）从细菌培养技术中引进了悬滴培养法，通过使用淋巴液作培养基，培养的蛙胚神经组织可存活数周，展现神经细胞突起的生长过程，奠定了动物组织体外培养的基础。在哈里森之前，许多科学家尝试去进行动物细胞的培养，但都没有哈里森成功。通过使用细胞培养技术，哈里森对两栖动物的胚胎发育尤其是四肢和内耳的发育做了大量研究。

（三）1910年阿莱克斯·卡雷尔和蒙特罗斯·巴罗斯使用血清培养细胞及发明连续培养法

1910年，法国外科医生阿莱克斯·卡雷尔（Alexis Carrel，1873—1944）的助手蒙特罗斯·巴罗斯（Montrose T. Burrows，1884—1947）从罗斯·哈里森实验室学习组织培养技术。几个月后，蒙特罗斯返回了洛克菲勒研究院阿莱克斯的实验室，两人一起开展了组织培养研究。他们使用了"组织培养（tissue culture）"的概念，在无菌培养、更新培养基、传代技术等方面改进了哈里森的悬滴培养法，包括可防污染的特殊培养瓶、使用血清代替了淋巴液作为培养基、使用胚胎提取物来促进组织生长，最为重要的是，他们发明了传代的连续培养法。阿莱克斯和蒙特罗斯发现这些方法可以使组织存活更长时间，甚至达到"永生"。此后，他们将培养方法扩展到其他组织，包括成年组织、鸡和人类的肿瘤组织等。他们的培养技术奠定了组织培养的基石，许多培养方法在当今仍然在使用。值得一提的是，阿莱克斯·卡雷尔是著名的血管外科医生，他于1912年因血管缝合以及器官和血管移植而获得诺贝尔生理学或医学奖。

（四）20世纪40年代西奥多·帕克建立规范的哺乳动物细胞培养技术

20世纪40年代，美国科罗拉多大学生物学家西奥多·帕克建立了哺乳动物细胞培养技术。帕克通过使用联合培养基、培育箱以及规范细胞培养操作等，使得哺乳动物细胞培养成为可能，这些设备和技术直到今天仍然在广泛使用。在细胞培养的基础上，帕克与其他科学家协作，确定了人类的染色体数量是46条，而不是既往认为的48条。西奥多·帕克于1958年因哺乳动物细胞培养技术而获得了拉斯克奖。

（五）1951年乔治·盖伊与"永生"的海拉细胞

1951年，美国马里兰州的30岁黑人妇女海瑞塔·拉克丝（Henrietta Lacks，1920—1951）因为阴道不规则流血，到附近的约翰斯·霍普金斯医院就诊。医生在她的子宫颈上发现了一个紫色的肿瘤。这个"紫葡萄"模样的肿瘤表面光滑，稍微碰触就会流血。经诊断，拉克丝患上了晚期宫颈癌，霍华德·琼斯（Howard Jones）医生取下了肿瘤组织的样本，送到医院的组织培养研究中心。研究中心的乔治·盖伊（George Otto Gey，1899—1970）正在进行一项研究：在人体外培养癌细胞。在此之前，医学界已经实现了青蛙和老鼠的肿瘤细胞培养，但是尚未有人成功地培养出人类细胞。在过去的30年里，盖伊和同事们尝试培养了许多癌细胞，但每次那些癌细胞总是很快死掉，即使有少量的"幸存者"，它们也根本不会生长，无法满足研究的需要。可拉克丝的癌细胞却出现了例外：在培养的第二天，它们就出现了生长的迹象。随后科学家们兴奋地发现，这些癌细胞有着无限生长的能力：每隔24小时数量就增加一倍。盖伊知道，这就是他要找的"长生不老"细胞。盖伊博士分别取海瑞塔·拉克丝的姓和名的前两个字母给细胞命名为海拉（HeLa）。海拉细胞的问世引起了公众的关注，当地媒体甚至宣称肿瘤攻克在即。

此后，HeLa细胞开启了传奇之旅：助力脊髓灰质炎病毒研究及疫苗开发；实现细胞克隆，为试管授精和干细胞分离等生物医学技术奠定基础；随一颗苏联卫星进入太空，开始被用于太空生物学研究；证实HPV 18是引起宫颈癌的元凶……进入21世纪以来，已经有5个基于海拉细胞的研究成果获得了诺贝尔奖，其中包括"发现HPV""开发绿色荧光蛋白质"等。海拉细胞已经成为医学研究中十分重要的工具。目前，人们已经很难计算，世界上到底存在多少个HeLa细胞。美国一家专门出售HeLa细胞的公司，每周产量有两万盒，里面有超过6万亿个细胞。据推算，如果我们能把所有的HeLa细胞都集合起来，它们的重量会超过5 000万吨——这相当于100个帝国大厦的重量。有趣的是，HeLa细胞因为容易繁殖，经常更换"马甲"且混迹在各类细胞系中，因而被冠以了细胞界"隔壁老王"的称号。

海拉细胞因为瑞贝卡·斯克鲁特（Rebecca Skloot）所创作的非虚构类畅销书《永生的海拉》（2010）而进入公众视野。HeLa细胞也引起了伦理之争。几十年来，她的家属一直被排除在有关研究的决策过程之外。直到1975年科学家们打来电话，拉克丝女士的家属才获悉，他们母亲的细胞实际上已经遍布全球。

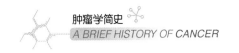

海瑞塔·拉克丝在确诊八个月后不幸离世，去世前医院护士甚至不允许她拥抱她的小孩。她生前虽然生活艰辛，却乐于助人。拉克丝年仅 31 岁便不幸离世，但她的细胞却依旧活着，并拯救了成千上万的生命。有如她的墓碑上所镌刻的："她的细胞，将永远造福于人类。"

（六）21 世纪初患者来源的类器官的应用

患者来源的类器官（patient-derived organoids，PDOs）是指从患者活检、穿刺或手术切除的肿瘤组织中提取肿瘤细胞进行体外培养，在基质胶、生长因子、培养液等中生成微型三维细胞培养肿瘤模型。与二维培养不同的是，类器官中肿瘤细胞进行不贴壁生长，更能模拟肿瘤细胞体内生长微环境，因而可用于肿瘤发病机理研究、药物筛选、个性化精准医疗等领域。类器官的起源可以追溯到 1907 年，美国北卡罗来纳大学亨利·威尔森（Henry V. P. Wilson，1863—1939）进行海绵细胞分离实验。海绵是生活在海洋里的世界上结构最简单的多细胞动物之一。威尔森通过机械分离方法将海绵细胞分离后，发现海绵细胞可以重新聚集并自行组织（self-organization）成为新的具有正常功能的海绵有机体。此后许多科学家模仿威尔森的实验，发现脊椎动物同样也具备自组装能力。随着 20 世纪 90 年代以来多能干细胞（pluripotent stem cells，PSCs）的分离和诱导多能干细胞（induced pluripotent stem cells，iPSCs）的成功构建，干细胞研究的飞速进展为类器官研究带来新的活力，患者来源的类器官也逐步登上历史舞台。患者来源的类器官是快速、优良的技术平台，相比于动物模型，可以缩短研发周期，因而近年来逐渐被广泛应用。

三、动物模型

尽管有了组织细胞体外培养技术，然后由于体外培养的肿瘤细胞生长环境与体内有很大的差别，导致很多体外实验结果无法在临床研究中得到重复，因此，通过动物模型来模拟人体内环境成为肿瘤研究的重要工具。常用的肿瘤动物模型有鼠类，此外，斑马鱼、兔、狗、猪、猴等动物模型也常被使用。免疫缺陷小鼠、肿瘤来源的移植瘤和转基因小鼠等模型为肿瘤研究提供了重要的平台。

（一）1901 年里奥·洛布建立移植瘤模型

德国组织学家里奥·洛布（Leo Loeb，1869—1959）幼年时父母双亡。1897年，洛布获得了苏黎世大学的博士学位，博士课题是将黑色几内亚猪的皮肤移植给白色几内亚猪，或者相反，将白色几内亚猪的皮肤移植给黑色几内亚猪。博士毕业后，洛布来到芝加哥投奔他在芝加哥大学的兄长，为成为医生做准备。在出租屋里，他自己进行几内亚猪的皮肤移植和愈合实验。1901 年，洛布发表了题为《关于肿瘤的移植》的论文，首次报道了肿瘤的成功移植。他将肉瘤从大鼠移植到大鼠，而不是移植到小鼠、几内亚猪或者鸡身上。这篇论文中，他发现原代肿瘤细胞可能会死亡，而移植的肿瘤细胞可以在动物体内传代并保持活力，因而肿瘤细胞在某些条件下可能像胚胎细胞一样永生。该研究对理解肿瘤的发病机制以及筛选细胞毒性药物提供了重要的平台。

（二）1915 年山极胜三郎使用煤焦油诱发癌症成功

英国外科医生珀西瓦尔·波特于 1775 年发现许多英国扫烟囱工人患阴囊癌，报道了第一个职业暴露导致的恶性肿瘤。然而那时候烟灰致癌只是有流行病学证据，尚缺乏实验医学数据。1915 年，日本病理学家山极胜三郎与其助手市川厚一（Koichi Ichikawa）用煤焦油涂抹刺激兔子的耳朵，结果使兔子患上了皮肤癌。山极关于诱发肿瘤模型的成功得益于三个关键因素：适当的动物种类（兔子）、正确的焦油类型（煤焦油）以及足够长的观察时间（100 天以上）。山极胜三郎团队完成了世界首次诱发人工癌症，为肿瘤形成理论提供了直接的实验科学证据。此后，许多致癌物质的致癌性在动物模型里得到证实。

（三）1969 年乔根·里加德和卡尔·波尔森建立免疫缺陷裸鼠肿瘤模型

诱发肿瘤模型由于建模时间较长，且与人类恶性肿瘤存在生物学特性的不同，因而并没有得到广泛应用。随着肿瘤细胞体外培养技术的成熟，学者们尝试将人类肿瘤细胞通过原位或异位移植到动物体内，以阐释发病机制，观察治疗效果。然而免疫排斥反应往往让早期的移植瘤研究无功而返。20 世纪 60 年代之前，人们尝试在免疫反应较弱的动物部位如兔子、几内亚猪的眼睛去移植肿瘤，并获得了一定的成功。1969 年，丹麦科学家乔根·里加德和卡尔·波尔森报道了首个免疫缺陷裸鼠肿瘤模型，这种裸鼠由于 *nude* 基因突变引起胸腺发育障碍，导致 T 细胞和 B 细胞免疫缺陷，因而肿瘤细胞可以在裸鼠体内生长繁殖。此后，越来越多的免疫缺陷动物模型被用于恶性肿瘤的研究，如重症免疫缺陷小鼠已成为目前肿瘤研究常用的动物模型。SCID 小鼠缺乏成熟的 T 细胞和 B 细胞，但其体内保留先天的免疫系统如功能正常的 NK 细胞。1995 年，Jackson 实验室用非肥胖糖尿病小鼠 NOD/Lt 与 SCID 小鼠杂交，NOD-SCID 小鼠由此产生，这种杂交品种抑制了 NK 细胞的活性，并且还伴随有固有免疫系统的缺陷。此后，移植瘤存活率更高的 IL-2 受体亚型缺陷的 NOD-SCID 小鼠如 NOG、NSG 等也相继问世。

（四）1974 年鲁道夫·耶尼施和比阿特丽斯·明茨与转基因小鼠模型

随着 1953 年詹姆斯·沃森和弗朗西斯·克里克提出 DNA 双螺旋结构以及 1969 年雷纳托·杜尔贝科证实肿瘤病毒 DNA 整合到宿主基因上而导致肿瘤，基因在肿瘤发病中的作用逐渐得到重视，科学家们尝试通过转基因方法来研究动物模型中基因是否可以促进肿瘤发生。1974 年，分子生物学家鲁道夫·耶尼施（Rudolf Jaenisch）和比阿特丽斯·明茨（Beatrice Mintz）尝试将病毒 DNA 注射到小鼠囊胚看是否会产生肿瘤。他们将 SV40 病毒的 DNA 注射到小鼠囊胚中，创造了第一只携带外源基因的小鼠。尽管 SV40 病毒基因仅在小鼠体细胞 DNA 中表达，且并未诱导肿瘤发生，但他们的相关工作为转基因小鼠的研究打下了基础。此后，能稳定遗传且表达外源基因的小鼠，即一般意义上我们所说的转基因小鼠研发成功。1984 年，转基因小鼠诱发肿瘤模型成功建立（图 6-2）。1992 年，基因敲除技术证实了抑癌基因敲除也能诱导小鼠恶性肿瘤的发生。转基因模型证实，癌基因在正常组织中表达能够诱导恶性肿瘤的发生。许多转基因小鼠为免疫正常小鼠，这些基因诱导肿瘤往往呈癌前病变、恶性转变到远处转移的渐进癌变过程，具有人类恶性肿瘤类似的病理特征，因而更有利于恶性肿瘤的发病机制与治疗的研究。比如针对恶性肿瘤免疫治疗的研究，临床上观察到仅部分黑色素患者对 CTLA-4 和 PD-1/PD-L1 抑制剂有效，而其效果与 T 细胞的浸润有密切关联。斯蒂芬妮·斯普兰格（Stefani Spranger）团队研究发现 T 细胞的浸润与 β-catenin 通路的激活相关，他们建立了不表达 β-catenin 的 Braf^{V600E}/Pten$^{-/-}$ 模型以及过表达 β-catenin 的 Braf^{V600E}/Pten$^{-/-}$ 模型。研究发现，过表达 β-catenin 的小鼠肿瘤模型几乎没有 T 细胞浸润，而不表达 β-catenin 的小鼠则有大量 T 细胞浸润，且肿瘤生长明显延缓。进一步机制研究表明，T 细胞浸润减少与树突状细胞的募集和激活有关。该研究为黑色素瘤的免疫治疗提供了新思路。

（五）21 世纪人源性组织异种移植模型的兴起

　　肿瘤细胞系由于已经脱离了原有的肿瘤微环境，因此，其恶性表征与原代肿瘤存在明显的区别。随着免疫缺陷小鼠技术的发展，将患者来源的肿瘤组织直接接种在小鼠体内并生长繁殖成为可能，人源性组织异种移植（patient-derived xenografts，

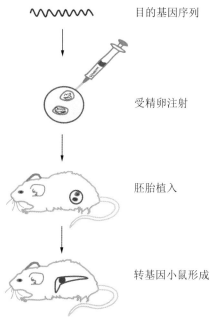

目的基因序列

受精卵注射

胚胎植入

转基因小鼠形成

图 6-2　转基因小鼠形成过程

PDX）也自 21 世纪开始兴起。人源性组织异种移植模型是一种将肿瘤患者的肿瘤组织移植至免疫缺陷小鼠的体内形成的移植瘤模型。相较于传统的细胞系移植模型（cell-derived xenograft，CDX），PDX 模型未经过体外培养，尽可能地保留了亲代肿瘤的生长微环境，较好地保持了原发肿瘤的遗传特性和异质性，实验结果临床预见性更好，更有利于药物筛选和机制研究。但 PDX 也存在缺陷，从该模型中提取出的 DNA 片段不仅包含人类的基因，也存在一定比例的小鼠基因片段污染。此外，PDX 模型移植成功率较低。相信随着生命科学技术的发展，越来越多尽量接近和模拟人体恶性肿瘤的动物模型将会问世。

四、基因测序与人类基因组计划

　　核酸序列包括 DNA 和 RNA 序列。基因突变是导致细胞癌变的原动力，那么如何进行核酸序列测定以检测突变呢？ 20 世纪 70 年代以前，科学家们主要使用核苷酸酶来切割 RNA 序列，通过电泳和色谱的方法来分离核苷酸片段，并根据反应后产物中可能重叠的序列来间接推导可能的完整序列。这种测序技术流

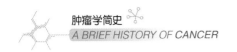

程烦琐，推导复杂，验证困难。弗雷德里克·桑格尔（Frederick Sanger，1918—2013）通过该方法成功地测定了胰岛素的 RNA 序列。

（一）1977 年沃特·吉尔伯特与化学降解测序法

20 世纪 70 年代，随着 DNA 分子双螺旋结构模型的发现以及中心法则的确立，原来的测序方法已经不能满足要求，需要发明更快速准确的测序技术。美国生化学家沃特·吉尔伯特（Walter Gilbert，1932—）从 1960 年开始从事核酸结构研究。他运用测序的直读法原理，提出化学降解法测定核苷酸顺序。1977年，他利用联氨、硫酸二甲酯等对不同碱基（A、G、C、T）的特异剪切能力，用化学反应将 DNA 裁剪成一系列不同长度的核苷酸片段，它们的 5′ 端都标有放射性同位素 ^{32}P，通过电泳测定各片段的长度和另一端最后一个核苷酸，就能决定 DNA 相应位置上的排列顺序。若将测定过的所有片段再拼接起来，就能推导出整个 DNA 大分子的序列信息，这就是化学降解测序法。除了测序方面的贡献外，吉尔伯特还创造了外显子（exon）与内含子（intron）两个名词，来区分mRNA 序列中的两个部分。

（二）1977 年弗雷德里克·桑格尔与双脱氧链终止测序法

1977 年，在沃特·吉尔伯特发明化学降解测序法几个月后，弗雷德里克·桑格尔使用桑格尔（Sanger）双脱氧链终止法（chain termination method）进行测序。该技术的原理是：DNA 合成过程中需要 DNA 聚合酶、模板、脱氧核糖核苷酸（dNTP）和引物序列，而如果加入双脱氧核糖核苷酸（ddNTP），由于ddNTP 较 dNTP 缺乏 OH 基团而无法与 DNA 聚合酶作用，DNA 合成则终止。利用 ddNTP 无法进一步合成 DNA 的原理，在反应体系中将其分成四份，每份中分别含有荧光标记的 ddATP、ddGTP、ddCTP 或者 ddTTP，根据核苷酸在某一固定的点开始，随机在某一个特定的碱基处终止，产生以 A、T、C、G 结束的四组不同长度的一系列核苷酸片段，然后在尿素变性的凝胶上进行电泳检测，从而获得可见的 DNA 碱基序列。与沃特·吉尔伯特的化学降解法相比，Sanger 双脱氧链终止法不使用联氨等致癌物，不存在放射性，且时间短。该技术促成了人类基因组计划的实施，至今仍是核酸测序的金标准。1980 年，沃特·吉尔伯特与弗雷德克·桑格因为发明了测定 DNA 序列的方法而共同获得诺贝尔化学奖。

（三）1990 年人类基因组计划

20 世纪 80 年代，科学家们通过大量实验和研究发现癌症并非想象中那么简单，癌症是基因突变导致的细胞增殖异常。科学家们一致认为，要破译癌症之谜，首先要破解基因之谜。1986 年 3 月，美国科学家、诺贝尔奖得主雷纳托·杜尔贝科（Renato Dulbecco）在《科学》杂志上发表了题为《肿瘤研究的关键时刻：对人类基因组进行测序》的短文，指出："如果我们想更多地了解癌症，就必须深入研究细胞的基因组。"这被视为癌症研究的转折点，也直接促成了"人类基因组计划"（human genome program，HGP）的启动。杜尔贝科评价这一计划其规模和意义远远超过阿波罗登月计划和曼哈顿原子弹计划。

人类基因组计划是一项规模宏大的生命科学探索工程。其目的在于测定组成人类染色体中所包含的所有碱基对组成的核苷酸序列，从而绘制人类基因组图谱，达到破译人类遗传信息的最终目的。1985 年，在美国能源部（Department of Energy's Office）的查尔斯·得利斯（Charles DeLisi）和大卫·史密斯（David Smith）主持的圣达菲（Santa Fe）研讨会上，提出了测定人类基因组全序列的设想。1986 年，美国能源部宣布实施这一计划。1990 年，在美国能源部和美国国立卫生研究院的推动下，人类基因组计划正式启动。此后，英国、法国、德国、日本和中国科学家相继加入该计划，预算达 30 亿美元。按照这个计划的设想，在 2005 年，要把人体内约 2.1 万个基因的密码全部解开，同时绘制出人类基因的图谱。

1998 年，塞雷拉基因组公司宣布与人类基因组计划竞赛，要在更短时间和更低成本基础上，通过"霰弹法"（shotgun）完成人类基因组测序。这种方法随机将基因组打断而获得基因小片段，打碎的 DNA 片段犹如"霰弹"而得名。测得小片段 DNA 的序列信息后，利用序列里的重叠片段从而推导出完整的基因序列，这个过程类似于拼图游戏。塞雷拉公司声称要将 200～400 个重要基因申请专利保护。最终在政府的协调下，塞雷拉基因组公司与人类基因组计划联手，加速了人类基因组计划的进程。1999 年，中国科学家在国际人类基因组注册，得到人类 3 号染色体短臂上一个约 30 cM（centimorgan，厘摩，遗传图距单位和重组频率的测量单位）区域的测序项目，该区域约占人类整个基因组的 1%。2001

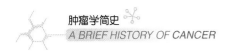

年人类基因组工作草图的发表被认为是人类基因组计划成功的里程碑。2003 年 4 月 14 日，人类基因组计划的测序工作宣告完成。

由于人类个体之间存在许多的基因差异，单个个体基因组还无法解读基因变异对人类健康的影响。启动于 2008 年的千人基因组计划由一个国际研究协会发起，旨在提供最详尽的人类遗传变异图谱，以支持疾病的研究。千人基因组计划为后续的基因研究提供了一份可供参考的"基因地图"。人类基因组计划由近 3 000 名科学家耗费 10 多年才绘出一个人的完整基因组图谱，而得益于测序技术的飞速进步，千人基因组计划自启动以来，短短 4 年间就已获得超过 1 000 人的基因组数据。人类基因组计划在实施过程中建立起来的策略、思想与技术，构成了生命科学领域新的学科——基因组学，同时推动了蛋白组学、代谢组学、转录组学、表观遗传组学等组学技术的发展，创造了信息高速发展时代的新合作模式。

（四）2005 年癌症基因组计划

2005 年，美国国立癌症研究院及国家人类基因组研究中心共同发起了癌症基因组图谱计划（The Cancer Genome Atlas，TCGA），旨在对 30 多种常见恶性肿瘤的基因组、转录组、表观遗传组、蛋白质组等进行深入分析，以进一步剖析肿瘤发病的分子基础，为恶性肿瘤的分子分型提供依据。时至今日，我们已经在各种常见肿瘤中获得了成千上万的肿瘤相关基因变异，这些基因变异中，大部分是不起主导作用的"乘客突变"（passenger mutation），仅少部分为起主导作用的"驱动突变"（driver mutation）。由于肿瘤异质性的存在，个体之间甚至是肿瘤内部的"驱动基因"皆存在明显不同，且随着时间与治疗的变化，原来的"乘客基因"可能在某个时间点会成为"驱动基因"。因此，获得基因变异并不等于破译了肿瘤"密码"，从基因变异到临床应用仍然需要漫长的探索过程。

（五）2004 年第二代测序技术上市

随着人们对测序需求的增加，测序技术的发展也是日新月异。原来耗时 10 多年的人类基因组测序目前仅需几天就能完成，测序成本也飞速下降。当前，第二代测序技术正如日中天，而第三代测序技术也蓄势待发。第二代测序技术的核心思想是边合成边测序（sequencing by synthesis），在 Sanger 等测序方法的基础上，通过技术创新，用不同颜色的荧光标记四种不同的 dNTP，当 DNA 聚合酶合成互补链时，每添加一种 dNTP 就会释放出不同的荧光，根据捕捉的荧光信号并经过特定的计算机软件处理，从而获得待测 DNA 的序列信息。

第二代测序技术虽然较 Sanger 测序有了巨大的突破，但是其测序的理论基础仍然建立在 PCR 扩增的基础之上。为了有效地避免测序过程中由于 PCR 扩增带来的偏差，科学家们积极投身于第三代单分子测序研究当中。第三代测序技术是单分子测序，测序过程无需进行 PCR 扩增，并且理论上可以测定无限长度的核酸序列。以第三代测序的纳米孔测序技术为例，DNA 模板进入纳米孔后，DNA 聚合酶与模板结合，加入 4 种不同颜色荧光标记的 dNTP，其通过布朗运动随机进入检测区域并与聚合酶结合从而延伸模板，与模板匹配的碱基生成化学键的时间远远长于其他碱基停留的时间，因此统计荧光信号存在时间的长短，可区分匹配的碱基与游离碱基。通过统计 4 种荧光信号与时间的关系，即可测定 DNA 模板序列。可以预见的是，未来将会有更快速、更准确、更经济的基因测序技术问世，然而其技术基础仍是 DNA 合成原理、PCR 扩增、凝胶电泳、核苷酸酶切、荧光技术、计算机信息处理等。

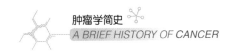

第七章　肿瘤诊断学　Chapter 7

一、内镜

　　人类探索自身体内奥秘的兴趣丝毫不亚于探索周围环境的，内窥镜的发展来源于对活体内部结构的好奇心，而科学需求与技术革新推动了内镜的发展。"内窥镜（endocscopy）"一词起源于希腊语，英文字首"endo"指内部。内窥镜是一个配备有光源的管子，它可以经口腔、肛门进入消化道或其他天然孔道进入体内。利用内窥镜可以看到影像学不能显示的病变，更为重要的是，越来越多的医生在内镜辅助下进行病灶取材、微创手术。内窥镜的发展一般分为硬管式内窥镜、半可屈式内窥镜、纤维内窥镜、电子内窥镜四个阶段，其技术发明的核心围绕可弯曲、光源以及图像传输三个关键科学问题。如今内镜家庭庞大，按照临床应用可分为诊断性内镜和治疗性内镜两大类，进而又根据内镜属性和功能分为食管镜、胃镜、十二指肠镜、结肠镜、内镜下逆行胰胆管造影、胆道镜、胰管镜、内镜超声、胸腔镜、腹腔镜、胶囊内镜以及激光共聚焦镜等。

　　（一）1805 年菲利普·博齐尼发明首个内窥镜

　　1805 年，德国医生菲利普·博齐尼（Philipp Bozzini，1773—1809）出于"实时观察人体内部结构以及功能"的想法，制造了一种以蜡烛为光源和一系列镜片组成的内窥镜，他取名为明光器（lichtleiter）。通过扩张器撑开后，用于观察人体内部结构。明光器大约 35 厘米高，形似花瓶，材质为锡，外层覆盖皮革。

前端为圆形开口，包含底部有弹簧装置的蜡烛光源，凹形镜置于蜡烛之下，通过光的折射原理进行观察。明光器是 19 世纪初至中叶应用最为广泛的内窥镜，成为现代内窥镜发展的里程碑。明光器的发明开启了硬管式内镜发展的时代，博齐尼也因此被誉为内窥镜的发明人。

　　硬管式内窥镜可用于相对较直的管腔，如肛门、阴道等，对于较长的弯曲管腔却不合适，比如胃肠道。德国医生阿道夫·库斯莫（Adolph Kussmaul，1822—1902）是库斯莫呼吸、库斯莫昏迷、库斯莫征等医学名词的定义者。1868年，受演艺者吞剑的启发，他将早期的硬管式内窥镜置入演艺者的胃内来观察胃腔，同时也在他的管家身上进行了试验。然而由于内窥镜硬度以及光源问题而并没有得到推广。如何提高内窥镜的柔软性以减轻患者检查的痛苦是一个亟须解决的问题。

　　（二）1932 年鲁道夫·申德勒与半可屈式内窥镜

　　1932 年，德 国 医 生 鲁 道 夫·申 德 勒（Rudolf Schindler，1888—1968）和器械制作师格奥尔格·沃尔夫（Georg Wolf）共同研制出第一个半可屈式胃镜，它的光学系统由多个透镜组成，前端具有可屈性，可在胃内弯曲 30 ～ 40 度，即在胃内有一定范围的弯曲，使医生能清晰地观察胃黏膜图像，由此开辟了胃镜检查技术的新纪元。该胃镜前端有一光滑金属球，插入较方便，灯泡光亮度较强，有空气通道用以注气，近端为硬管部，接目镜调焦。1880 年，托马斯·爱迪生（Thomas A. Edison，1847—1931）发明电灯，为内镜光源带来了第一次质的飞跃。20 世纪 50 年代以前，内窥镜照明采用的是内光源，照明效果较差，图像色彩扭曲，并有致组织灼伤的危险。白炽灯把电能的 97% 转变成了热量，仅 2% 为可见光。最初人们用微热型的炽灯装配在内镜

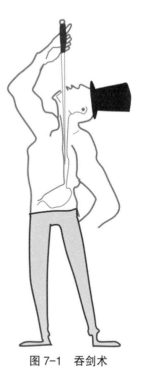

图 7-1　吞剑术

前端，因而不可避免灼伤内脏组织。因此，如何将内光源转换为外光源、如何将"热光源"转变为"冷光源"成为学者们进一步研究的方向。

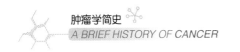

（三）1957 年巴兹尔·希尔朔维茨发明纤维内窥镜

所谓冷光源，它是由光源、隔热玻璃和光缆三部分组成的。隔热的玻璃插在光源和光缆之间，光缆是一根传导光的时候几乎无光强度损失的柔软纤维线缆。进入光缆的光有很高的照明度，由于它不含热的成分，因此有"冷光"之称。1952 年，伴随着石英玻璃的产生，光学传导系统问世，从而解决了体外光源的传导问题。1957 年，基于光导纤维技术的发明，美国胃肠病学家巴兹尔·希尔朔维茨（Basil Hirschowitz，1925—2013）研制出了世界上第一台纤维内镜，为纤维内镜的发展拉开了序幕。这种纤维内镜将纤维玻璃包裹绝缘，不仅解决了光源传导问题，而且镜身更加柔软，可在患者胃部回转自如，视野广，同时也极大地减少了患者的痛苦。巴兹尔于 1957 年将纤维内镜用于自己胃的检测。纤维胃镜的问世促进了经内镜逆行性胰胆管造影、结肠镜、染色内镜、腹腔镜、超声内镜等的发展。比如，超声内镜（endoscopy ultrasound，EUS）将微型高频超声探头安置在内镜前端，在内镜直接观察腔内形态的同时，又可进行实时超声扫描，以获得管道壁各层次的组织学特征及周围临近脏器的超声图像。

（四）1983 年伟伦公司与电子内窥镜

纤维内镜图像虽然清晰，然而只能操作者观看，而许多内镜的诊疗操作需要多人协作，如何将内镜下的图像转投到电子屏幕上成为新需求。1983 年，美国伟伦（Welch Allyn）公司首先开发了世界上第一台电子内窥镜。电子内窥镜主要由内镜、电视信息系统和电视监视器三个主要部分组成，相对于普通纤维内镜，电子内镜的图像清晰，色泽逼真，分辨率更高，可供多人同时观看。电子内镜的问世，为百余年内窥镜的诊断和治疗开创了新的历史篇章，在临床、教学和科研中发挥了巨大的优势。

（五）2000 年以色列基文影像公司推出胶囊内镜

2000 年，以色列基文影像（Given Imaging）公司开发出第一台将图像连续发射至体外的医学照相机，外形酷似药品胶囊，故俗称胶囊内镜（capsule endoscopy）。此类内镜从外形到操作方式与上述几类内镜完全不同，受检者将胶囊内镜吞咽下后，可将受检者消化道图像无线传送到体外的接收器。与插入式的消化道内镜相比，胶囊内镜最大的优点是无痛、无创、安全和便捷，无交叉感染，不影响患者的正常工作，尤其是对小肠的检查具有独特优势。当然，胶囊内镜技术还存在需要改进之处，包括存在皱襞后和弯曲处的盲区、移动速度和方向不可控、胶囊滞留等。

（六）20 世纪 50 年代以后腔镜诊断与手术

随着内镜相关技术的进步，尤其是冷光源、电视系统的发展，内镜技术逐渐被应用于自然管腔之外的人体腔隙，比如腹腔、胸腔等，并从简单的诊断操作到手术切除，从简单的手术切除到复杂的肿瘤根治，从医生主刀的腔镜切除再发展到机器人辅助腔镜手术，从现场手术发展到远程手术，等等。当前，内镜技术辅助下的肿瘤诊断与切除手术逐渐成为肿瘤诊治的主要形式之一。以腹腔镜（laparoscopy）技术的发展为例。1985 年 9 月，出于对腹腔镜技术的执迷，德国外科医生埃里希·缪和（Erich Mühe）通过自己发明的腹腔镜器械 Galloscope 实施了世界上第一例人体腹腔镜胆囊切除术。1986 年，缪和在德国外科学会会议上发表了报告，总结了自己实施的多例腹腔镜胆囊切除术经验，但当时并未得到德国外科学会的认可，缪和感到十分沮丧，他的成果也逐渐被遗忘。1987 年，法国外科医生菲利普·莫雷特（Phillipe Mouret）在人体身上实施了腹腔镜胆囊切除手术，但莫雷特并没有进行报道。消息传到了巴黎的弗朗索瓦·杜波伊斯（Francois Dubois）这里。虽然弗朗索瓦·杜波伊斯没有腹腔镜手术的经验，但他马上意识到了这类手术的潜在价值，并从妇科医生那里借来了相关的手术器械。1988 年，在开展猪的手术实验基础上，弗朗索瓦·杜波伊斯将腹腔镜胆囊切除术应用于临床，其结果在法国首先发表，一举轰动了世界，莫雷特或者杜波伊斯被误认为是世界上首位实施人体腹腔镜胆囊切除术的医生。此后，普通外科腹腔镜手术呈日新月异式发展。时至今日，外科医生常使用腹腔镜技术开展复杂的肿瘤根治性手术切除，如针对胰头恶性肿瘤实施腹腔镜胰十二指肠切除术、机器人辅助胰十二指肠切除术等。

（七）2007 年雅克·马赫思克报道经自然腔道内镜手术

较传统的开放手术而言，腔镜手术虽然减小了切口，但仍然需要在体表建立观察和操作通道，具有一定的创伤性。经自然腔道内镜手术（natural orifice transluminal endoscopic surgery，NOTES），又称无疤痕手术，通过人体的自然腔道来切除病灶。与腹腔镜手术不同的是，NOTES 手术无需经腹壁建立手术路径，因而具有手术创伤小、恢复快、腹壁无瘢痕、无切口感染等诸多优点，被誉为继腔镜之后的又一次手术革命。NOTES 理念早在公元 500 年前的巴比伦时期就已经被提及。随着内镜和手术技术的发展，NOTES 手术逐步进入公众视野。目前，NOTES 手术主要有经胃、阴道、结肠等几个途径。2007 年，法国雅克·马赫思克（Jacques Marescaux）团队报道了世界首例腹部无瘢痕的经阴道内镜胆囊切除术，术后患者获得了良好的康复。当然，NOTES 目前也存在许多局限性，包括可视通道不经腹壁，入路难选择，手术器械操作困难，同时也可能造成胃穿孔、肠穿孔、阴道损伤等，相关的手术经验仍需要积累。

二、肿瘤标志物

肿瘤早期发现可以得到更好的治疗效果，这已成为业界的常识。如何在恶性肿瘤患者没有出现症状、没有明显的影像学改变之前发现恶性肿瘤成为学者们一直研究的话题。肿瘤早期诊断最有效的方法无疑是通过体外诊断寻找体液中的特异肿瘤标志物。肿瘤标志物是指肿瘤细胞发生、增殖、转移或复发过程中，因肿瘤细胞的相关基因表达或机体对肿瘤发生反应而异常变化的一类物质。这类物质往往存在于肿瘤患者的体液、排泄物和组织中，能够用免疫学、生物化学等方法检测，其水平高低能反映肿瘤发生、发展状态，监测肿瘤对治疗的反应。理想的肿瘤标志物在正常组织和良性肿瘤中含量较低，而在恶性肿瘤中含量较高，具有器官特异性，且在恶性肿瘤的早期阶段甚至癌前病变阶段就能特异性地升高，达到早期筛查的目的。

（一）1847 年亨利·本斯·琼斯发现本-周蛋白

1847 年，亨利·本斯·琼斯（Henry Bence Jones，1813—1873）发现多发性骨髓瘤患者尿液中特异的本-周蛋白，并将其用于多发性骨髓瘤的诊治，提高了多发性骨髓瘤以及浆细胞相关疾病的治愈率，开创了疾病的生物化学研究，被誉为"临床化学之父"。1847 年，琼斯获得了一位多发性骨髓瘤患者的尿液标本。该患者的医生发现患者的尿比重（1.035）较高，并且容易形成蛋白沉淀，这些沉淀在 75 ℃时可以溶解。由于医生认为这些蛋白沉淀可能与该患者的疾病有关，因此将样品送给琼斯进行检测，因为琼斯在当时是非常有名气的临床化学家。后来琼斯鉴定该蛋白为本-周蛋白，并推广了其在肿瘤诊治方面的临床应用。作为肿瘤标志物，本-周蛋白的发现较其他肿瘤标志物如 19 世纪 70 年代的甲胎蛋白、癌胚抗原等早了 100 多年。

（二）1963 年尤里·塔塔里诺夫证实甲胎蛋白可诊断肝癌

1962 年，俄国科学家哈利·阿比勒夫（Harry Abelev）发现实验性肝肿瘤小鼠血液中一种蛋白明显升高，该蛋白抗原性与胎儿肝脏细胞合成的蛋白相同，故称为甲胎蛋白（alpha-fetoprotein，AFP）。然而，由于许多实验性肝肿瘤小鼠模型并不分泌甲胎蛋白，因此，阿比勒夫认为甲胎蛋白对肝癌没有诊断价值，转而去研究该蛋白的功能。凭着科学的直觉，俄国生化学家尤里·塔塔里诺夫（Yuri S. Tatarinov）认为甲胎蛋白可能对肝癌有诊断价值，并于 1963 年证实了自己的推断。塔塔里诺夫首先进行的国际范围内研究是在非洲和西伯利亚，因为这些地区原发性肝癌发病率较高。甲胎蛋白的发现为原发性肝癌的早诊早治提供了标记，目前在临床上得到了广泛应用。此外，尽管科学家们一直认为胚胎发育与肿瘤形成存在联系，然而并未得到直接的证据，而甲胎蛋白的发现将两者关联起来。

（三）20 世纪 60 年代以后肿瘤标志物的广泛应用

从 20 世纪 60 年代开始，随着生物技术的发展，各种新型标志物逐渐被发现，且特异性和灵敏度不断提高，广泛应用于各种恶性肿瘤的临床诊治（表 7-1）。1965 年，加拿大医生菲尔·格德（Phil Gold）和塞缪尔·弗里曼（Samuel O. Freeman）在人结肠癌组织中发现了癌胚抗原（carcinoembryanic antigen，CEA）。目前临床上使用的肿瘤标志物还存在着明显的缺陷，在敏感性和特异性等方面仍存在明显不足，多数肿瘤标志物不能用于恶性肿瘤的筛查。为克服单一肿瘤标志物的缺陷，临床上多采用多肿瘤标志物联合诊断和动态观察的方法，来提高肿瘤标志物的灵敏度、特异度和准确率。以胰腺癌为例，CA19-9、CEA、CA125 的敏感度分别为 80%、62%、53%，三者联合对胰腺癌的诊断敏感可提高至 90% 以上。此外，由于多数肿瘤标志物缺乏特异性，肿瘤标志物常需与其他诊疗手段相结合，包括影像学以及内镜检查等。

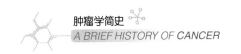

表 7-1　临床常用的肿瘤标志物

名　称	缩　写	主要脏器	预 示 肿 瘤
癌胚抗原	CEA	广谱	结直肠癌、乳腺癌、肺癌、胰腺癌等
甲胎蛋白	AFP	肝脏	肝细胞癌、睾丸癌
前列腺特异性抗原	PSA	前列腺	前列腺癌
糖类抗原 125	CA125	卵巢	卵巢癌、胰腺癌、肺癌、乳腺癌、子宫内膜癌
糖类抗原 19-9	CA19-9	消化道	胰腺癌、胆管癌、胃癌、结直肠癌、胆囊癌
人绒毛膜促性腺激素	HCG	子宫	胚胎细胞癌、滋养层肿瘤
本-周蛋白	BJP	骨髓	多发性骨髓瘤、华氏巨球蛋白血症、慢性淋巴细胞白血病
β-2 微球蛋白	B2M	骨髓	多发性骨髓瘤、慢性淋巴细胞白血病、淋巴瘤
神经元特异性烯醇化酶	NSE	神经内分泌	小细胞肺癌、神经内分泌肿瘤
甲状腺球蛋白	TG	甲状腺	甲状腺癌
尿儿茶酚胺	VMA	神经系统	神经母细胞瘤、嗜铬细胞瘤、神经节细胞瘤、原始神经外胚层肿瘤
乳酸脱氢酶	LDH	非特异	淋巴瘤、黑色素瘤、急性白血病
嗜铬粒蛋白 A	CgA	神经内分泌	神经内分泌肿瘤
鳞状上皮细胞癌抗原	SCC	肺、宫颈等	鳞状细胞癌如宫颈癌、肺鳞癌
细胞角蛋白 19 片段	CYFRA21-1	肺	非小细胞肺癌
糖类抗原 153	CA153	乳腺	乳腺癌、消化道肿瘤
糖类抗原 50	CA50	广谱	胰腺癌、肝癌、卵巢癌、结直肠癌、胃癌、肺癌
糖类抗原 724	CA724	消化道	消化道恶性肿瘤、卵巢癌
糖类抗原 242	CA242	消化道	消化道恶性肿瘤

（四）1977 年科学家们发现肿瘤患者的游离 DNA 水平升高

　　肿瘤的发生会导致细胞某些特异的 DNA 水平改变，对于特定的肿瘤，其独特的突变就是一个特异的生物标记，通过该标记就能把肿瘤细胞和正常细胞区别开来。肿瘤特异的 DNA 可通过分泌、吞噬、凋亡以及坏死等方式进入血液中。这些 DNA 的浓度很低，且片段较小。1977 年，科学家们发现，肿瘤患者血液中的游离 DNA 水平高于正常人群；有远处转移的患者游离 DNA 水平高于无转移患者；此外，治疗后游离 DNA 水平的下降往往提示治疗有效。在这里，游离 DNA 包括正常细胞以及肿瘤细胞死亡后释放的 DNA。随着检测技术水平的提高，这些释放到血液的肿瘤细胞 DNA 可以被检测到，因此可以通过循环肿瘤 DNA（circulating tumor DNA，ctDNA）检测来进行癌症的早期诊断，这种检测也被称为液态活检（liquid biopsy）。ctDNA 是血液中肿瘤细胞的游离片段，肿瘤细胞在增殖时产生的很多突变，都会在 ctDNA 中得到体现。通过对 ctDNA 的分析可以得到很多关于肿瘤的信息，这些信息可以识别肿瘤的突变类型、判断肿瘤的发展期和复发转移的可能性。2018 年，美国约翰斯·霍普金斯大学的学者们通过对 ctDNA 进行检测，研制出针对 8 种常见恶性肿瘤的 Cancer SEEK 试剂，该试剂对八种恶性肿瘤的敏感性为 70%，具有较好的临床应用前景。由于并不是所有癌症患者的血液中都能检测得到，所以 ctDNA 检测有一定的局限性。目前还没有任何一种用 ctDNA 检测诊断早期癌症的方法得到批准，其临床应用价值尚需研究数据积累。

三、影像学

在 19 世纪早期，癌症被认为是个黑盒子，它在体内组织器官中进展，却无法看见。随着人们对恶性肿瘤的认识，如何在体外诊断恶性肿瘤成为科学家们研究的重心。1895 年，威廉·伦琴发现 X 线，此后超声（ultrasound，US）、电子计算机断层扫描（computed tomography，CT）、磁共振成像（magnetic resonance imaging，MRI）诞生，计算机摄影、血管造影等也相继问世，使肿瘤诊断进入"亚临床期诊断"阶段。受 CT 成像原理的启发，1975 年第一台正电子发射计算机体层摄影仪（positron emission computed tomography，PET）问世，将细胞生物代谢功能与形态经过计算机处理后达到了有机的结合，使肿瘤影像学诊断再跃一个新台阶。将解剖影像学如 CT、MR 与功能或分子影像学如 PET 结合成为未来影像学发展的方向。

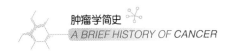

（一）1895 年伦琴发现 X 线

1895 年 11 月，德国物理学家威廉·伦琴在做阴极射线实验时，偶然发现 1 米以外的一个荧光屏发出微弱的浅绿色闪光，切断电源闪光就立即消失。伦琴推测这个荧光不是阴极射线，因为常规的阴极射线并没有特别强的穿透力，连几厘米厚的空气都难以穿过。他用厚黑纸完全覆盖住阴极射线管，浅绿色闪光仍然存在。这一偶然发现使伦琴感到兴奋，他把其他的研究工作暂时搁置下来，专心致志地研究该射线的性质。经过几周的紧张工作，他发现 X 线能穿透许多普通光所不能穿透的物质；特别是能直接穿过肌肉但不能透过骨骼，他把手放在阴极射线管和荧光屏之间，就能在荧光屏上看到自己的手骨。1895 年 12 月 28 日，他给维尔茨堡物理学医学学会递交了一份认真、简洁的通讯，题目为《一种新的射线，初步报告》，发表后立即引起了人们极大的兴趣和广泛关注。消息迅速传遍了全世界，美国有一家医院就用伦琴发现的 X 线为一位受枪伤的患者作子弹定位，顺利地取出了体内的子弹。伦琴于 1901 年因发现 X 线被授予首次诺贝尔物理学奖。X 线为人类诊断与治疗疾病开拓了新途径，也开创了医疗影像技术的先河。

（二）1953 年英格·艾德勒和卡尔·赫兹将超声应用于心脏检查

1794 年，意大利博物学家拉扎罗·斯帕拉捷（Lazzaro Spallanzani，1729—1799）有天晚饭后到附近散步。他看到很多蝙蝠灵活地在夜空中飞来飞去，却从来不会撞到树上或墙壁上。这个现象引起了他的好奇：蝙蝠凭什么特殊本领在夜晚自由自在地飞行呢？斯帕拉捷由此发现了回声发射现象。此后，用于探测物体的军事用途声呐（1915 年）和雷达（1941 年）相继问世。

19 世纪 40 年代，瑞典隆德医院是享誉全球的最早开展心脏外科手术的中心。英格·艾德勒（Inge G. Edler，1911—2001）在瑞典隆德医院担任心血管实验室主任，专职负责为心外科进行术前评估，当时他使用的主要手段是侵入性心导管检查。因不满足于心导管的创伤性和烦琐的操作流程，艾德勒试图寻找一种无创、简单的术前评估方法。基于二战时期雷达的应用，艾德勒萌生了使用超声来探测心脏的想法。艾德勒通过同事找到了年轻的物理学家卡尔·赫兹（Carl H. Hertz，1920—1990），二人开始了长期的密切合作。因为二人在瑞士都没有博士学位，无法申请科研经费进行研究。举步维艰的情形下，他们决定向德国西门子公司租借一部超声探测仪进行研究。赫兹的父亲曾在西门子公司担任实验室主任，且在物理学界享有崇高的学术地位。有鉴于此，赫兹便打了借条，并承诺一年以后归还，尽管他们至今仍然没有归还。艾德勒和赫兹对超声仪探测人体组织的频率进行了探索，A型（amplitude mode，振幅模式）超声从此诞生，A型超声通过类似于心电图的一维图像显示，波幅的高度即超声信号的强度，所能提供的信息有限。此后用于心脏的M型（motion mode，动态模式）超声仪问世，艾德勒和赫兹于1953年10月留下了世上第一份心脏超声图像。M型超声仍然是一维图像，由于采用了不同时间的动态灰度图像，因而有利于心脏检查。然而艾德勒和赫兹的研究开始并没有得到学界认可，两人心灰意冷，艾德勒去了一家小的乡村医院，直到1961年才返回隆德医院担任心血管科主任，赫兹则离开了心脏超声领域。此后超声在临床中逐渐得到广泛应用。1977年，艾德勒和赫兹二人荣膺拉斯克奖。目前，超声成像以其无创伤、无射线、普及率高、价格低廉、便于床旁检查等优点，成为多种肿瘤的首选诊断方法和筛查手段。

（三）1971年阿兰·科马克和戈弗雷·豪斯菲尔德与第一台CT

X线的问世，开创了医学放射诊断领域。但是，X线得到的图像不够清晰，脏器结构叠加，缺乏二维和三维空间信息，因此在医学上的应用仍然有限。传统的体层扫描机诞生于20世纪30年代初，生成了第一批没有出现叠加的人体切面图像，由于缺乏计算机辅助信息处理，图像不够清晰。

1917年，奥地利数学家约翰·拉东（Johann K. A. Radon，1887—1956）提出著名的拉东变换。拉东变换是一个积分变换，它将定义在二维平面上的一个函数 f（x，y）沿着平面上的任意一条直线做线积分或投影。比如 f（x，y）在垂直方向上的线性积分就是其在 x 轴上的投影；f（x，y）在水平方向上的线积分就是其在 y 轴上的投影。拉东变换为CT的问世提供了理论依据，它相当于对函数 f（x，y）做CT扫描，其基本应用是根据CT的透射光强重建出投影前的函数 f（x，y）。

阿兰·科马克（Allan M. Cormack，1924—1998）出生于南非约翰内斯堡，

1944 年毕业于开普敦大学获物理学学位，1945 年获开普敦大学获晶体学学位。1947 年至 1949 年间成为剑桥圣约翰学院的博士生。1950 年至 1956 年间任开普敦大学讲师。1957 年到美国并在塔夫茨大学任职，于 1966 年加入美国国籍。尽管科马克的主要工作领域是粒子物理学，但他感兴趣的是软组织或不同密度的组织层的 X 线成像问题，并于 1956 年至 1964 年开展了相关研究。当时学者们虽然想到从不同角度使用 X 线来获得三维图像信息，然而缺乏相应的计算方案。科马克使用 X 线从不同角度对人体进行照射，而后为计算机辅助分析提供了计算方法。尽管当时他的研究成果并未受到重视，但这些研究为 CT 的问世奠定了理论基础。

戈弗雷·豪斯菲尔德（Godfrey N. Hounsfield，1919—2004）是英国电力工程师，出生于英国诺丁汉，儿童时期就对家里农场的电力设施感兴趣，制造了自己设计的滑翔机，并因此差点丧命。第二次世界大战爆发后，他作为预备役军人参军，并在此学到了基础电力和雷达知识。战争结束后，他到伦敦法拉第电力工程学院就学，获得法拉第学院的学位。1951 年，他开始到百代唱片公司（electric and Musical Industries，EMI）工作，研究雷达和武器引导系统。其间他对计算机产生了浓厚的兴趣。1967 年，他突然产生一个想法：可以用 X 线从不同角度扫描，并通过计算机来获得"薄层（slices）"信息。1971 年，第一台 CT 机正式问世，为了避免商业机密泄露，他们在伦敦郊区的一家小医院进行了测试，扫描了一位脑囊肿患者的头颅，得到了医生们梦寐以求的断层扫描图像。放射密度单位 HU（hounsfield units）以豪斯菲尔德的名字命名，并定义空气为 –1000 HU，水为 0 HU，高密度骨为 +1000 HU。值得一提的是，最早的 CT 图像需要 9 天的时间来完成扫描，花费 2.5 小时进行图像重建。随着技术的发展，当今的 CT 机仅需数分钟便可完成扫描和图像重建。

CT 的发明被认为是伦琴发现 X 线以来医学影像领域最伟大的成果。阿兰·科马克和戈弗雷·豪斯菲尔德也因此于 1979 年获得了诺贝尔生理学或医学奖。有趣的是，两位诺贝尔奖得主都没有任何医学背景，也都没有获得博士学位。更令人惊讶的是，第一台 CT 机竟然问世于百代唱片公司。

（四）2003 年雷蒙德·达马迪安、保罗·劳特伯、彼得·曼斯菲尔与磁共振成像

20 世纪 30 年代，科学家们发现了核磁共振现象（nuclear magnetic resonance，NMR）：在原子中间，由于原子核本身是带电的，所以其高速旋转会产生一个磁矩；如果被放在强稳态磁场中，原子核仿佛微型的磁铁一样，会重新排列方向和发生能级跃迁。当磁场消失时，原子核会恢复至原始状态。由于不同原子核对应的频率不同，因此科学家利用这个原理，来分辨各种化合物的成分。核磁共振技术于 1952 年获得了诺贝尔物理学奖。

纽约州立大学布鲁克林分校的物理学家雷蒙德·达马迪安（Raymond V. Damadian，1936—）首次提出用核磁共振诊断癌症的设想，他认为，既然核磁共振能够分辨出分子的结构，而癌组织的结构和正常组织又不一样，那么核磁共振就可以用来诊断癌症。达马迪安建成了人类历史上第一台全身核磁共振成像装置，最先发现老鼠正常组织与癌变组织在磁共振中 T1（纵向）、T2（横向）弛豫时间（relaxation time，即当磁场消失时，原子核恢复至原始状态的时间）存在不同，并于 1971 年将相关成果发表在《科学》杂志上。1977 年，达马迪安实施了首个人体全身核磁共振扫描来诊断癌症。然而，首个核磁共振影像在清晰度和扫描时间方面都有待改善，缺乏临床实用价值。此后，达马迪安离开了纽约州立大学，创办了一家名为"佛纳"的生产核磁共振成像扫描仪的公司。

1971 年，纽约大学石溪分校保罗·劳特伯（Paul C. Lauterbur，1929—2007）一个偶然的机会在约翰斯·霍普金斯大学观看一个博士生重复雷蒙德·达马迪安的实验。劳特伯预感到了核磁共振技术的潜力，但认为达马迪安的技术并不实用，只能获得一些零散的信息，无法进行医疗诊断。为此，他引入了"磁场梯度法"的"不均一"磁场，并得到第一个活体的核磁共振二维图像，而在此之前使用的是"均一"磁场。不过，1973 年，全球最具权威性的学术期刊——《自然》开始时拒绝发表劳特伯的论文，后来在劳特伯的坚持下才同意发表。

此后，英国诺丁汉大学彼得·曼斯菲尔（Peter Mansfield，1933—2017）进一步改进了磁场梯度法，使得核磁共振机器极快地产出有用而清晰的图像，并于1978 年获得了第一个人体的核磁共振图像。20 世纪 80 年代，美苏核危机愈演愈

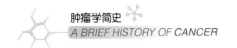

烈，在该历史背景下，核磁共振改名为磁共振，以缓解公众特别是患者对于核医学的恐惧，磁共振成像这一术语也沿用至今。

2003 年，保罗·劳特伯与彼得·曼斯菲尔分享了诺贝尔生理学或医学奖。获奖原因是：在 MRI 技术领域取得了伟大的突破，这些突破直接导致了"在临床诊断和医学研究上具有重大价值的"磁共振成像仪的出现。尽管一个诺贝尔奖项可由三个人领取，但名单中却并没有雷蒙德·达马迪安。达马迪安很气愤，认为自己的成果"被抢了"。于是他想通过国会向诺贝尔奖委员会施压，在《华盛顿邮报》《纽约时报》上打广告，抗议诺贝尔奖评选委员会没有把奖颁给他，但这些努力并没有效果。评选委员会不愿意为了一个人改变奖项的默认规矩——历年奖项公布后，不管争议有多大，他们从未更改过名单。

磁共振给肿瘤学诊断带来了革命性的变化，它使人们在体外就能看到人体内部状况的清晰图像，同时避免了 X 线对人体的辐射，其临床应用领域正逐步扩大。它甚至将大脑变成了一本开放的"图书"，使研究人员能够"阅读"大脑在执行不同功能时哪些区域呈活跃状态。

四、早诊与肿瘤筛查

肿瘤筛查（cancer screening）是指通过简单、安全、经济且有效的检查手段来早期诊断恶性肿瘤。肿瘤筛查是早期发现恶性肿瘤和改善患者预后的重要途径，患者往往在没有特异症状的时候就可以确诊。恶性肿瘤呈多阶段的线性发展过程为肿瘤的早期筛查提供了理论依据。肿瘤筛查对于恶性程度较高、发展速度较快的恶性肿瘤意义更为明显。

目前常见的筛查手段包括体检、宫颈细胞学涂片、乳腺钼靶、B 超、CT、胃镜和肠镜、肿瘤标志物、大便隐血等（表 7-2）。这些筛查手段在常见肿瘤包括肺癌、乳腺癌、胃癌、结直肠癌、宫颈癌等的诊断中得到成功应用，可显著降低患者的死亡率。需要注意的是，肿瘤筛查需结合患者症状、生活习惯、家族史等高危因素来决定筛选项目。此外，肿瘤的筛查是一个层层递进的过程，比如针对大肠癌进行指检或大便隐血检查初筛，根据初步检查结果来决定是否需要进一步肠镜检查。随着分子生物学技术的进步以及临床数据的积累，通过基因组学技术来筛查恶性肿瘤将发挥越来越大的价值。

表 7-2　常见恶性肿瘤的筛查方法

恶性肿瘤类型	筛查手段
大肠癌	指检、大便隐血、CEA、肠镜
乳腺癌	体检、乳腺 X 线、乳腺 B 超、根据需要行 MRI
宫颈癌	宫颈细胞学涂片和 HPV DNA
肺癌	低剂量螺旋 CT
肝癌	甲胎蛋白（AFP）和肝脏 B 超
胃癌	胃镜
前列腺癌	前列腺特异性抗原（PSA）
甲状腺癌	体检和颈部超声
淋巴瘤、白血病	体检、超声和血常规
食管癌	内镜
皮肤癌	皮肤检查
胰腺癌	CA19-9、腹部 CT 和超声内镜
胆囊癌	CEA、CA19-9 和胆囊 B 超
卵巢癌	CA125 及 B 超

值得注意的是，尽管肿瘤筛查手段往往是简单、安全的，但是其缺点大多被忽视了。肿瘤筛查需要评估风险效益比（risk-benefit profile）。肿瘤筛查会带来过度诊断和治疗，造成患者不必要的心理负担。此外，评估筛查的效益时需要克服健康志愿者偏倚（healthy volunteer bias，即主动行体检的群体往往更健康）、引导时间偏倚（lead-time bias，即筛查确诊点与一般确诊点之间的时间段）和持续时间取样偏倚（length-biased sampling，即对于生长较慢的恶性肿瘤往往容易被筛查到）等因素。

（一）1861 年霍勒斯·多贝尔倡导肿瘤筛查理念

1861 年，英国医生霍勒斯·多贝尔（Horace Dobell，1828—1917）首次倡导了肿瘤筛查的理念，认为应通过病史、体格检查和实验室检查等手段来早期诊断恶性肿瘤，主张周期性地检查是获得较好疗效的唯一手段。霍勒斯强调，对于

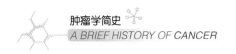

没有明显症状的民众，如果能够由受过正规培训的医生来进行包括家族史、个人史、生活环境和习惯的调查，对身体器官的状态、机能做体格检查，对体液、分泌物做显微镜检查等，并将检查结果以书面报告形式来总结，给予必需的建议，这对于民众的健康是有益的。

（二）1913年艾伯特·萨洛门使用X线检测乳腺

1913年，德国外科医生艾伯特·萨洛门（Albert Salomon，1883—1976）通过X线检测了3 000例手术切除的乳腺标本，发现了乳腺癌特有的钙化特征，或者是像小螃蟹一样的病灶，并使用X线影像特征来区别乳腺癌和其他乳腺疾病，为日后乳腺X线钼靶检测提供了重要的资料。然而后来萨洛门的职务被解除了，他从集中营逃到荷兰阿姆斯特丹，所以他并没有将该技术应用于临床，乳腺X线钼靶也在多年后才在临床上使用。

（三）1928年乔治·帕帕尼科劳与宫颈癌细胞刷片

1928年，希腊裔美籍细胞病理学家乔治·帕帕尼科劳提出著名的宫颈细胞刷片以筛查宫颈癌，大大提高了宫颈癌的治愈率，挽救了数百万妇女的生命。与历史上许多科学家一样，帕帕尼科劳也是在完成自己本职工作的同时，在业余时间进行科学探索。帕帕尼科劳是一名非常勤奋的科学家，他从不休假，每周工作七天，完全沉浸并享受在他的科研中。他的工作离不开家庭的全力支持，妻子玛丽不仅照顾家庭，而且参与实验室工作，甚至还作为帕帕尼科劳的长期研究对象。他的研究和工作直到20世纪40年代末才被广泛认可。

（四）1967年粪便潜血试验用于结直肠癌筛查

1967年，大卫·格雷格（David H. Greegor）通过使用粪便潜血试验（fecal occult blood test，FOBT）对900多个个体进行检查，发现5%的个体隐血试验阳性，其中1%最终被确诊为结直肠癌，自此粪便潜血试验被用作结直肠癌的筛查试验。这种简单廉价的工具可以检测粪便中是否有血液，这是癌症或癌前病变（称为息肉）可能存在的标志，粪便潜血试验筛查显著降低了结直肠癌患者的死亡率。一项荟萃分析结果显示，粪便潜血试验筛查可降低结直肠癌患者16%的死亡风险。当然，粪便潜血试验并不可直接确诊结直肠癌，需结合其他检查如肠镜、肿瘤标志物、影像学等来判断。

第八章　肿瘤治疗 *Chapter 8*

一、外科治疗

手术切除是最古老的恶性肿瘤治疗手段，公元前 1600 年古埃及的文献中就有外科手术切除肿瘤的记载。由于乳腺位于易于触及的体表，且相对发病率较高，因此早期许多对于手术的研究对象多为乳腺癌。手术切除仍是恶性肿瘤目前主要的治疗方法之一，其发展主要分为四个阶段，如下。

（1）萌芽期：这一阶段主要是 19 世纪以前，主要研究的问题是手术切除是否有效。

（2）黄金期：这一时期主要是 19 世纪以后，主要研究的方向是如何确定手术范围。

（3）微创期：这一阶段主要是 20 世纪中叶以后，探讨的主线是如何在切除肿瘤的同时减少正常脏器损伤，保持形体美观。

（4）预防期：这一阶段主要是 21 世纪以后，主要问题是如何通过手术预防或早期干预恶性肿瘤。

癌症的现代综合治疗体系中，手术通过自身调整并发挥互补作用，使其成为标准化、科学化、友好化的技术。目前大约有 90% 的恶性实体肿瘤需要外科手术切除，许多实体肿瘤均采用以外科手术为主的综合治疗。

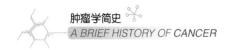

（一）萌芽期

1. 中世纪之前对手术切除肿瘤疗效的质疑

公元前 400 年以前，手术是当时恶性肿瘤的主要治疗手段，切除、烧灼，仅仅去除局部的肿瘤，留下一个大切口。公元前 400 年，希波克拉底体液学说的提出使恶性肿瘤是一种全身性疾病的观点得到认可，手术的疗效被质疑。中世纪时期，宗教将盖伦的医学理论神圣化，人体解剖学被明文禁止，外科的发展近乎停滞。

2. 文艺复兴时期的肿瘤外科学

16 世纪以后，欧洲进入了文艺复兴时期，艺术的繁荣和科技的发展也带来了医学的进步。人体解剖学在这一时期迅速发展起来，此时手术不再受此前桎梏的限制。在通过人体解剖并没有找到肿瘤患者体内所谓的黑胆汁后，人们开始怀疑盖伦的相关医学理论。"科学外科学之父"约翰·亨特认为恶性肿瘤的病因是淋巴，而不是黑胆汁，发酵的淋巴液影响了 pH 和密度而导致恶性肿瘤的发生。他认为，在恶性肿瘤没有扩散之前，可以对其进行手术切除。法国外科医生亨利·德朗和他的同事简·佩蒂特（Jean-Louis Petit）认为肿瘤开始在局部发病，随着肿瘤的进展，肿瘤会随着淋巴系统扩散到全身，此时是不可切除且致命的。他们建议针对乳腺癌应行全乳腺切除和淋巴结清扫，以防止肿瘤复发。

3. 约 1750 年约翰·亨特与"科学外科学"的创建

18 世纪末，执业外科医生在社会地位和专业素养上与内科医生本身存在着明显的区别，后者具备当时的所有科学知识，前者只是理发店的学徒。外科医生的工作仍然带有明显的羞耻感。在体液学说不可撼动、放血疗法大行其道的年代，"科学外科学"奠基人约翰·亨特对传统与主流发出了挑战。亨特将现代化的方法引入外科手术：通过彻底了解解剖与生理，仔细观察患者的病情，患者死后进行尸解以进一步了解疾病，通过从各个方面的完整对比，提出改进方案，并将新的手术方案在动物身上进行实验，最后将手术方案应用于人类。亨特的成果将外科学提升至史无前例的地位，使外科学成为与内科学相媲美的学科。尽管是家喻户晓的外科医生，但亨特对于手术却非常谨慎，考虑到手术的创伤，他建议

"不要着急去手术"（Do not rush into surgery）。在施行手术前，要考虑患者的全身情况、家庭、个人史、是否可以自愈等，手术只是最后的选择。这些理念为科学外科和现代外科的引入奠定了基础。

4. 文艺复兴之前中医肿瘤外科学成就

值得一提的，在文艺复兴之前，中医肿瘤外科学远远领先于西方医学。尽管中医始终认为恶性肿瘤是一种全身性疾病，但整体与局部结合的辨证思维一直影响着中医治疗肿瘤的策略。中医强调内外结合、手术与中草药结合等，手术一直是中医治疗恶性肿瘤的重要手段。公元 16 年，新朝皇帝王莽命令太医尚方与巧屠作人体解剖，量度脏腑作为医用。公元 190 年，《难经》对人体解剖等作了相当精确的描述。名医华佗在此时期前后，应用酒服麻沸散进行全身麻醉，并在麻醉下实施了世界最早的胃肠肿瘤手术，开创了人类手术治疗内脏肿瘤的先河。三国时期大将司马师在小时候左眼底下就有一个肿瘤，《太平御览》一书中就有记载华佗给司马师做目瘤手术，书中写着当时华佗"出眼瞳，割去疾而内诸药"，也就是把目瘤切除后，敷上药，司马师术后 40 余年才去世，这也是有史记载最早的眼科手术。公元 610 年，巢元方等著《诸病源候论》，详述数以百计的疾病、病因和症候，该书有肠吻合术、大网膜结扎切除术、血管结扎术等外科手术方法和操作。这些手术大多到 18 世纪以后才在西方开展。

（二）黄金期

19 世纪中叶以后，手术切除恶性肿瘤的效果逐渐得到公认。随着麻醉术大幅度减轻了患者的痛苦，无菌操作术和输血技术提高了手术的安全性，加之对恶性肿瘤复发转移规律以及淋巴转移的认识，肿瘤外科学进入了持续一百多年的平稳发展黄金期，这段时期被称为"外科世纪"（the century of the surgeon），名家辈出，涌现了詹姆斯·佩吉特、西奥多·毕罗氏、桑普森·韩德利、威廉·霍斯特德等外科学泰斗。这一阶段手术疗效逐渐得到认可，手术切除脏器逐步从体表拓展到体内，切除范围也逐步扩大，逐渐突破各种"禁区"。手术在提高疗效的同时，也给患者带来了巨大的创伤。

1882 年，美国著名外科医生、"现代外科学之父"威廉·霍斯特德实施 Halsted 乳腺癌根治术，首次倡导了恶性肿瘤的根治性手术切除理念。根据这个观点，霍斯特德创建了乳腺癌根治术，大大改善了患者的预后，部分患者甚至被治愈。更为重要的是，这一术式首次倡导了恶性肿瘤的根治性手术切除理念，提出恶性肿瘤的整块切除原则，即整块切除（en bloc resection），这是肿瘤外科手术中独有的，也是最重要的一个基本手术原则。此后，各种常见的恶性肿瘤根治性手术如雨后春笋般诞生了，恶性肿瘤患者的预后也得到了大幅度的改善。手术当之无愧地成为恶性肿瘤治疗的"王牌"。

（三）微创期

20 世纪以来，肿瘤是全身性疾病的观点得到重申。外科医生逐渐意识到，手术在给恶性肿瘤患者带来生存获益的同时，广泛破坏性手术也给患者带来了巨大的创伤，影响了正常脏器的功能。手术探讨的问题是如何在切除肿瘤的同时减少正常脏器损伤，保持形体美观。呼吁再次回归局部手术的号召来自外科医生本身。这一时期，外科手术一统天下的格局逐渐被打破，逐渐成为多方案背景下的主心骨，外科治疗也从单纯重视生存期向更加合理的兼顾生存期与生存质量的方向转变。

1. 1961 年乔治·B. 克莱尔提出乳房肿块切除联合放疗治疗乳腺癌

美国外科医生乔治·B. 克莱尔（Geprge B. Crile，1907—1992）是克利夫兰诊所创始人、著名外科医生乔治·W. 克莱尔（Geprge W. Crile，1864—1943）的儿子。1929 年，乔治·B. 克莱尔从哈佛大学毕业获得医学学位，1937 年加入克利夫兰诊所。在小鼠肿瘤模型中，他发现肿瘤的转移并不像威廉·霍斯特德所设想的那样，以原发肿瘤为中心向周围逐步扩散，而是呈跳跃式、无法预知的方式转移，于是对霍斯特德的恶性肿瘤根治术理念产生了怀疑。此后，乔治·B. 克莱尔成为不必要手术运动的坚决拥护者，他提倡在不影响手术效果的基础上减少手术创伤，避免身体不健全的沉重代价。1961 年，在一篇论文中，克莱尔证实乳房肿块切除联合放疗与常用的、毁形的乳腺癌根治性手术效果相当，为乳腺癌的现代手术方式提供了重要参考依据。

2. 20 世纪 60 年代伯纳德·费舍尔与全乳腺切除及单纯肿块切除术

匹兹堡大学外科教授伯纳德·费舍尔开展了多项大型随机对照临床试验，证实在结合放化疗的基础上，全乳腺切除（不包括胸部肌肉切除等）甚至保留乳腺的乳腺肿块切除可以达到和 Halsted 乳腺癌根治术（包括全乳腺及胸部肌肉切除等）同样的效果。费舍尔的相关研究极大地影响了早期乳腺癌的诊治策略，同时也对其他恶性肿瘤的诊治产生了重要影响。然而由于经典的 Halsted 乳腺癌根治术已历时近百年，费舍尔的理论起初被同行们嗤之以鼻，在实施过程中遇到了强大的阻力，许多同行认为不行根治术而行乳腺切除或者肿块切除是在谋害患者。

3. 20 世纪 70 年代乳房重建手术

女性乳房一直是美丽、生育及女性气质的代名词。法国医生阿里斯蒂德·韦尔纳伊（Aristide Verneuil）迈出了乳腺重建手术的第一步。1887 年，他实施了正常乳腺组织自体移植入病变乳腺的美容修复术，这是第一例乳房重建手术。这打开了自体移植和合成物重建乳房外形这一革命性创新的闸门，此后，肌肉、肌皮瓣、脂肪、网膜，均是乳房重建的可选之物。1979 年创立的横向腹直肌肌皮瓣（transverse rectus abdominis myocutaneous flap，TRAM）移植经受住了时间的考验。此外，假体及合成物则将工业和商业也引入了该领域，凡士林、玻璃珠、橡胶、聚乙烯醇海绵、硅胶等均被应用于临床。乳房重建理念将肿瘤治疗从效果、功能升华到美观的高度。

4. 20 世纪 90 年代内镜技术在肿瘤外科的应用

随着科技发展和内镜设备的改进，内镜技术逐步拓展到肿瘤手术切除范围。自 20 世纪 90 年代以来，腹腔镜手术、胸腔镜手术等逐步取代了传统的开放手术，用于治疗肺癌、肾癌、前列腺癌和结直肠癌等。这种新方法可以在不牺牲疗效的情况下，使患者恢复更快，痛苦更少。此外，射频消融、冷冻技术、激光技术也逐渐应用于外科手术。通过远程控制机器人手臂的机器人手术（robotic surgery）在许多恶性肿瘤中被运用，尤其是在前列腺癌根治术中更具有优势。经自然腔道内镜手术（natural orifice transluminal endoscopic surgery，NOTES），又称无疤痕手术，通过人体的自然腔道来切除病灶。与腹腔镜手术不同的是，NOTES 手术无需经腹壁建立手术路径，因而具有手术创伤小、恢复快、腹壁无瘢痕、无切口感染等诸多优点，被誉为继腔镜之后的又一次手术革命。

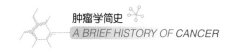
（四）预防期

21 世纪以来，肿瘤的预防和早诊早治已经深入人心，"治未病"的中医理念逐渐被接受，因此，如何在恶性肿瘤未形成之前，或恶性肿瘤形成早期进行手术干预成为学者们探索的方向。随着医学技术的进步，外科手术将逐步向恶性肿瘤的预防及早期阶段迈进。对于良性肿瘤、癌前病变以及部分早期恶性肿瘤如食管癌、胃癌、结直肠癌在内镜下可行肿瘤切除，就可达到根治效果，并不需要结合化疗、放疗等辅助治疗措施。随着肿瘤危险因素研究的发展和肿瘤分子生物学的进步，学者们对越来越多的肿瘤高危人群进行了准确的界定，从而为肿瘤的预防和早诊早治提供了早期干预的机会。比如，20 世纪 90 年代中期，研究人员发现，具有特定基因突变（*BRCA1/2* 等）的女性患乳腺癌和卵巢癌的风险显著增加。在有这种突变的女性中，切除卵巢和输卵管可以降低 51% 的乳腺癌风险和 79% 的卵巢癌和输卵管癌风险。

二、放射治疗

放射治疗（rdiation therapy 或 radiotherapy），简称放疗，是恶性肿瘤的主要治疗方式之一，其原理为使用高能游离辐射来破坏细胞的染色体，使细胞停止生长，从而消灭癌细胞。其理论基础是正常细胞修复能力较好，相对于癌细胞较不易受高能辐射所影响。放疗的主要目标是提升治疗的放射比率，即肿瘤部位接受最佳剂量，危及器官尽可能接受最低的剂量。从 1895 年德国科学家伦琴发现 X 线算起至今，放射肿瘤学经历了一百多年的历史。由于毒副作用及穿透能力限制，早期放疗仅适合局限的、很小的浅表肿瘤。随着放疗技术的进步，外照射放疗逐步广泛应用。目前，放疗分为体外放疗、区域消融治疗（腔内照射、选择性内照射、射频消融、微波消融、光学治疗等）以及系统放疗（靶向连接放疗、非密封源疗法等）。目前最常使用的放射治疗仪器为直线加速器，属于体外放射治疗的一种。放射治疗因肿瘤类型及分期不同，治疗目的可分为根治性、辅助性和姑息性治疗。

20 世纪 70 年代后，随着 CT、MRI、PET 等影像学设备的问世，肿瘤的定位更为准确，与治疗计划系统相连接，加上模拟定位机的应用，共同构成了精确、严谨的放疗计划系统（treatment planning systems，TPS），外照、内照设备和射线源的选择已多样化，放射治疗迎来了飞速发展时期。1988 年，调强适形放疗（intensity-modulated radiotherapy，IMRT）问世，使得放疗可以依据肿瘤的几何形状来实施，增加了放疗的准确度。此外，质子（proton）对于射线穿过的组织损伤较小，而对射线终末的组织有较强的杀伤力。术中放疗（intraoperative radiation therapy，IORT）可以针对手术后的残余病灶进行照射。

肿瘤的放射敏感性除与增殖指数、分化程度等相关外，肿瘤的血供、氧气、其他治疗（如化疗、手术）、内皮细胞等都会对其产生影响。肿瘤的放疗仍然存在许多问题。比如，如何增加肿瘤组织的放疗剂量同时减少正常组织的损伤？如何联合其他肿瘤治疗手段，包括化疗、手术、靶向治疗、免疫治疗等？如何提高肿瘤组织的放疗敏感性？……这些问题的解决或深入研究将会提高肿瘤放疗的效果。

（一）1895 年伦琴发现 X 线

1895 年，德国物理学家威廉·伦琴发现了 X 线（见"影像学"章节）。1901 年，伦琴成为诺贝尔奖第一位物理学奖获得者。

（二）1896 年亨利·贝克勒尔发现放射现象

1896 年，法国物理学家亨利·贝克勒尔把发射荧光物质附近放置被不透光的纸包封着的照相底片时，发现照相底片被曝光，由此发现自然界存在的放射现象。1903 年贝克勒尔获得诺贝尔物理学奖，放射的国际单位以他的名字 Becquerel（贝克勒尔，Bq）命名。由于放射性对人体的伤害，科学界很快就意识到放射性对肿瘤治疗的潜在价值。

1896 年，富于冒险精神的美国科学家埃米尔·格鲁贝（Emil Grubbé，1875—1960）在芝加哥组装了 X 线机器，首次将放射线用于恶性肿瘤的治疗，当时治疗的是一名乳腺癌患者。不幸的是，该患者由于肿瘤全身转移在治疗后不久去世。格鲁贝本人也因长年累月的放射而罹患了各种恶性肿瘤，并经受了 90 余次的肿瘤切除手术，由于手指坏疽，他的手指被一根一根地切除。

（三）1898 年居里夫妇与放射性元素镭

1898 年居里夫妇发现了放射性元素镭，开创了肿瘤放疗的先河。居里夫人设计了一种测量仪器，不仅能测出某种物质是否存在射线，而且能测量出射线的强弱。一天，居里夫人发现一种沥青铀矿的放射性强度比预计的强度大得多。经过仔细的研究，她发现这些沥青铀矿中铀和钍的含量，还不能解释她观察到的放射性的强度。居里夫人的发现吸引了皮埃尔·居里的注意，两人一起向未知元素进军。在潮湿的工作室里，经过居里夫妇的合力攻关，1898 年 7 月，他们宣布发现了这种新元素，它比纯铀放射性要强 400 倍，命名为"钋"（Po），以纪念居里夫人的祖国波兰（Poland）。1898 年 12 月，居里夫妇又根据实验结果宣布，他们又发现了第二种放射性元素，这种新元素的放射性比钋还强。他们把这种新元素命名为"镭"（Ra）。

（四）1906 年简·博格尼和路易斯·特利班杜提出 B-T 定律

1906 年，两位法国放疗科医生简·博格尼和路易斯·特利班杜提出著名的"Law of Bergonié and Tribondeau"，即 B-T 定律。博格尼擅长放疗，而特利班杜精于病理，二人合作发现，大鼠睾丸精原细胞比其他正常细胞对放疗更敏感。他们进一步提出，放疗的敏感性与细胞增殖指数成正比，与分化程度呈反比，从理论上解释了不同组织细胞对放疗敏感性的差异。这个定律早期被视为"first approximation"（一级近似），至今仍然是放射治疗理论的基石。

（五）1910 年罗伯特·艾比报道首例腔内近距离放射治疗

罗伯特·艾比（Robert Abbe，1851—1928）是一名成功的整形外科医生，在 50 岁生日之际，开始对镭的应用感兴趣，并做了大量的镭放疗方面的研究。1910 年，他报道了首例腔内近距离放射治疗患者。这名患者年仅 4 岁，在外科手术探查时发现肿瘤位于腹腔，估计重量超过 4 磅（1 磅约为 0.45 千克），无法切除，活检证实为"小细胞肉瘤"。由于肿瘤无法切除，罗伯特尝试用近距离放射来治疗。他将置入镭的中空管子插入到肿瘤。肿瘤在接下来的治疗过程迅速缩小。五个月后再次行腹腔探查，肿瘤已经完全消失。当今，腔内放疗是许多恶性肿瘤如宫颈癌、前列腺癌的重要治疗手段。

（六）1913 年威廉·库利奇发明现代 X 线阴极管

威廉·库利奇（William D. Coolidge，1873—1975）是美国物理学家和工程师，1891 年至 1896 年间曾就读于麻省理工学院，1905 年成为通用电子公司的研究人员。1913 年，库利奇发明了钨 X 线阴极管，这成为现代阴极管的原型。借鉴于钨丝在电灯上的广泛使用经验，库利奇使用钨取代了传统阴极管使用的铂。他通过低电压环加热钨丝产生电流，电子通过热离子效应从钨丝产生，从而可从数量和质量上控制放射。现代 X 线阴极管的问世使得高能量、可预测、固定速率的放疗成为可能，放射治疗由此产生了革命性的变化。

（七）1927 年克劳德·勒戈与分割放疗

1900 年，瑞典放射学家索尔·斯滕贝克（Thor Stenbeck，1864—1914）使用小剂量分割技术治愈了一名女性皮肤癌患者，该患者肿瘤长在鼻子上。这名患者在 9 个月内经历了 99 次放疗，时隔接近 30 年后，她仍然健在，并于 1928 年出席了一个 X 线相关学术会议。1927 年，法国放疗学家克劳德·勒戈发现，分次放疗对癌细胞和正常细胞产生的差异化效应，对于接受同样剂量的放射，正常组织修复能力明显强于恶性肿瘤，这样就可以通过分割放疗来加强放疗效果，促进正常组织的修复，减少毒副作用。1934 年，法国放疗学家亨利·库塔尔德（Henri Coutard，1876—1950）提出了每次照射 200 伦琴单位，每周 5 次的分次放疗方法（fractionation），这种方法转化为现代标准的 2 戈瑞/次的方法，并且和之后用 α/β 模型来描述的生物效应非常吻合。目前，分割照射已成为放疗的常规操作。1965 年，英国放疗学家弗兰克·埃利斯（Frank Ellis，1905—2006）提出组织能耐受的放疗分割次数与放疗时间相关。当今，我们知道放疗耐受剂量不仅要考虑时间与剂量，而且要兼顾组织照射的体积。

（八）1952 年人工合成的钴 -60 诞生

1952 年，人工合成的钴 -60（^{60}Co）诞生。钴 -60 是金属元素钴的放射性同位素之一，其半衰期为 5.27 年。它会通过 β 衰变放出高能量的电子束而衰变成为镍 -60。钴 -60 是一种穿透力很强的核辐射元素，首次报道的穿透距离达 60 ～ 80 厘米。目前，钴 -60 由于放射性污染大、难以处理废弃的放射源而逐渐被直线加速器所取代。

（九）1953 年第一台直线加速器成功组装

1953 年，世界第一台直线加速器在伦敦汉默史密斯医院成功组装，大大提高了带电粒子的速度和能量，使深部肿瘤的体外放疗成为可能。带电粒子加速器是用人工方法借助不同形态的电场，将各种不同种类的带电粒子加速到更高能量的电磁装置，常称"粒子加速器"，简称"加速器"。医用直线加速器是放射治疗学中最常用的放射治疗设备。

（十）1968年拉斯·拉科赛尔通过立体定向放疗治疗颅内肿瘤

1968年，瑞典神经外科医生、放射外科学（radiosurgery）的创立者拉斯·拉科赛尔（Lars Leksell，1907—1986）通过立体定向放疗治疗颅内肿瘤。针对常规的开颅手术风险大、恢复慢、容易导致患者脑损伤等缺点，拉科赛尔进而设想：假使在立体定向下，应用看不见的放射线替代手术器械进行颅脑手术，那么就可以不用手术刀，从而实现外科手术不损伤不流血的理念。就此他提出了立体定向放射外科（stereotactic radiosurgery，SRS）概念。这种概念促使了伽马刀（gamma knife）的发明。伽马刀并不是真正意义上的刀，而是一种采用伽马射线治疗各种肿瘤和脑部疾病的医疗设备。伽马刀从各种角度聚焦照射颅内靶点来治疗脑疾病，具有"隔山打牛"的优点。如今，立体定向放疗技术不仅用于颅内肿瘤，而且也应用于其他重要脏器的肿瘤。

（十一）1970年放射性粒子植入治疗前列腺癌

1970年，放射性粒子被植入治疗前列腺癌和其他癌症。研究表明，近距离放射疗法延长了前列腺癌患者的寿命。这种方法将微小的放射性粒子直接植入前列腺，高剂量辐射直接传递到肿瘤，而前列腺外的健康组织相对不受影响。如前所述，近距离放射疗法自20世纪初开始使用，但在外照射广泛使用后逐步淡出人们视野。当今，随着定位的准确，近距离放射再次成为前列腺癌、宫颈癌等恶性肿瘤治疗的重要组成部分。

三、化学治疗

公元前1000多年前，中国和西方医学都有重金属治疗肿瘤的记载。然而由于许多药物都是基于有限的临床病例，且缺乏循证医学的认识，因此，化学药物治疗肿瘤并未得到广泛认可。20世纪初，肿瘤的手术切除疗法正大行其道，而化疗才蹒跚起步，化疗科医生被医学界广泛认为是局外人。20世纪初，德国微生物学家保罗·埃尔利希首次提出"化疗"（chemotherapy）一词，将化疗定义为使用化学药品来治疗疾病，并建议通过动物模型来筛选药物。1943 年，出于对生化武器芥子气的骨髓毒性，科学家们尝试用氮芥治疗血液系统恶性肿瘤，氮芥成为第一个在临床使用的化疗药物，由此开启了化疗药物之门。1972 年，医学肿瘤学（medical oncology）作为一个亚专科被美国医疗专科委员会（American Board of Medical Specialties）批准。20 世纪 80 年代以后，随着药物设计、合成和筛选以及临床试验的确立和完善，新的药物剂型如纳米微粒、贴剂的使用，针对化疗不良反应的药物如集落刺激因子（colony-stimulating factors）、止吐剂等的推广，以及新辅助化疗的诞生，这些进步为化疗谱写了新的篇章。

（一）20 世纪 30 年代癌症药物筛选计划失败

随着动物肿瘤模型的成功建立，通过模型来筛选抗癌药物成为探索的焦点。20 世纪初，纽约洛斯维·帕克纪念研究所的乔治·克劳斯（George H. A. Clowes，1877—1958）在大鼠中制作了第一个可移植的肿瘤动物模型。这一进步为大规模的药物筛选提供了平台，药物筛选也成为此后数十年肿瘤学研究的重点方向。早期研究的动物模型包括肉瘤 37（S37）、肉瘤 180（S180）、沃克 256（Walker 256）、埃尔利希腹水肿瘤等模型。1935 年，美国公共卫生服务结构（USPHS）的莫雷·希尔（Murray Shear，1899—1983）领导了一项雄心勃勃的癌症药物筛选计划，最终筛选了超过 3 000 种药物。然而仅有两种药物进入了临床试验，最终这两种药物也因为毒副反应太大而没有应用到临床，这项计划也于1953 年宣告失败。其失败的重要原因是对化疗药物的潜在毒副作用缺乏认识。

（二）1943 年路易斯·古德曼和阿尔弗雷德·吉尔曼发现氮芥抗淋巴瘤

芥子气（mustard gas）号称"毒气之王"，会引起眼睛、皮肤、口腔、消化道黏膜、呼吸道上皮的损伤，吸入少量的芥子气足以使士兵失去战斗力。1854年，第一种芥子气——硫化芥子气被报道。1917 年第一次世界大战期间，德军打开了化学武器战的"魔盒"，在比利时战场对英法联军首次使用了芥子气，造成了许多士兵的伤亡。此后在一战期间，芥子气被大量生产和使用，超过 100 种芥子气的衍生物被合成。

到了第二次世界大战期间，芥子气依然是参战国的重要军备之一，对于化学武器，各国表面谴责，其实一直没有停下研究的脚步。1942 年，美国科学研究与发展办公室（Office of Scientific Research and Development，OSRD）向耶鲁大学的研究人员路易斯·古德曼和阿尔弗雷德·吉尔曼拨款，研究芥子气的解毒剂。美国科学研究与发展办公室这个名称其实是美国军方用来辅助军事研究的幌子，因此这个研究成为一个保密的项目。这反而给了两位研究者足够的自由度去从事其他研究。古德曼和吉尔曼对芥子气灼伤皮肤和黏膜等特性并不感兴趣，反而着迷于这种毒气大量杀死白细胞的效应。这种效应，是否可以用来对付大量白细胞增生的血液系统恶性肿瘤呢？他们开始研究宿主对这种有毒物质的最大承受剂量，发现氮芥（nitrogen mustard）静脉注射比其他类型芥子气会产生更少的血栓。此后他们探索氮芥在兔子的药物动力学和毒性作用，并发现在动物模型中氮芥可以抑制淋巴瘤的生长。1942 年 12 月，他们与耶鲁大学外科医生古斯塔夫·林斯科格（Gustav E. Lindskog，1903—2002）合作，发起了第一次临床试验，证实了氮芥抗淋巴瘤的效果，并于 1943 年在一个会议上做了发表。同年，美国海军在意大利巴里港口放置了 2 000 个芥子气炸弹。德国军队虽然对芥子气炸弹在巴里的存放并不知情，但他们的一次空袭，导致了大量芥子气的泄露和许多盟军士兵的伤亡，其造成的损伤远远超过单纯空袭的伤害，这个被称为"盟军自己炸自己"的事件，即二战时期著名的空袭巴里事件。事后，盟军高层将领决定隐瞒此事。负责抢救的医生发现，这种毒气造成了严重骨髓抑制和全血细胞减少，尤其是淋巴细胞明显减少，也从侧面证实了芥子气对骨髓的抑制作用。

氮芥成为第一种在临床使用的化疗药物，它的发现开启了化疗药物之门，人类从此迎来了"化疗时代"。当今，氮芥作为烷化剂在影响肿瘤细胞 DNA 结构和功能的药物中依然赫然有名，仍然是肿瘤学家进行化疗的一个强有力的武器。

（三）1948 年西德尼·法伯与白血病抗叶酸治疗

西德尼·法伯，美国儿科病理学家，因使用叶酸拮抗剂治疗儿童急性淋巴细胞白血病而被称为"现代化疗之父"，引领了现代化疗的发展。急性淋巴细胞白血病是一种常见的儿童恶性肿瘤，20 世纪 40 年代，曾经夺走许多儿童的生命。医生们在这种疾病面前束手无策，充满着悲观情绪。当时学者们发现叶酸缺乏可引起恶性贫血，其特征是骨髓中大量存在未成熟的红细胞，而补充叶酸则可治疗这种疾病。法伯开始认为急性淋巴细胞白血病跟恶性贫血有着相似的病理特征，比如不成熟的血细胞和贫血，所以他尝试用叶酸去治疗急性淋巴细胞白血病。他在一些患儿中进行了试验，结果不但没疗效，还使患儿病情恶化。但是法伯并没有气馁，在总结原来结果的基础上推断：叶酸既然刺激了白血病细胞的生长，那么阻断叶酸则有可能抑制其生长。他不顾医院的强烈反对，顶着巨大的压力进行了试验。法伯在1948年的《新英格兰医学杂志》上报道了抗叶酸药物氨甲蝶呤治疗急性淋巴细胞白血病的论文，详细总结了5例患者的治疗效果，其中4例患者明显好转。虽然叶酸拮抗剂只能给急性淋巴细胞白血病带来暂时的缓解，但它仍然是极具历史意义的"真正缓解"。

（四）1950年乔治·希金斯和格特鲁德·埃利昂研发巯鸟嘌呤和6-巯基嘌呤治疗白血病

既往许多药物的成功都是在"试验—失败"（trial-and-error）的过程中偶然发现的。美国药学家乔治·希金斯想打破这种偶然规律，尝试通过科学理论来设计和研发药物。格特鲁德·埃利昂于1941年获得纽约大学化学硕士学位。尽管成绩优异，积极进取，毕业后她还是无法找到一份实验室的工作，为了谋生，她不得不接受一份超市货物监管员的工作。1944年，乔治·希金斯凭着直觉聘请格特鲁德·埃利昂加入了自己的团队，并开始了长期密切的合作。他们注意到正常人类细胞、肿瘤细胞、单细胞生物、细菌和病毒在核酸代谢方面存在不同，而当时关于核酸包括DNA和RNA的信息是很少的，当然，嘌呤和嘧啶可以用于核酸的合成是已知的。基于正常细胞与肿瘤细胞、细菌等核酸代谢方面的不同，他们尝试在嘌呤上加不同的侧链，用不同系列的嘌呤衍生物来治疗相关疾病，以阻碍肿瘤的核酸合成。1948年，他们发现一种腺嘌呤抑制剂二氨基嘌呤（二腺嘌呤）可用于治疗白血病，然而最终因副作用太大而被弃用。1950年到1951年，他们发现了6-巯鸟嘌呤和6-巯基嘌呤可治疗白血病，进而证实乙胺嘧啶可用于疟疾。两人还有许多代谢方面的贡献，包括1957年硫唑嘌呤用于治疗移植后的免疫排斥反应，1963年别嘌呤醇用于治疗痛风。此外，他们发现乙胺嘧啶和甲氧苄啶的化疗效果可以通过使用磺胺来加强。乔治·希金斯和格特鲁德·埃利昂也因抗核酸代谢药物方面的贡献而获得1988年诺贝尔生理学或医学奖。

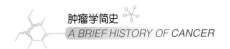
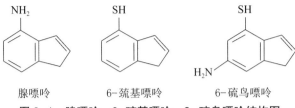

| 腺嘌呤 | 6-巯基嘌呤 | 6-硫鸟嘌呤 |

图 8-1　腺嘌呤、6-巯基嘌呤、6-硫鸟嘌呤结构图

（五）1956 年李敏求和罗伊·赫兹报道第一例化疗根治的实体肿瘤

随着现代化疗之父西德尼·法伯证实叶酸拮抗物在儿童白血病患者身上取得了很好的疗效，美国纪念斯隆-凯特琳癌症中心的李敏求也尝试用叶酸拮抗物治疗转移性黑色素瘤。他发现用氨甲蝶呤可以降低患者的绒毛促性腺素（chorionic gonadotrophin，β-HCG）水平，却不能改善黑色素瘤患者的疗效。1955 年，美国国立癌症研究院内分泌科主任罗伊·赫兹从朋友那里获知李敏求正在进行氨甲蝶呤治疗黑色素瘤的研究，因此邀请李敏求加入自己的团队，担任助理产科医师。当时，李敏求正好收到了征兵的通知，为了免服兵役，李敏求欣然接受了赫兹的邀请。根据当时的美国法律，参加联邦的研究计划，如进入美国国家卫生研究院，就可以不用应征入伍。在李敏求加入之前，赫兹已经发现女性的生殖道需要更多的叶酸。当时，李敏求和赫兹接诊了一位绒毛膜癌肺转移导致大出血的年轻女性，这名患者预计活不了几天，于是他们给这位患者尝试用了氨甲蝶呤，结果肿瘤奇迹般地消失了。1956 年，这项研究得以发表，这是史上第一次仅用化疗让转移性的恶性实体瘤消失的案例，引起了全世界的轰动。

李敏求并没有满足于自己取得的成绩。相反，这次成功，让他对绒毛膜癌有了更深的认识。他发现，β-HCG 的水平能用于监测绒毛膜癌的治疗效果。倘若血液中仍存在 β-HCG，就意味着患者的癌症并没有被治愈，哪怕在她们的体内已经看不到肿瘤的迹象了。于是，他采取了一种大胆的治疗手段：尽管化疗药物会产生毒性，只要 β-HCG 水平没有降至正常值，他就继续为患者进行化疗，从而进一步提高了绒毛膜癌的治愈率。在这一重大发现之前，90% 的绒毛膜癌患者会在一年内死去。在李敏求的研究之后，几乎所有的绒毛膜癌患者都能痊愈，不需进行手术，许多女性患者还能怀孕和生育。遗憾的是，美国国立癌症研究院当局甚至包括罗伊·赫兹认为李敏求是在对患者进行实验，继续使用药物会增加化疗的不良反应，要求终止李敏求绒毛膜癌方面的研究。李敏求坚信自己的发现，被迫离开了美国国立癌症研究院。被屈辱地解雇后，他返回了纪念斯隆-凯特琳癌症中心，再也没有回过美国国立癌症研究院。当今，化疗可以根治绝大部分绒毛膜癌。除了上述研究外，李敏求还有许多重大成果。1960年，李敏求发现联合化疗可以用于治疗转移性睾丸癌，使得睾丸癌的治愈率大幅度提高。1977年，他发现结肠癌患者术后使用5-氟尿嘧啶可以提高患者的长期生存率，该研究成果的发表使得人们对辅助治疗的重视程度大大增加。李敏求也为肿瘤内科成为独立的学科做出了重大贡献。1980年，李敏求开始筹备回中国探亲，但不幸因心脑血管疾病逝世。

（六）1957年查尔斯·海德尔伯格发现氟尿嘧啶用于非血液系统肿瘤

查尔斯·海德尔伯格发现在动物模型中，肝癌组织吸收和使用尿嘧啶明显多于正常组织，因此，他假设是否可以针对尿嘧啶进行抗肿瘤治疗，从而研发出了5-氟尿嘧啶（5-fluorouracil，5-FU）。海德尔伯格的这种设想与当今的肿瘤靶向治疗有异曲同工之处。氟尿嘧啶成为第一个针对非血液系统恶性肿瘤的化疗药物。虽然氟尿嘧啶研发出来后并没有得到广泛应用，但在后来的研究中证实，氟尿嘧啶是一个广谱抗肿瘤药物。直到今天，氟尿嘧啶仍是治疗结直肠癌的基石，也成为许多联合化疗方案的重要组成部分。

（七）1964年霍华德·斯基珀与"杀死全部肿瘤细胞"理念

众所周知，抗癌药物尤其是化疗药物都有一定的不良反应，如何在不损害机体的情况下而取得最大的抗癌效果是学者们一直追求的目标。霍华德·斯基珀（Howard E. Skipper，1915—2006）自称"小鼠医生"，他取得的成就包括使用定量动物模型来研究药物动力学，计算被药物杀死和存活的肿瘤细胞数量。斯基珀通过在动物体内人为诱导白血病来开展研究，并建立了L-1210小鼠白血病细胞系，实验小鼠注射这种细胞，就会患白血病，L-1210成为最广泛使用的模型并被美国国立癌症研究院广泛使用。通过利用动物模型，他制定了最佳给药方案以及联合用药原则，以最大程度杀伤肿瘤，为联合化疗提供了理论证据。斯基珀发现不精确的抗癌药物剂量无法完全清除肿瘤细胞。他提出"杀死全部肿瘤细胞"的理念，认为要通过足够的药物杀死所有的肿瘤细胞，即使有一个肿瘤细胞残留，也会导致致死的复发，该发现为术后辅助化疗提供了理论基础。此外，斯基珀提出，一定浓度的某一抗癌药物能杀死一定比例的肿瘤细胞，而不是一定数量的肿瘤细胞。比如，一定剂量的化疗药物使肿瘤细胞从 10^7 个降至 10^6 个，那么也需要同等剂量的药物使肿瘤细胞从 10^6 个降至 10^5 个，使用同等剂量的药物化疗 7 次即可清除所有的肿瘤细胞。他的研究为肿瘤药物剂量的规范使用提供了依据，也为肿瘤化疗打下了理论基础。而在斯基珀的研究之前，化疗药物的使用多基于临床医生的个人经验。

（八）1965 年联合化疗的使用

1965 年，美国国立癌症研究院研究员埃米尔·弗雷、埃米尔·弗雷瑞克和詹姆斯·霍兰德及同事认为，不同作用机制的药物联合在一起使用，可增强药物疗效。这种想法是借鉴于当时抗生素联合使用在杀灭细菌方面的成功经验，单用一种抗生素可能会产生耐药，而联合应用抗生素则可能消灭感染。肿瘤细胞一般最终都会产生突变从而对单一化疗药物耐药，而联合使用药物则使得耐药机会减少。在多次试验之后，他们使用了氨甲蝶呤、6-巯基嘌呤、长春新碱、泼尼松四药联合的 MOMP 方案，大大提高了儿童急性淋巴细胞白血病的疗效，许多患者得以根治。这一发现为目前化疗方案的制订奠定了理论基础。目前使用的化疗方案，多为几种药物的联合使用。此外，不同作用机制药物，如化疗药物、靶向药物、免疫治疗等联合使用也越来越普遍。

（九）1975 年伯纳德·费舍尔与术后辅助化疗

伯纳德·费舍尔参加了一个国家外科手术辅助治疗乳腺项目（National Surgical Adjuvant Breast Project，NSABP），最初该项目旨在研究乳腺癌术后，使用烷化剂或安慰剂辅助化疗对患者预后的影响。当时，虽然肿瘤化疗的进展有目共睹，但许多外科医生都对术后辅助化疗有排斥。费舍尔证明手术后进行化疗可以提高乳腺癌患者的生存率，推动了乳腺癌以及其他恶性肿瘤术后辅助治疗的进程。

1976 年，意大利肿瘤学家吉安尼·博纳东纳（Gianni Bonadonna，1934—2015）通过临床研究证实，环磷酰胺、氨甲蝶呤以及氟尿嘧啶组成的 CMF 方案能明显改善具有淋巴结转移的乳腺癌患者的预后，成为乳腺癌根治术后辅助治疗的经典方案。

四、免疫治疗

免疫系统在肿瘤防御过程中发挥着至关重要的作用，成为目前肿瘤研究最为热门的领域。免疫系统有惊人的能力来检测出外源物质而保留自身。在癌细胞中，随着突变累积和基因扩增模式改变，机体的免疫系统能像消灭外源性病原那样清除癌细胞。1909 年，保罗·埃尔利希提出了肿瘤的免疫监视理论，此后学者们对肿瘤的免疫监视进行了更为系统的研究，揭示了肿瘤的免疫逃逸机制，使免疫反应疫苗、免疫检查点疗法等成功问世。免疫系统对恶性肿瘤来说是把双刃剑，既可抑制其发生发展，又可促进恶性肿瘤进展，比如中性粒细胞、巨噬细胞的不同亚型对肿瘤的影响。如何精准地调控免疫系统来消除恶性肿瘤成为当前研究的热门话题。

（一）1894 年威廉·科利与科利毒素

美国纽约纪念医院外科医生威廉·科利（William B. Coley，1862—1936）一直思考是否可通过自然手段来治疗恶性肿瘤。1891 年，他接诊了一位右手受伤的 17 岁女性患者，该患者病灶有炎症和疼痛。科利诊断该患者为骨肉瘤，并实施了截肢手术。然而，尽管手术时没有明显的远处转移，该患者在术后两个半月就复发了。科利对该患者的复发感到震惊，并尝试通过查找既往疗效较好的病例来寻找可能的治疗方法。

巧合的是，他找到了一个有鸡蛋大小面颊肉瘤的患者。这个肉瘤患者经历了两次手术，但是仍然复发了。由于手术切口范围较大，伤口迟迟不能愈合。更糟糕的是，患者伤口出现化脓性链球菌感染，伴随反复高热。就在医生束手无策、患者绝望之时，肉瘤竟然奇迹般缩小直至消退。科利经过数周的查找终于找到了该患者，这名患者出院 7 年后仍然非常健康。这一特殊的病例引起了科利的兴趣，他意识到也许这个感染能够通过唤醒免疫防御治疗肿瘤。于是他设计了一种包含化脓性链球菌和黏质沙雷氏菌的疫苗，这种疫苗可以引起典型的感染，包括炎症、寒战、发热等，却不用担心真正的感染危害。该疫苗被命名为科利毒素，应尽可能瘤内注射以获得更佳疗效。此后研究证实，科利毒素对多种恶性肿瘤包括肉瘤、上皮来源恶性肿瘤、淋巴瘤、黑色素瘤、骨髓瘤等有治疗效果。分析发现，对于 896 例接受科利毒素的恶性肿瘤患者，不可手术切除的上皮来源恶性肿瘤患者的 5 年生存率方面（34%～73%）与不可切除的肉瘤患者（13%～79%）相当。1936 年，就在科利去世后不久，科利毒素得到了美国医学会的认可。遗憾的是，由于此后的政策导向逐渐转到了手术、化疗等领域，科利毒素逐渐淡出了人们的视野。虽然科利毒素没能发展到今天，但不可否认，科利的研究开启了肿瘤免疫治疗的新篇章。

（二）1909 年保罗·埃尔利希与肿瘤免疫监视理论

德国免疫学家保罗·埃尔利希（Paul Ehrlich）提出机体免疫系统可抑制肿瘤的形成。他认为，在极其复杂的胚胎形成和发育过程中，细胞异常的情况十分普遍，幸运的是，由于机体的积极防御机制，它们的恶化趋势将得到抑制。然而，由于实验工具和知识的不足，当时埃尔利希没有通过实验证明这一假设。尽管试图开展的免疫治疗没有像埃尔利希设想的那样成功，但他的免疫监视假说为肿瘤的免疫治疗奠定了理论基础。20 世纪 50 年代之后，免疫学家马克法兰·伯纳特和刘易斯·托马斯首次正式提出了免疫监视（immune surveillance）理论，认为机体的免疫系统通过识别肿瘤特异新抗原（tumor-specific neoantigens）来清除恶性肿瘤。

（三）1957 年马克法兰·伯纳特提出免疫克隆选择学说

澳大利亚病毒学家和免疫学家马克法兰·伯纳特自 20 世纪 30 年代起即从事病毒学方面的研究，是首先研究噬菌体繁殖的学者之一。他对免疫学的第一个重要贡献是关于获得性免疫耐受的理论，认为在胚胎期给动物注射抗原，该动物不能产生抗体而是对该抗原获得了耐受性。伯纳特以该理论获得了 1960 年诺贝尔生理学或医学奖。他的第二个重要贡献是关于抗体生成的理论。基于分子遗传学的发展和实验观察，他于 1957 年提出了有关抗体生成的克隆选择学说，认为机体存在着大量不同种类的淋巴细胞，每种细胞可由遗传决定产生一种特异性抗体。当抗原侵入时，刺激某种特定淋巴细胞活化和增殖，产生出一群遗传性相同的子代细胞，形成此种淋巴细胞的克隆（即由无性繁殖产生的细胞系），产生出一种特异性相同的抗体。克隆选择学说成为适应性免疫研究的关键理论，它的提出促进了免疫学从血流抗体的研究转向细胞生成抗体的研究，推动了淋巴细胞发育和功能的探索。

（四）1976 年卡介苗被证实对原位膀胱癌有效

卡介苗（Bacillus Calmette-Guerin，BCG）是由减毒牛型结核分枝杆菌悬浮液制成的活菌苗，用于防治结核。1929 年，美国生物学家雷诺德·珀尔（Raymond Pearl，1879—1940）在尸检研究中发现，结核患者发生恶性肿瘤的比例较低，首次建立了结核与肿瘤的联系。珀尔检查了由于各种恶性肿瘤死亡的患者，并与存活的恶性肿瘤患者进行年龄、性别、种族匹配对比，发现存活的恶性肿瘤患者较死亡的恶性肿瘤患者有较高的结核患病率，尽管他当时无法解释这种现象。不幸的是，次年发生了吕贝克灾难（Lubeck disaster）卡介苗污染事件，由于实验室的疏忽，卡介苗中污染了毒力更强的结核分枝杆菌，许多德国儿童接种了污染的卡介苗，导致了七十多名儿童的死亡。由于该事件的公共影响巨大，造成了卡介苗治疗恶性肿瘤的研究停滞了近 30 年。直到 20 世纪 50 年代，随着动物模型的广泛使用，卡介苗的抗肿瘤效果逐步在免疫力正常的动物模型中得到证实。1966 年，研究证实了卡介苗能在几内亚猪的膀胱中引发强烈的迟发性超敏反应。在前人研究的基础上，加拿大泌尿外科医生阿尔瓦罗·莫拉莱斯（Alvaro Morales）于 1976 年通过临床研究证实了卡介苗对浅表性膀胱癌的治疗效果。现今研究表明，卡介苗能激活机体的免疫系统，增强 T 淋巴细胞的敏感性，刺激巨噬细胞分泌细胞因子来杀伤肿瘤细胞。

（五）1992 年迈克·赛德兰与 CAR-T 问世

CAR-T 疗法的全称是 chimeric antigen receptor T cell therapy，即嵌合抗原受体 T 细胞疗法，是近年来发展较快的一种新的细胞免疫治疗技术。其原理是利用患者自身的 T 淋巴细胞，经过病毒载体等重新改造，使 T 细胞装载上具有识别肿瘤抗原的受体及其刺激分子，体外扩增后再次回输入患者体内，从而识别并攻击自身的肿瘤细胞。1961 年，免疫学家雅克·米勒（Jacques Miller）发现了胸腺切除的动物对移植的异物没有排斥能力，且容易发生感染，由此推断胸腺是一个重要的免疫器官，进而鉴定出了 T 淋巴细胞。而在此之前，胸腺被认为是没有功能的。1992 年，免疫学家迈克·赛德兰（Michel Sadelain）通过病毒载体将肿瘤抗原的基因序列导入 T 细胞内，进而杀伤肿瘤细胞，并将其命名为嵌合抗原受体（chimeric antigen receptors，CARs），为后续的 CAR-T 细胞治疗奠定了基础，第一代 CAR-T 由此问世。2003 年，迈克·赛德兰以 CD19 作为第二代 CAR-T 的靶标，证实了其对白血病动物模型的效果。2017 年，赛德兰通过基因编辑技术 CRISPR 进行 CAR-T 的组装。2017 年，美国食品药品监督管理局批准了第一个 CAR-T 治疗血液系统肿瘤。目前其他恶性肿瘤对于 CART 的疗效也正在研究中。

CAR-T 治疗存在不少不良反应。细胞因子释放综合征（cytokine release syndrome，CRS）也称"细胞因子风暴"。第一代 CAR-T 细胞问世时，由于缺乏共刺激因子，T 细胞增殖不足，细胞因子产生过少，抗肿瘤效果欠佳。于是，科学家们将 CARs 进行了改造，将传递增殖信号的 CD28 或 41BB 分子的活性域整合到 CARs 中，强化自身扩增，延长体内存活时间，进而增加抗肿瘤效果。但是这种改造的 CAR-T 是把双刃剑，增殖过度可引起致命性细胞因子的大量释放。临床表现为高热、乏力、疲劳、肌痛、恶心、厌食、心动过速、低血压、毛细血管渗漏、心功能不全、肾损害、肝衰竭、弥漫性血管内凝血等症状，甚至引起死亡。此外，由于 CAR-T 细胞普遍识别的肿瘤相关抗原并非肿瘤细胞所特有，它们与非肿瘤组织靶抗原接触时便会引起"脱靶现象"。这种不良反应可以从轻微的骨髓单系缺乏如再生障碍性贫血到严重的不良反应如死亡，影响包括胃肠道、血液系统、呼吸系统等脏器的功能。

（六）2004 年罗伯特·施莱博提出肿瘤的免疫编辑理论

经典的免疫监视理论认为，肿瘤是自然发生的，正常情况下肿瘤细胞会被免疫系统清除。1974 年，美国免疫学家奥夏斯·斯图特曼（Osias Stutman）通过致癌剂 3-甲基胆蒽刺激，发现免疫缺陷的裸鼠与免疫正常的小鼠在肿瘤发生率上并没有区别，研究发表在《科学》杂志上。这篇重要报道使得科学界认为免疫系统在肿瘤发生中并没有作用，从此对肿瘤免疫监视学说的质疑持续了接近 20 年。美国免疫学家罗伯特·施莱博（Robert D. Schreiber）通过研究表明，裸鼠并不是完全免疫缺陷，仍然有部分 T 细胞的功能以及干扰素-γ 和穿孔素的表达，消除这些免疫因素可以促进动物模型中恶性肿瘤的发生。比如，重组酶活化基因

2（recombinase activating gene-2，RAG-2）是免疫反应中的重要分子，小鼠缺乏 RAG-2 会引起淋巴细胞抗原受体重组缺陷，导致 T、B 以及 NKT 细胞功能缺失。RAG-2$^{-/-}$ 转基因小鼠较对应的野生型小鼠的肉瘤形成更早，且发病率更高。2004 年，施莱博提出了肿瘤的免疫编辑理论（cancer immunoediting），认为肿瘤免疫存在清除、平衡、逃逸（elimination，equilibrium，and escape，3E）三个过程。免疫编辑理论促使了对机体免疫系统的重新认识，免疫系统既可以清除肿瘤细胞，在某些情况也可以加快肿瘤的进展，而不仅仅是免疫监视或清除的作用。

（七）2010 年首个治疗性癌症疫苗 Sipuleucel-T 上市

2010 年，美国食品药品监督管理局批准前列腺癌疫苗 Sipuleucel-T 用于治疗无症状或症状轻微的转移性去势治疗无效的难治性前列腺癌。它是迄今为止首个被美国食品药品监督管理局批准的治疗性癌症疫苗。Sipuleucel-T 是一种新型的自体细胞免疫疗法，可以调动患者自身的免疫系统对抗前列腺癌。Sipuleucel-T 疗法分 3 个基本步骤：

（1）采集患者的外周血中的抗原提呈细胞（antigen-presenting cells，APCs），主要为树枝状细胞（dendritic cells）。

（2）血细胞加入基因工程制备的融合蛋白（PA2024）的条件下培养，这种融合蛋白是由两部分组成的，即抗原—前列腺酸性磷酸酶（PAP）和粒细胞—巨噬细胞集落刺激因子（GM-CSF），PAP 能在 95% 的前列腺癌细胞中表达，而 GM-CSF 能帮助树枝状细胞成熟和激活的免疫信号因子。

（3）收集经融合蛋白孵育刺激的树枝状细胞等免疫活性细胞重新注入患者体内，激发体内产生针对携带 PAP 抗原的前列腺癌细胞的抗肿瘤免疫反应。临床试验中，与安慰剂组相比，Sipuleucel-T 组的死亡危险相对下降了 22%（P=0.03），中位生存期延长了 4.1 个月（25.8 个月 /21.7 个月）。

（八）2011 年 CTLA-4 单克隆抗体上市

20 世纪 90 年代早期，美国免疫学家詹姆斯·艾利森推测除了激活信号外，T 细胞免疫也可能受到抑制信号的影响，这些抑制信号可能导致肿瘤免疫耐受的原因之一，而这一点其他科学家却没有真正意识到。艾利森的研究表明，

CTLA-4（cytotoxic T-lymphocyte-associated protein 4，又称为 CD152）可作为抑制 T 细胞反应的抑制分子。1996 年，他证实抗体阻断 CTLA-4 可引起抗肿瘤免疫反应增强，促进肿瘤排斥反应。这种阻断 T 细胞抑制途径作为释放抗肿瘤免疫反应的概念，为其他靶向 T 细胞抑制途径药物的开发奠定了基础，这些药物被称为"免疫检查点疗法"。这项工作最终促使伊匹单抗的临床开发，该药物于 2011 年被美国食品药品监督管理局批准用于治疗转移性黑色素瘤。最近一篇回顾性的研究中发现，约 5 000 位患者进行单轮的伊匹单抗治疗后，其中约 22% 的患者至少达到了 10 年的生存率。而在黑色素瘤患者的治疗中发现，联合使用抗 CTLA-4 和抗 PD-1 单抗，可使约 50% 的患者获益。艾利森的发现使得免疫治疗成为继手术、化疗、放疗和靶向治疗后的另一大抗肿瘤武器。

（九）2014 年 PD-1/PD-L1 单克隆抗体上市

日本免疫学家本庶佑一直对 T 细胞通过克隆选择而在胸腺内分化成熟的分子机制感兴趣。本庶佑团队通过对比不同发育阶段以及正在死亡的胸腺内 T 细胞内基因表达的不同，于 1991 年鉴定了 PD-1（programmed cell death-1）。当时 PD-1 的发现并没有引起重视，因为科学界认为只是多鉴定了一个控制细胞程序性死亡的蛋白而已。本庶佑团队发现，PD-1 是一种表面受体蛋白，可能与淋巴细胞的激活相关，但是不同于其他的受体分子。他们决定进一步研究 PD-1 在免疫调控中的作用，于 1994 年建立了敲除 PD-1 的基因敲除小鼠，但遗憾的是，PD-1 基因敲除小鼠与正常小鼠在免疫方面没有区别。幸运的是，本庶佑团队的凑长博（Nagahiro Minato）提议通过建立杂交品系进行观察再得出结论。本庶佑采纳了凑长博的建议。1997 年，本庶佑团队发现 PD-1 基因敲除小鼠自发了关节炎和肾炎，有自发免疫性疾病倾向，表明 PD-1 是免疫系统的负调节因子。此外，与另一个免疫负调控因子 CTLA-4 的敲除小鼠相比，PD-1 敲除小鼠的症状更轻，4～5 周后发生死亡。由于症状轻，且病程长，因此，PD-1 可以作为一个治疗疾病的靶标。1998 年开始，本庶佑团队开始在各种疾病中研究调控 PD-1 的治疗效果，包括恶性肿瘤、感染、自身免疫性疾病以及器官移植排斥反应等，并尝试去寻找 PD-1 的配体 PD-L1。此后的临床研究证实，PD-1/PD-L1 抑制剂在肺癌、黑色素瘤等显示出良好的疗效。

（十）2015年溶瘤病毒被用于治疗黑色素瘤

2015年，T-VEC（talimogene laherparepvec）被美国食品药品监督管理局批准用于治疗晚期黑色素瘤，成为第一个临床应用的溶瘤病毒。T-VEC是一种经过基因修饰的1型单纯疱疹病毒（HSV-1），由于这个病毒的某些基因缺失，它并不会给患者带来疱疹感染。它可以在肿瘤细胞内复制并表达免疫激活蛋白粒细胞——巨噬细胞集落刺激因子（GM-CSF）。将其直接注射到黑色素瘤病灶中可造成肿瘤细胞的溶解，从而使肿瘤细胞破裂，并释放出肿瘤源性抗原和GM-CSF，加速抗肿瘤的免疫应答，使得患者的免疫"冷肿瘤"转变成了"热肿瘤"。

五、靶向治疗

靶向治疗是针对肿瘤存在的相对特异的分子改变而进行的准确治疗。相比于传统的化疗，靶向治疗可以从基因水平针对突变细胞起作用，其巨大优点体现在"精准性"上：直接靶向肿瘤细胞，因而治疗效果显著且毒副作用少。1910年，保罗·埃尔利希提出肿瘤治疗的"魔弹"理论，而1975年单克隆抗体的问世使得靶向治疗成为可能。利妥昔单抗（1997年）和曲妥珠单抗（1998年）的成功问世引发了单克隆抗体研究的热潮，包括贝伐单抗（Bevacizumab，针对VEGF）、西妥昔单抗（Cetuximab，针对EGFR）等，改变了许多恶性肿瘤的诊治模式。但是，不可忽视的是，靶向治疗也有一个绕不开的弱点就是耐药，即肿瘤细胞对于药物作用的耐受性。当靶向的目标基因发生突变时，靶向药物就会失效，从而产生耐药性。针对靶向药物耐药的机制探讨是当前肿瘤领域的研究热点。

（一）1910年保罗·埃尔利希与第一个化学治疗药物及"魔弹"理论

德国免疫学家、第一个抗菌类化学药物的发明者保罗·埃尔利希（Paul Ehrlich）从小就对切片染色感兴趣。他一开始研究的是如何用不同的染料让不同的细胞着色。很快地，他想到染料还可以有更直接的医疗用途：如果染料能够特定地附着在病原体上染色，而不附着于人体细胞，那么我们是否也能从染料中发现药物，它只攻击病原体，而不攻击人体细胞，因此对人体无副作用呢？埃尔利希将这种药物称为"魔弹"（Magic bullet），寻找"魔弹"成了他一生的梦想。1910年，第一个治疗梅毒的有机物Salvarsan也成功问世。此后，埃尔利希开始了肿瘤方面的研究：他发现原发肿瘤切除后，转移灶会迅速生长；像病原微生物一样，他尝试用"减毒"的肿瘤细胞去免疫机体；他进行了许多抗肿瘤药物的筛选，然而都以失败告终。临终前，他告诉妻子他浪费了很多时间，带着遗憾离世。然而，埃尔利希虽然没有找到针对肿瘤细胞的"魔弹"，但他的设想对当今肿瘤的系统治疗理念尤其是靶向治疗产生了重大的影响（图8-2）。

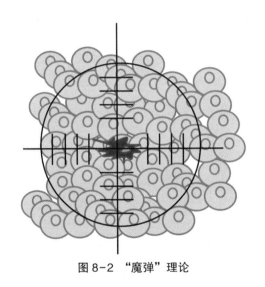

图8-2 "魔弹"理论

（二）1975年尼尔斯·杰尼、乔治斯·科勒与色萨·米尔斯坦与单克隆抗体

免疫反应是人类对疾病产生抵抗力的重要因素。抗体治疗起始于19世纪末，研究者发现动物抗白喉毒素的抗血清具有抗微生物作用。采用动物来源的抗血清，即多克隆抗体，可应用于肺炎、白喉、麻疹等传染病的早期治疗中。多克隆抗体（polyclonal antibody）是针对多种抗原决定簇的混合抗体，组成成分复杂，可识别多个抗原表位，均一性、特异性均受到影响，抗体效率低、产量有限，且动物抗体注入人体可产生严重的过敏反应，在治疗领域的应用比较受限。

尼尔斯·杰尼（Niels Kaj Jerne，1911—1994）于1955年发表了抗体形成的"自然选择学说"。当时，免疫学家们认为，特异抗体在机体是不存在的，直到特异抗原进入机体后，机体才以抗原为模板合成抗体。另一主流理论则认为，抗原进入细胞被酶修饰后暴露抗原表位，引起抗体的合成。杰尼向两种理论发出挑战，认为各种抗体在胚胎发育时即存在，当抗原进入机体时，抗原与预先存在的特异性抗体结合，刺激了相同抗体的快速形成。此外，杰尼开发了一种溶血空斑实验（plaque formation assay），这种实验将抗原致敏的红细胞注射至免疫动物，从而获得产生特异抗体的 B 细胞，然后在补体的介导下，产生抗体的 B 细胞能使在琼脂糖中的红细胞溶血破裂，一个溶血空斑代表一个抗体形成细胞，从而可通过肉眼直观地观察到抗体产生的 B 细胞的数量。基于这个实验，科学家们能够便捷地观察到产生抗体的杂交瘤细胞的数量，为杂交瘤实验打下了基础。另外一位学者色萨·米尔斯坦也对抗体的多样性感兴趣，与杰尼不同的是，他认为如果研究不同抗体的化学结构，抗体多样性的问题就能解决。米尔斯坦使用转化的骨髓瘤与骨髓瘤相互杂交的细胞来获得足够的抗体以便进行结构研究。尽管这些抗体缺乏特异性，但这些技术为后来科勒的研究打下了基础。乔治斯·科勒在听完米尔斯坦关于骨髓瘤与骨髓瘤相互杂交的报告后，他的思维插上了"幻想的翅膀"，一个绝妙的设想浮现了：将产生特异抗体的 B 细胞与米尔斯坦使用的骨髓瘤细胞杂交，便能够获得特异性的单克隆抗体（monoclonal antibody）。单克隆抗体具有纯度高、灵敏度高、特异性强、交叉反应少等优点。1975 年，科勒与米尔斯坦的论文《能分泌特异抗体的融合细胞的持续培养》在《自然》上发表。

1984 年尼尔斯·杰尼、乔治斯·科勒与色萨·米尔斯坦因抗体特异性和单克隆抗体技术共同获得诺贝尔生理学或医学奖。单克隆抗体技术被广泛应用于医学检验以及临床治疗等领域，为抗肿瘤的靶向及免疫治疗打下了坚实基础。

（三）1984 年嵌合重组单克隆抗体技术的发明

早期制备的单克隆抗体（简称单抗）被称作鼠源化单抗（murine mAb），这种抗体用于人体时，机体会对这种"异物"产生排斥反应，导致明显的副作用，再加上鼠源单抗体内活性降低、半衰期短等缺点，治疗效果大打折扣。许多公司对单克隆抗体的开发望而却步。科学家们发现，导致排斥反应的主要是单抗的恒定区，而不是负责识别和结合抗原的可变区。如果把恒定区换成人体内抗体的对应部分，就能让改造后的抗体与人体的产物更相似，既减少副作用，又保留结合抗原的杀伤力。科学界通过基因重组等手段，在 1984 年实现了嵌合重组抗体技术：利用 DNA 重组技术将鼠源单抗的轻链、重链可变区插入含有人抗体恒定区的表达载体中，人抗体恒定区的引入则降低了免疫原性。制备出的抗体既有人的部分（恒定区）又有鼠的部分（可变区），因此被称作人鼠嵌合性单抗（chimeric mAb），它大大地降低了抗体的异物排斥反应。

（四）1997 年利妥昔单抗用于治疗淋巴瘤

有了成熟的单克隆抗体技术后，选择特异的靶标成为肿瘤治疗的关键。在靶向肿瘤的同时，如果单克隆抗体对正常组织也有靶向，则会对肿瘤组织产生较大的毒副作用。1980 年，科学家们发现在 B 细胞表面存在一种蛋白即 CD20，这种蛋白虽然功能目前尚未明确，但它在肿瘤来源 B 细胞以及成熟 B 细胞中表达，而在前体 B 细胞以及成熟的浆细胞中不表达。因此，针对 CD20 的单克隆抗体将摧毁成熟 B 细胞以及肿瘤来源 B 细胞，而未成熟的 B 细胞和浆细胞将得到保留。斯坦福大学劳诺德·莱维（Ronald Levy）研制出了针对 CD20 的单克隆抗体，即利妥昔单抗（Rituximab），这种单抗对淋巴瘤显示出良好的疗效。1997 年，美国食品药品监督管理局批准了利妥昔单抗用于治疗淋巴瘤，成为肿瘤领域里第一个治疗性抗体。利妥昔单抗最主要的杀伤机制是抗体依赖的细胞介导的细胞毒性作用（ADCC），即抗体结合到肿瘤细胞上后，给机体的 NK 细胞等免疫细胞指明杀伤目标进行靶向清除。目前，利妥昔单抗可用于弥漫大 B 细胞淋巴瘤、滤泡细胞淋巴瘤、慢性淋巴细胞白血病等。

（五）1998 年第一种靶向致癌蛋白的曲妥珠单抗批准治疗乳腺癌

1984 年，来自麻省理工学院的罗伯特·温伯格团队从大鼠神经母细胞瘤中分离出一种癌基因 neu。当时，温伯格团队聚焦于癌细胞的基本生物学特性，而对其潜在的临床治疗价值未引起足够重视。1985 年，基因泰克公司科学家阿克塞尔·乌尔里希（Axel Ullrich）团队克隆出了 neu 基因，由于 neu 基因与表皮生长因子受体（epidermal growth factor receptor，EGFR）存在高度同源，因此乌尔里希将其命名为 Her-2，是 human EGF receptor 2 的缩写。1986 年，在一次学术会议上，乌尔里希介绍了 Her-2 的发现之旅。来自加州大学洛杉矶分校的医生丹尼斯·斯拉蒙（Dennis J.Slamon）预感到了 Her-2 的重要性。乌尔里希虽然找到了潜在治疗靶点，基因泰克公司也想要获得抗癌新药，但缺乏相应的肿瘤标本和病例。斯拉蒙提出了合作方案，由乌尔里希提供检测 Her-2 的探针，斯拉蒙提供肿瘤组织标本。1987 年，通过直接检测肿瘤组织里的 Her-2 表达，斯拉蒙发现超过 30% 的乳腺癌存在 Her-2 过表达，其过表达是乳腺癌患者的预后不良危险因素。此后，科学家通过实验证实了 Her-2 在乳腺癌发病中的重要性，罗伯特·温伯格等通过制作 Her-2 的单克隆抗体证实了其在动物模型的抗乳腺癌效果。然而，由于基因泰克公司不愿意在单克隆抗体方向冒风险，导致了 Her-2 抗体的开发一直处于停滞状态。乌尔里希心力交瘁并离开了基因泰克公司，留下了斯拉蒙孤军奋战。在斯拉蒙的努力下，直到 1989 年，基因泰克公司进行了 Her-2 靶向药物的开发。基因泰克公司科学家迈克·谢波德（Mike Shepard）等进而使用嵌合性单抗技术，成功研制出了曲妥珠单抗（Trastuzumab），即赫赛汀（Herceptin），这一名字融合了 HER 靶点、拦截（intercept）和抑制剂（inhibitor）三个英文单词。赫赛汀在临床上取得了巨大的成功。1998 年，美国食品药品监督管理局批准了赫赛汀上市治疗乳腺癌，成为第一个靶向致癌蛋白的单克隆抗体药物。迈克·谢波德、丹尼斯·斯拉蒙、阿克塞尔·乌尔里希也因此获得了 2019 年拉斯克奖。

（六）20 世纪 80 年代王振义使用全反式维 A 酸治疗急性早幼粒细胞白血病

急性早幼粒细胞白血病（acute promyelocytic leukemia，APL）是一种特殊亚型的白血病，恶性程度，发病急，有严重出血倾向，患者往往发病数周内死亡。化疗对新发急性早幼粒细胞白血病的完全缓解率为 75% ～ 80%，仅 35% ～ 45% 的患者可以治愈，且毒副反应大。20 世纪 70 年代，科学家们已经认识到白血病细胞存在分化障碍，凋亡耐受。当时王振义设想：对于白血病细胞，是否可以诱导分化的"教育"方式，而不是去杀死？这主要是受中国大教育家孔子（前 551—前 479）及《论语》思想的影响，其中《论语·为政》有一句名言为："道之以政，齐之以刑，民免而无耻。道之以德，齐之以礼，有耻且格。" 20 世纪 80 年代，王振义通过查阅大量文献，得知 13 顺式维 A 酸可以诱导急性早幼粒细胞白血病细胞分化成熟，改善患者预后。然而当时上海仅有全反式维 A 酸，该药刚刚获批用于治疗皮肤病。幸运的是，后续实验结果证实，全反式维 A 酸治疗急性早幼粒细胞白血病的效果明显优于 13 顺式维 A 酸。1985 年，一位年仅 5 岁的小女孩被送来医院，高烧不退、流血不止。经诊断，女孩属于晚期急性早幼粒细胞白血病，既往治疗失效，病情恶化非常迅速，家长准备放弃治疗。王振义得知后，为了挽救小女孩的性命，大胆采用了刚刚验证成功但还没有用于临床的治疗方法——全反式维 A 酸诱导分化法。7 天后，小姑娘病情奇迹般地好转了，一个月后竟然完全缓解！1988 年，王振义在《血液》（*Blood*）上报道了 24 名患者进行全反式维 A 酸治疗的结果，包括 16 名新发患者以及 8 名难治性患者，其中 23 名患者获得完全缓解。

那么，全反式维 A 酸作用的机制是什么呢？1977 年，芝加哥大学珍妮特·罗利发现超过 95% 的急性早幼粒细胞白血病患者中存在 15 号染色体与 17 号染色体中片段互换形成的 *PML-RARα* 融合基因。后续研究发现，*PML-RARα* 融合基因不仅可用于诊断，而且有利于提示疾病是否残留，进而指导后续治疗。PML-RARα 能抑制白细胞分化相关基因的作用，导致了急性早幼粒细胞白血病的发生。此后，王振义团队证实，全反式维 A 酸的作用靶蛋白是 *PML-RARα*。由此，全反式维 A 酸成为靶向治疗的成功范例。

（七）2001 年针对 *BCR/ABL* 融合基因的伊马替尼上市

小分子抑制剂是能够靶向作用于蛋白，降低蛋白活性或者阻碍生化反应的有机化合物分子，其分子量一般小于 1 000 道尔顿，靶蛋白一般是酶。它们能够直接和靶蛋白结合，通过和底物竞争、改变蛋白结构，或者阻碍蛋白构型构象转变，从而降低蛋白活性。20 世纪 70 年代，费城染色体的 *BCR/ABL* 融合基因被鉴定后，科学家们进一步证实了 *BCR/ABL* 融合基因能促进激酶的过度激活，而动物模型中 *BCR/ABL* 融合基因能导致白血病的发生，于是他们尝试去寻找阻断 BCR/ABL 融合蛋白的药物。蛋白的拓扑结构是寻找特异阻断分子的关键，如果蛋白的表面是平整的，那么小分子抑制物往往无法结合上去；而如果蛋白的表面存在凹槽样结构，则药物有可能结合上去。这是一个"锁匠配钥匙"的反复尝试过程。1993 年，在经过多次努力后，科学家们终于找到了一个特异阻断分子 CGP57148，即伊马替尼，并在基础研究中显示了良好的抑制肿瘤作用。当时该药物的知识产权属于诺华公司（Novartis），由于慢性粒细胞白血病发病率不高，美国每年仅有几千名患者患此病，而开发这个药物预计耗资 1 亿～ 2 亿美元，这让诺华公司望而却步。在俄勒冈卫生科学大学布莱恩·德鲁克（Brian Druker）医生的坚持和努力下，诺华公司才于 1998 年决定开发该药物，并于 2001 年经美国食品药品监督管理局批准上市。这个药物在慢性粒细胞白血患者中获得了良好的效果，许多患者治愈了。此后伊马替尼被证实对间质瘤患者也有非常好的疗效。

六、激素治疗

激素治疗又称为内分泌治疗（hormone therapy 或者 endocrine therapy），其作用机制是通过激素特异性地与激素受体结合而发挥抗肿瘤作用。激素受体均为胞浆蛋白和核蛋白，它们与激素的结合具有高度亲和力和特异性，部分恶性肿瘤如乳腺癌细胞或前列腺癌细胞表达激素受体，内源性或外源性类固醇激素与特异性受体结合，形成激素受体复合物，并被活化进入细胞核内，经过一系列酶反应，引起 DNA 的复制与细胞分裂，从而影响了细胞的生理功能。因而从某种意义上讲，激素治疗亦属于靶向治疗。

目前激素类抗肿瘤药物主要根据下丘脑—垂体—性腺（卵巢、睾丸）轴调控原理进行设计。下丘脑分泌促性腺激素释放激素（GnRH），垂体分泌促性腺激素（LH、FSH），卵巢分泌雌激素和孕激素，睾丸分泌雄激素，而雌激素、孕激素、雄激素对下丘脑分泌功能有反馈抑制作用，雄激素则可在芳香化酶的催化作用下转化为雌激素。目前常用的激素类药物是依据性腺轴调控原理设计的。对激素治疗有效的恶性肿瘤主要有乳腺癌和前列腺癌。

（一）1849 年阿诺德·伯索尔德与公鸡睾丸移植试验

激素的发现有很久远的历史。商代甲骨文中就有了阉割动物和人的记载。欧洲文艺复兴阶段，实证科学的兴起为性激素的发现奠定了充分的基础。1849 年，德国生理学家阿诺德·伯索尔德（Arnold A. Berthold，1803—1861）在一次学术会议上报告了不寻常的公鸡睾丸移植试验。他从六只年轻公鸡身上取下了睾丸。对于其中两只公鸡，他后续没有进行任何操作；对于另外两只阉鸡，他将摘下的一颗睾丸放回了公鸡的腹腔中，但没有连接神经或血管。在接下来的几个月里，他观察到睾丸被移植回腹腔的年轻阉鸡和普通公鸡一样正常长大，长出了鸡冠，一样开始互相打斗，开始追逐母鸡；而两只没有移植睾丸的阉鸡还是原来的样子，既没有鸡冠和肉垂，对于母鸡也毫无兴趣。对于最后余下的两只阉鸡，贝索尔德将睾丸移植回了它们的腹腔，但交换了它们的睾丸。结果发现，"同种移植"的睾丸同样恢复了功能，鸡冠、打鸣、打架、追逐母鸡，一样也不漏。伯索尔德认为必定存在某些由睾丸产生的物质通过血液影响鸡冠、脑及其他器官。这种物质后来被称为激素。

（二）1896 年乔治·彼特森使用卵巢切除治疗乳腺癌

英国外科医生乔治·彼特森 1874 年从爱丁堡大学毕业后，对卵巢与乳腺中乳汁分泌的关系感兴趣。他发现将兔子的卵巢切除后，兔子的乳房会停止分泌乳汁，提示一个脏器的功能会影响另外一个不相邻的器官。这个现象激发了彼特森的好奇心。由于卵巢可以"控制"乳腺，因此他决定在晚期乳腺癌患者中实施卵巢切除术。1896 年，彼特森发表了《关于无法手术切除的乳腺癌的治疗：新的治疗方法以及插图案例》。他发现实施卵巢切除的乳腺癌患者的状况得到了改善，由此推测卵巢产生的刺激性因素可以促进乳腺癌的进展，尽管当时并没有发现雌激素和孕激素。彼特森的相关贡献为现代激素治疗奠定了基础，他也被称为"肿瘤内分泌治疗之父"。然而，彼特森的结果在其他医生那里并没有完全得到验证，乳腺癌控制时好时坏，因而卵巢切除术治疗乳腺癌并没有得到推广。现今我们知道，部分乳腺癌为雌激素受体和（或）孕激素受体阳性，激素治疗对这部分肿瘤才有效。

（三）1939 年阿道夫·布特南特和利奥波德·鲁齐卡发现性激素

20 世纪 30 年代，随着有机化学的发展，甾醇物质的研究不断深入，这为先后发现雌激素和雄激素提供了条件。1939 年，德国化学家阿道夫·布特南特（Adolf F. J. Butenandt，1903—1995）和瑞士科学家利奥波德·鲁齐卡（Leopold Ruzicka，1887—1976）因性激素的发现和合成共同获得诺贝尔化学奖。阿道夫·布特南特曾先后发现并提炼出纯结晶雌酮、雄酮和睾酮。他在性激素研究方面的一系列重要发现，既为人类生命现象的解释提供了充分的科学根据，也为医学的临床应用和畜牧业的发展做出了重大贡献。当时由于纳粹政策，布特南特拒绝去领取诺贝尔奖，直到 1949 年第二次世界大战结束才接受。利奥波德·鲁齐卡开始时主要从事香水香味方面的研究，并对香味与其他物质的关联感兴趣。在20 世纪 20 年代中期，他发现这些物质拥有共同的结构基础——萜烯。通过修改胆固醇的分子，鲁齐卡成功地合成了男性激素雄酮，此后他进一步发现胆固醇可以合成睾酮。

（四）1940 年查尔斯·哈金斯与前列腺癌抗雄激素治疗

外科学家查尔斯·哈金斯发现，通过手术切除狗的睾丸，前列腺就会萎缩，前列腺液分泌就会急剧枯竭；证实雄性前列腺液的分泌由睾丸雄激素控制，使用雌激素能对抗雄激素的效果。在实验期间，实验室中不断出现长了相当大的前列腺肿瘤的狗，他写道："在代谢研究中，遇到了前列腺肿瘤的狗，真让人抓狂。"但他继而想到，睾酮缺乏会对癌细胞产生什么影响？ 1940 年，哈金斯证实睾丸切除或者雌激素可以使许多晚期前列腺癌患者获得长期缓解，减轻痛苦。前列腺癌是男性最常见的恶性肿瘤，在此之前，前列腺癌的治疗以放化疗及手术为主，其生存期一般不到两年。在哈金斯第一批治疗的 20 位广泛转移的前列腺癌患者中，有 5 位患者生存超过了 12 年。哈金斯进一步发现，在抗雄激素治疗耐受的患者中，肾上腺可能是重要的激素分泌来源，并推荐行肾上腺切除，为后续激素调控的研究奠定了基础。哈金斯一生获得了众多荣誉，包括 1963 年获得拉斯克奖和 1966 年获得诺贝尔奖。他是一名优秀的外科医生，更是一位卓越的科学家。他的研究成果证明全身性治疗对恶性肿瘤有效，改变机体的内环境可以调节肿瘤，为癌症治疗开辟了一条新途径——激素治疗。他的研究也说明，恶性肿瘤不是永远都自我调控的，此外，即使是正常的激素水平也可促进前列腺癌的生长。

（五）1978 年维吉尔·克雷格·乔丹与他莫昔芬

20 世纪 60 年代，为控制人口，人们期待一种避孕药问世。他莫昔芬当时研究名称为 ICI 46474，它能阻止雌激素到达子宫内膜，在动物实验中显示出良好的避孕效果，因而非常有潜力成为第一种避孕药。但随后进行的临床试验却发现，该抗雌激素药物不但不是好的避孕药，反而还提高了人类受孕率。按照一般的剧本，下一步就是打入冷宫，从此无人问津。但肿瘤学家维吉尔·克雷格·乔丹却对他莫昔芬的作用产生了兴趣。1974年，乔丹团队证实了他莫昔芬可以抑制乳腺癌的生长。1978年，美国食品药品监督管理局批准了他莫昔芬用于治疗晚期乳腺癌。此后，乔丹进一步探索了他莫昔芬治疗乳腺癌的用药时限，他发现使用时间短的动物模型容易出现肿瘤复发耐药，而使用时间长的动物则复发较少。现在，他莫昔芬的标准治疗要5年以上。在治疗乳腺癌的同时，乔丹也同时担心他莫昔芬带来的副作用，经进一步研究发现，他莫昔芬可以增加女性的骨密度，但也会增加子宫内膜癌的风险。对于服用他莫昔芬5年以上的乳腺癌患者，其总体死亡率下降了接近40%。由于他的工作，人们了解到，他莫昔芬及其他类似的药物具有雌激素抑制和雌激素刺激双重作用，而具体的作用则取决于机体环境。这一类药物统称为选择性雌激素受体调节剂（selective estrogen receptor modulators，SERMs），已在临床上常规使用，并逐步拓展到乳腺癌以外的其他领域。此外，研究表明，存在 *BRCA1/2* 基因突变的妇女可以服用他莫昔芬来预防乳腺癌。

七、中医药治疗

中国医学家记载肿瘤的最早文献距今有3 500多年历史，在商代甲骨文中出现了"瘤"这个字时，文献记载较世界其他国家早500多年。《说文解字注》引《释名》："瘤，流也，流聚而生肿也"，赋予了这一类疾病的内在词义。至公元1170年，《卫济宝书》第一次应用"癌"字来描述恶性肿瘤。"癌"字中的"嵒"意为山岩，形容恶性肿瘤形状如山岩，坚硬如山岩的意思。先秦时代的《周礼》将"医师"分为"食医""疾医""疡医""兽医"四类，其中"疡医"所主治的"肿疡"，即包括肿瘤在内，在日本和韩国的文字中作为肿瘤的名称仍然沿用。

中医肿瘤学存在许多先进的理念，如下。

（1）强调肿瘤的整体观：人的整个机体、人与自然是和谐统一的，当和谐被打破时，疾病就会发生。中医药在调理机体内环境、提高机体免疫功能方面有很大的优势，在治疗疾病的同时，更强调对疾病的预防。西方医学则以局部视野为主，往往忽略了机体对肿瘤的影响。

（2）重视手术对肿瘤的作用：中医在强调内外结合治疗恶性肿瘤时，一直肯定手术切除对恶性肿瘤的效果。先秦时代对肿疡的治疗，就主张内治和外治相结合。其中内治"以五毒攻之，以五气养之，以五药疗之，以五味节之"。外治则以"疡医掌肿疡、溃疡、金疡、折疡之祝药、劀杀之齐"。其观察之深入，论述之详细，是古代任何一个国家或文明所不能比拟的。西方医学在 18 世纪以前，往往对手术持否定态度，直到 18 世纪以后肿瘤外科学才蓬勃发展。

（3）强调辨证论治的个体化治疗理念：中医的辨证论治理念和诊疗模式，彰显了同病异治、因人而异、因时而异的个性化治疗，具有深邃的哲学思想。辨证论治重视个体化差异和"个性化"医疗，以中医基础理论和临床诊治经验为核心，通过症状的外在表现，来认识疾病的本质。

（4）带瘤生存：清代名医吴谦在《医宗金鉴》里提出，如能早期发现，施治得法，癌疾也是可以治愈而"带疾而终天"的带瘤生存理念。事实上，随着医学水平的进步，全球有超过千万以上的肿瘤幸存者，这些患者许多都是带瘤生存的状态。如何提高带瘤生存率也是当今肿瘤学探讨的热门话题。

当然，中医肿瘤学也存在缺陷。首先，中医论治癌症的宝贵经验始终分散在浩如烟海的古籍中，直至近代始终未能作为一个独立的学科，未能形成完整的学术理论体系。其次，中医肿瘤学多为民间验方的继承，缺乏正规的医学培训，其临床应用缺乏统一规范，尤其缺少西方医学的循证医学理念。中医肿瘤学需要从经验医学上升到循证医学，从感性认识上升到理性认识。最后，中医肿瘤学强调疾病的整体观，其发展一直停留在整体水平，未从宏观走向微观，未能实现宏观与微观的整合。

（一）公元前 202 年至公元 8 年《黄帝内经》与整体观

《黄帝内经》总结了春秋战国及以前中华民族千年的医学精华而成，是中国最早且影响极大的一部医学典籍，提出了疾病的整体观念，在肿瘤病因、预防、治疗等都有重要论述，奠定了中医肿瘤学形成与发展的基础。

《黄帝内经》编者不详，作者亦非一人，是由中国历代黄老医家传承增补发展创作而来。成书年代亦有争议，后世较为公认最终成于西汉。《黄帝内经》是一本综合性的医书，分为《素问》和《灵枢》两部分，建立了中医学上的"阴阳五行""脉象""藏象""经络""病因""病机""病症""诊法""论治""养生""运气"等学说，强调从整体观上来论述医学，呈现了自然、生物、心理、社会"天人相应"的"整体医学模式"。《黄帝内经》的基本理论来源于中国古人对生命现象的长期观察、大量的临床实践以及简要的解剖学知识，其中《素问》部分为黄帝问、岐伯答的记载。黄帝是中华民族的始祖，也是中医药学的创始人之一。岐伯是中国上古时期最有声望的医学家，精于医术脉理，名震华夏，后世尊称为"中医始祖"和"医圣"。"岐黄"为岐伯与黄帝二人的合称，更是以岐伯为主角，因而后世即以"岐黄"作为中医、中医学的代称。岐伯有一段讲述养生纲领性的回答："上古之人，其知道者，法于阴阳，和于术数，食饮有节，起居有常，不妄作劳，故能形与神俱，而尽终其天年，度百岁乃去。今时之人不然也，以酒为浆，以妄为常，醉以入房，以欲竭其精，以耗散其真，不知持满，不时御神，务快其心，逆于生乐，起居无节，故半百而衰也。"这段关于养生的基本论述，古今一理，简直放之四海而皆准。《黄帝内经》认为人与自然息息相关，是相参相应的，自然界的运动变化无时无刻不对人体发生影响。

《黄帝内经》在肿瘤学方面的贡献有：

（1）注重整体观念：《黄帝内经》认为人体结构和各个部分都是彼此联系的，同时强调人体本身与自然界是一个整体，自然界的运动变化无时无刻不对人体发生影响。《素问·宝命全形论》说："人以天地之气生，四时之法成"，认为人和宇宙万物一样，是禀受天地之气而生、按照四时的法则而生长。

（2）注重疾病预防：防微杜渐，包括未病先防和已病防变。《素问·四气调神大论》所说："不治已病，治未病，不治已乱，治未乱，此之谓也。夫病已成而后药之，乱已成而后治之，譬犹渴而穿井，斗而铸锥，不亦晚乎。"《素问·阴阳应象大论》所说："善治者，治皮毛，其次治肌肤，其次治筋脉，其次治六腑，其次治五脏。治五脏者，半死半生也。"这就是以预防为主的"治未病"理念。当今积极监测和治疗癌前病变，预防癌症发生，都是治未病理念的具体体现。《素问·宝命全形论》提出"法天则地"，《素问·异法方宜论篇》已注意到肿瘤的发生与饮食水土、地区方域和生活习惯的不同有关，对于现今肿瘤的防治与普查仍有重要指导意义。

（3）强调精神与社会因素：认为"喜怒不适……积聚已留"等外感六淫、内伤七情等各种邪气是导致疾病发生的重要条件，影响脏腑阴阳失调、气血郁滞不通，包括气滞、血瘀、热毒、痰结、寒凝等，均为导致肿瘤发生的原因。《素问·八正神明论》中"以身之虚而逢天之虚，两虚相感，其气至骨，入则伤五脏"，强调气虚对肿瘤形成的影响。

（二）约 200 年华佗实施世界最早的胃肠肿瘤手术

华佗（145—208），安徽亳州人，东汉末年著名医学家。华佗对于肿瘤学的贡献有：

（1）发明了麻沸散：麻沸散主要药物为"曼陀罗花"，《三国演义》记载"以麻沸汤饮之，令病者如醉死，却用尖刀剖开其腹，以药汤洗其脏腑，病人略无疼痛。洗毕，然后以药线缝口，用药敷之；或一月，或二十日，即平复矣"。麻沸散开创了世界麻醉药物的先例，比美国牙科医生威廉·莫顿（William T. G. Morton）于 1846 年发明乙醚麻醉要早 1 600 多年。

（2）实施世界最早的胃肠肿瘤手术：华佗在当时已能做肿瘤摘除和胃肠缝合一类的外科手术，《后汉书·华佗传》有关于华佗手术割治胃肠肿瘤类疾病最早的记载，华佗开创了人类手术治疗内脏肿瘤的先河。

（3）提倡体育锻炼：华佗提倡积极的体育运动，他认为人的身体应该得到运动，只是不应当过度罢了。运动后水谷之气才能消化，血脉环流通畅，病就不会发生，好比转动着的门轴不会生锈。华佗模仿动物的动作创造了"五禽戏"，这是古代的医疗体操，也开创了运动仿生学的先河。

（三）1617 年陈实功编著《外科正宗》，提出内外兼治

陈实功（1555—1636），江苏南通人，明代著名外科学家。他的肿瘤学观点包括：

（1）提出内外兼治：肿瘤是全身疾病的局部表现，因此对于肿瘤若只重视局部治疗只是"治标不治本"，在解决局部矛盾的同时，应重视全身疾病的调理。陈实功提倡内外兼治，主张外科手术与药物治疗相结合，认为治疗肿瘤类疾病要内外科并重，尤以调理脾胃为要，并善用"以毒攻毒"法。

（2）提出肿瘤及早发现的重要性，详细论述了肿瘤的病名与分类：《外科正宗》一书中，陈实功认为肿瘤只有及早发现，才能摸清病源，以便能够及早治愈肿瘤，"茧唇……因食煎炒"所致，认为唇癌是食用煎炒不健康食物导致的；对肿瘤的病名及其分类作了较为系统的论述，对肿瘤的良性与恶性，已有了初步的分类；对肿瘤的病因病机方面作了详细论述，认为肿瘤发病多与情志内伤、饮食不节、房欲劳伤等因素有关，导致脏腑失调、气血阻滞、经络瘀阻，最终形成肿瘤；创用多种外科手术法与器械。这些观点和成就对当今肿瘤的防治仍具有重要的指导意义。

▋ 八、循证医学

循证医学（evidence-based medicine，EBM），其核心思想是医疗决策（即患者的处理，治疗指南和医疗政策的制定等）应在现有的最好的临床研究依据基础上做出，同时也重视结合医生个人的临床经验，兼顾患者的价值和愿望，将三者完美地结合制定出患者的治疗方案。与以经验医学为主的传统医学不同，循证医学强调任何医疗决策应建立在最佳科学研究证据基础上，如来自大样本的随机对照临床试验（randomized controlled trial，RCT）和系统性评价（systematic review）或荟萃分析（meta-analysis）。

需要强调的是，随机对照试验从来不是生产医学知识的唯一途径，循证医学并非排斥为人类健康事业做出了重要贡献的经验医学。经验医学以个人经验为主，医生根据自己的实践经验、高年资医师的指导，教科书和医学期刊上零散的研究报告为依据来诊治患者。针对异质性较强的疾病，经验医学遭遇了瓶颈，而肿瘤的多病因性和异质性更要求严格的循证医学为依据。另一方面，从临床试验中获得的证据也需要到真实世界去检验，真实世界数据（real world data，RWD）是从传统临床试验以外其他来源获取的数据，它是循证医学证据的重要来源，临床对照试验的发起往往起源于个例的观察总结。因此，循证医学是经验医学的依据，而经验医学是循证医学的检验与补充。

（一）1662 年扬·海尔蒙特提出通过对照临床研究来反驳放血疗法

比利时化学家扬·海尔蒙特（Jan B. v. Helmont，1580—1644）出身于布鲁塞尔的一个条件优渥的贵族家庭。尽管接受过良好的医学培训，但他拒绝了为王公贵族做私人医生的邀请，拒绝过平凡人的生活。海尔蒙特专心从事数以千计的实验研究，其中最有名的是杨柳树实验。他将一棵重约2.2千克的柳树种在含有90千克干泥土的瓦盆里。在随后的时间里，海尔蒙特只对这棵柳树浇水。5年后，他发现这棵柳树重量达到了77千克，而泥土只损失了57克，由此得出结论认为柳树的增重来源于水，来源于化学反应过程。当然，他那时候不知道光合作用的存在，尽管他发现了二氧化碳。海尔蒙特认为对自然界的认识仅能来源实验。1662年，海尔蒙特质疑当时主流的放血疗法，提议放血疗法对比非放血疗法，对传统发出挑战。虽然该研究设想并没有得到实施，却首次提出了对照临床研究的理念。

（二）1747年詹姆斯·林德与首个临床对照试验

18世纪英国称霸海上，伴随而来的是因维生素C缺乏而导致容易出血的坏血病。1747年，英国皇家海军外科医生詹姆斯·林德针对坏血病设计了首个临床对照研究，他将12个坏血病海员分为六组，第一组两人喝苹果汁，第二组两人喝稀硫酸，第三组两人喝少量醋酸，第四组两人喝少量海水，第五组两人每天吃两个橘子和一个柠檬，第六组两人喝少量大麦茶。6天之后，由于缺乏柑橘水果研究被迫中止，结果发现，只有吃柑橘水果的两人明显好转。尽管英国军医约翰·伍德尔（John Woodall，1569—1643）早于1617年就发现柑橘类水果可以治疗坏血病，然而由于林德的临床试验才使得相关研究得到推广。林德作为英格兰卫生学的创始人发起了首个临床对照试验，促进了预防医学和循证医学的发展。

（三）1948年奥斯汀·希尔实施第一个临床随机对照试验

虽然有了对照组来对比分析实验组药物的效果，然而医生在临床试验过程中往往会不由自主地选择某类患者，造成了最终试验结果上的偏倚。1948年，英国流行病学和统计学家奥斯汀·希尔设计并实施了世界上第一个临床随机对照试验（randomized controlled trial，RCT），该研究遵循对照、随机、盲法原则，将受试者随机分配到实验组或对照组，充分控制了混杂因素，证实了链霉素治疗肺结核的疗效。此后，流行病学和统计学推动了现代临床研究的发展，对于治疗性研究疗效的客观评价起到了至关重要的作用。此外，希尔还倡导病例对照研究

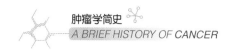
（case-control study），通过将患者与正常人对比，以发现潜在的致病原因。1950年，希尔与理查德·多尔合作，证实了吸烟与肺癌之间的联系。

（四）1991年戈登·盖亚特首提"循证医学"一词

加拿大临床流行病学家戈登·盖亚特（Gordon H. Guyatt）长期致力于床旁循证实践及对临床医师的系统培训，是循证医学的开拓者和领军人物，他于1991年首次提出"循证医学"一词。1996年，英国牛津大学、循证医学创始人之一大卫·萨克特（David Sackett）对循证医学做了定义，强调了循证医学是医学证据、医生经验以及患者意愿三者的有机结合。近年来，随着临床随机对照试验的普及，循证医学得到了蓬勃发展，引入了消除偏倚的临床试验技术，包括盲法、对照、随机、试验组交替入组和统计学分析等，为肿瘤学的进步做出了巨大的贡献。

九、综合治疗与多学科

随着手术、放疗、化疗、免疫治疗等治疗手段的发展，以单一治疗手段为主的"一家包打天下"的肿瘤治疗时代早已过去，集各家所长的综合治疗（synthetic therapy）成为新的诊治模式，肿瘤中心的外科医生逐渐从领导者转变为团队的合作者。多学科综合治疗模式（multidisciplinary teams，MDTs）指由多学科的专家围绕某一病例来进行讨论，在综合各学科意见的基础上，有计划地、合理地应用现有的各种有效治疗手段，为患者制订出最佳的治疗方案。多学科综合治疗并不是各种治疗手段的简单叠加，而是以患者为中心，在现有循证医学证据和多学科团队临床经验的基础上，结合患者自身意愿和积极参与，进行各种治疗方法的有机整合，最终实现患者利益的最大化。

多学科综合治疗成员一般包括多个学科的专家，如肿瘤内科、外科、放疗科、影像科、病理科、介入科、护理和心理专家以及社会工作者等。以胰腺癌为例，针对一名新发的潜在可切除的胰腺癌患者，需要病理科、放射科判断胰腺癌诊断是否明确，外科、影像科评估是否适合根治性手术，消化内科、内镜科判定是否需要行术前胆道引流，肿瘤内科、放疗科、外科来衡量是否需要行术前新辅助治疗，营养科评估患者是否存在营养不良，等等。

多学科综合治疗模式不同于专家会诊，具体表现为：

（1）多学科综合治疗模式是一种制度，时间、地点以及参与人员比较稳定。

（2）多学科综合治疗模式要求患者积极参与，同时通过患者报告表（patient-reported outcome measurements，PROMs）对诊治方案的疗效进行反馈。

（3）多学科团队往往会注入科学研究性质（research-active MDT），包括最新文献的更新和新治疗方案的实施，这使得团队的综合诊治水平能得到提高（图8-3）。

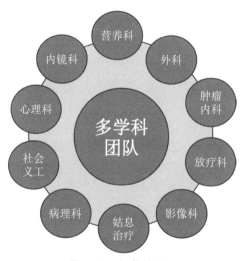

图8-3 多学科团队

1995年，英格兰和威尔士医学官方推出肿瘤治疗的纲领性文件，题目为《癌症治疗的概要策略》，自此多学科综合治疗模式开始成形，在英国各个肿瘤中心逐步推广。据估计，至2006年，超过80%的英国恶性肿瘤患者经过多学科诊疗。多学科治疗可改善患者预后。例如，来自澳大利亚的一项研究表明，对于不可切除的肺癌患者，未经多学科讨论组的中位生存期为205天，经多学科讨论组为280天，二者生存有显著差异。

十、肿瘤分期

肿瘤分期（tumor staging）是根据个体内原发肿瘤以及播散程度来描述恶性

肿瘤的受累范围和严重程度。随着对肿瘤大小以及转移的认识，人们逐渐意识到原发肿瘤以及播散程度不仅决定患者预后，而且往往也会影响手术、化疗、放疗等治疗效果。准确的分期对病情判断和有的放矢的治疗至关重要，针对各种恶性肿瘤的分期系统也随之诞生。这些分期系统不仅在各个恶性肿瘤之间存在很大的差异，而且同一种恶性肿瘤内也存在不统一的现象，造成了临床诊治较为混乱的局面，人们急需一种统一的分期系统来指导临床决策。

基于对原发肿瘤、淋巴转移和远处转移对恶性肿瘤患者预后的认识，法国外科医生皮埃尔·德诺瓦（Pierre Denoix，1912—1990）于 1943 年至 1952 年间推出了著名的 TNM 分期系统，T（tumor）指原发肿瘤大小及与周围组织的关系，N（node）指区域淋巴结转移情况，M（metastasis）指远处转移。T、N、M 确定后就可以得出相应的总分期（staging），通常分为 I ～ IV 期。I 期肿瘤通常是相对早期的肿瘤，分期越高意味着肿瘤播散程度越广。起初由于学者们觉得 TNM 分期太过于简单，因而并没有得到业界的公认。随着数据的积累和临床经验的总结，TNM 分期的实用性和普适性逐渐得到学者们的认可。1966 年 TNM 分期被国际抗癌联盟（Union for International Cancer，UICC）采用，1977 年被美国癌症联合委员会（American Joint Committee on Cancer，AJCC）推广。此后国际抗癌联盟和美国癌症联合委员会各自推出了不同版本的 TNM 分期系统，直到 1997 年，两个联盟携手合作推出了第 5 版 TNM 分期系统。此后，美国癌症联合委员会和国际抗癌联盟会基于当前数据和证据对分期系统不断优化更新，2018 年 TNM 分期更新至第 8 版。TNM 分期系统是目前国际上最为通用的肿瘤分期系统，是广大肿瘤科医生通行的"语言"，成为恶性肿瘤诊治的基石。

根据分期信息的来源，肿瘤分期包括以下两类：

（1）临床分期（clinical TNM staging，cTNM）：通过影像学检查、病理活检等手段获得肿瘤分期的信息。临床分期往往是医生在患者接受治疗前所做出的；

（2）病理分期（pathological TNM staging，pTNM）：主要针对接受手术切除或者探查肿瘤的患者。病理分期对于判断患者的预后和制定术后辅助治疗的策略至关重要。

对于某些恶性肿瘤，医生们更倾向于使用一些较为公认或传统的非 TNM 分期系统，如针对宫颈癌的 FIGO（international federation of gynecology and obstetrics）分期，针对淋巴瘤的 Ann Arbor 分期，而小细胞肺癌多分为局限期和广泛期。

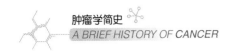

第九章　大事记及人物志 Chapter 9

一、肿瘤学大事记

1. 公元前 3000 年最早的肿瘤文献《艾德温·史密斯纸草文稿》

2. **约公元前 400 年希波克拉底提出体液学说，标志着肿瘤学进入整体水平**

3. 约公元前 202 年《黄帝内经》提出疾病整体观以及"失和"论

4. 约 162 年盖伦发扬体液学说，认为肿瘤是全身性疾病，提倡放血疗法

5. 约 200 年华佗实施世界最早的胃肠肿瘤手术

6. 1215 年教皇禁止手术切除作为治疗手段

7. **1543 年安德烈·维萨里发表解剖学著作《人体构造》，标志着肿瘤学从人体水平进入了器官水平**

8. 1617 年陈实功编著《外科正宗》，提出内外兼治

9. 1674 年安东尼·列文虎克发明了世界上第一台光学显微镜

10. 1695 年弗雷德里克·霍夫曼和乔治·斯塔尔提出淋巴液学说

11. 1747 年詹姆斯·林德与临床对照试验

12. 约 1750 年约翰·亨特创建科学外科学

13. 1761 年乔瓦尼·莫干尼发表解剖学著作《疾病的位置与病因》

14. 1773 年伯纳德·佩里里开创实验肿瘤学

15. 1775 年珀西瓦尔·波特与烟囱灰致癌

16. 1805 年菲利普·博齐尼发明首个内窥镜

17. 1838 年约翰尼斯·穆勒首次观察到肿瘤细胞

18. 1847 年亨利·本斯·琼斯发现多发性骨髓瘤标志物本–周蛋白

19. 1855 年罗伯特·雷马克提出肿瘤的人体正常组织转化理论

20. **1858 年鲁道夫·魏尔啸《细胞病理学》出版，标志着肿瘤学从器官水平进入了细胞水平**

21. 1882 年威廉·霍斯特德实施 Halsted 乳腺癌根治术

22. 1886 年希拉里奥·德·古韦亚与家族性视网膜母细胞瘤

23. 1889 年斯蒂芬·佩吉特与"种子与土壤"肿瘤转移学说

24. 1895 年威廉·伦琴发现 X 线

25. 1898 年居里夫妇发现放射性元素镭

26. 1902 年西奥多·鲍维里提出染色体损伤致癌理论

27. 1906 年简·博格尼和路易斯·特利班杜提出放疗 B–T 定律

28. 1910 年保罗·埃尔利希与"魔弹"理论及肿瘤免疫监视理论

29. 1911 年弗朗西斯·劳斯发现劳斯肉瘤病毒

30. 1911 年托马斯·摩尔根证明遗传物质"基因"在染色体上

31. 1915 年山极胜三郎使用煤焦油诱发兔耳癌成功

32. 1923 年奥托·沃伯格与肿瘤代谢沃伯格效应

33. 1926 年迈克·海德尔伯格创立免疫化学

34. 1927 年克劳德·勒戈与分割放疗

35. 1928 年乔治·帕帕尼科劳与宫颈癌细胞刷片与肿瘤筛查

36. 1940 年查尔斯·哈金斯与前列腺癌抗雄激素治疗

37. 1943 年路易斯·古德曼和阿尔弗雷德·吉尔曼发现第一种化疗药氮芥

38. 1948 年西德尼·法伯与白血病抗叶酸治疗

39. 1948 年奥斯汀·希尔与第一个临床随机对照试验（RCT）

40. 1950 年恩斯特·温德尔、埃瓦茨·格雷厄姆、理查德·多尔、奥斯汀·希尔证实吸烟致肺癌

41. 1951 年乔治·盖伊与"永生"的海拉细胞

42. **1953 年弗朗西斯·克里克与詹姆斯·沃森发现了 DNA 的双螺旋结构，标志着肿瘤学从细胞水平进入了分子水平**

43. 1956 年李敏求和罗伊·赫兹报道第一例化疗根治的实体肿瘤

44. 1958 年弗朗西斯·克里克提出分子遗传学中心法则

45. 20 世纪 60 年代至 70 年代伯纳德·费舍尔与全乳腺切除、单纯肿块切除术及术后辅助化疗

46. 20 世纪 60 年代至 70 年代珍妮特·罗利、彼得·诺维尔和大卫·亨格福德与费城染色体

47. 1964 年霍华德·斯基珀与"杀死全部肿瘤细胞"理念

48. 1971 年阿兰·科马克和戈弗雷·豪斯菲尔德与第一台 CT 问世

49. 1971 年阿尔弗雷德·克努森与二次突变假说

50. 1971 年朱达·福克曼与肿瘤血管形成理论

51. 1975 年尼尔斯·杰尼、乔治斯·克勒与色萨·米尔斯坦与单克隆抗体

52. 1976 年迈克尔·毕晓普和哈罗德·瓦尔姆斯发现原癌基因

53. 1977 年弗雷德里克·桑格尔发明 Sanger 基因测序

54. 1981 年萨尔·克鲁格曼和莫里斯·希勒曼与预防恶性肿瘤疫苗——乙肝病毒疫苗

55. 1983 年凯利·穆利斯与聚合酶链反应（PCR）

56. 20 世纪 80 年代王振义应用全反式维 A 酸治疗急性早幼粒细胞白血病

57. 1990 年人类基因组计划启动

58. 1992 年迈克·赛德兰研发 CAR-T 问世

59. 1997 年第一个靶向药利妥昔单抗治疗淋巴瘤

60. 1999 年卡洛斯·松嫩沙因和安娜·索托提出组织架构分布理论

61. 2011 年詹姆斯·艾利森与 CTLA-4 单克隆抗体

62. 2014 年本庶佑与 PD-1/PD-L1 单克隆抗体

二、人物志

（一）希波克拉底

希波克拉底为古希腊伯里克利时代医师，西方医学奠基人，他建立起古代西

方医学的理论体系，使医学摆脱了神学的束缚，走上科学发展的道路，被尊称为"医学之父"。此外，希波克拉底推崇整体医学，故又被尊称为"整体医学之父（father of holistic medicine）"。

希波克拉底出生于希腊科斯岛的一个医生世家，父亲赫拉克里德斯（Heraclides）是希腊著名医生，母亲普拉克西泰拉（Praxitela）是显贵家族的女儿。在古希腊，医生的职业是父子相传的，所以希波克拉底从小就跟随父亲耳濡目染。父母去世后，他一面游历，一面行医，丰富医学知识，博采众家之长。希波克拉底拜请许多当地的名医为师，在接触患者的过程中，他结识了许多著名的哲学家，这些哲学家的独到见解对希波克拉底深有启发，为他提出体液学说提供了帮助。当时，古希腊医学受到宗教迷信的禁锢。巫师们只会用念咒文、祈祷的办法为人治病。结果患者不仅被骗去大量钱财，而且往往因耽误病情而死去。希波克拉底力排众议，反对迷信，认为疾病发生是自然的现象，有病因可追寻。他提出了著名的体液学说，认为复杂的人体是由血液、黏液、黄胆汁、黑胆汁四种体液组成的，体液失衡是造成人体疾病的原因。

希波克拉底提出系统的疾病分类，使医学从哲学、巫术等中脱离，成为一门独立的学科，医生也成为一种独立的职业。希波克拉底主张医生所应医治的不仅是病更是患者，在治疗上注意患者的个性特征、环境因素和生活方式对患病的影响，注重疾病预后与临床观察。希波克拉底重视卫生饮食疗法，但也不忽视药物治疗，尤其注意对症治疗和预防疾病的发生。这些思想对现代医学仍有非常重要的指导意义。他提出的《希波克拉底誓言》是警诫医务人员职业道德的圣典，是从医人员入学第一课的重要内容。具体内容如下：

"医神阿波罗，阿斯克勒庇俄斯及天地诸神为证，鄙人敬谨宣誓，愿以自身能判断力所及，遵守此约。凡授我艺者敬之如父母，作为终身同世伴侣，彼有急需我接济之。视彼儿女，犹我弟兄，如欲受业，当免费并无条件传授之。凡我所知无论口授书传俱传之吾子，吾师之子及发誓遵守此约之生徒，此外不传与他人。我愿尽余之能力与判断力所及，遵守为病家谋利益之信条，并检束一切堕落及害人行为，我不得将危害药品给予他人，并不作此项之指导，虽然人请求亦必不与之。尤不为妇人施堕胎手术。我愿以此纯洁与神圣之精神终身执行我职务。

凡患结石者，我不施手术，此则有待于专家为之。无论至于何处，遇男或女，贵人及奴婢，我之唯一目的，为病家谋幸福，并检点吾身，不做各种害人及恶劣行为，尤不做诱奸之事。凡我所见所闻，无论有无业务关系，我认为应守秘密者，我愿保守秘密。倘使我严守上述誓言时，请求神祇让我生命与医术能得无上光荣，我苟违誓，天地鬼神共殛之。"

希波克拉底通过四种体液来解释疾病的发病原因，这与希腊古典哲学各派学说通过各种基本物资（火、水等）来解释万物的构成类似，而希波克拉底誓言也包含众多的人文哲学因素。因此，希波克拉底提出的医学理论无疑受到了希腊古典哲学的影响，西方哲学影响着西方医学乃至世界医学的发展轨迹。

希波克拉底在他的专著中论述了多种恶性肿瘤，并将肿瘤单独列为一类疾病进行研究。基于恶性肿瘤富含血供、浸润性生长的特点，希波克拉底首次使用"carcinoma"（希腊语 karkinoma）来命名恶性肿瘤。他使用体液学说来解释肿瘤的形成，认为黑胆汁淤积是肿瘤形成的主要原因。此外，希波克拉底强调肿瘤的整体观，任何治疗必须包含机体、心理和社会的整体结合，恢复机体的平衡是治疗的主要目标，认为饮食和运动有抗肿瘤作用。这些理论对现代的抗肿瘤治疗仍有一定的指导意义。已有研究表明，生活方式的改变可以控制前列腺癌进展。

⊸（二）克劳迪亚斯·盖伦

克劳迪亚斯·盖伦，古罗马时期最著名的医学大师，是仅次于希波克拉底的第二个医学权威，学术集大成者，他的理论对医学、解剖学、生理学、病理学、神经学、哲学以及逻辑学都产生了重大的影响，成为中世纪医学之圭臬。

盖伦出身于小亚细亚爱琴海边的一个建筑师家庭，与中医学医圣张仲景生活在同一年代。那时，罗马帝国处于鼎盛时代的安东尼王朝。盖伦幼时兴趣广泛，对农业、建筑业、天文学和哲学都感兴趣。147 年，盖伦 18 岁时，他的父亲在梦中受到医神阿斯克勒庇俄斯（Asclepius）的"指示"，从而决定让自己的儿子学习医学。盖伦的父亲尼康是一位受过良好教育的建筑师，拥有很多财富和土地。出身于社会上层的盖伦，从少年时代就在父亲的指导下学习哲学、数学和修辞学，这些都是当时上流社会子弟们的必修课。这些学识为他日后在医学方面取得的重大成就打下了重要基础。盖伦早年跟随当地柏拉图学派的学者学习，后跟随一位精通解剖学的医生学习医学知识。148 年父亲去世后，盖伦外出到伊兹密尔、科林斯和亚历山大求学。157 年，他返回别迦摩并在当地的一个角斗士学校当了四年医生。在这段时间里，他获得治疗创伤和外伤的经验。从 162 年开始，他住在罗马并开展他的众多写作、教学活动，也公开展示他的解剖知识，由此声名鹊起，后来成为多位罗马皇帝的宫廷医生。关于他的去世时间仍存争议。

盖伦继承了希波克拉底的体液学说，认为人的所有疾病都是由于体液的不平衡造成的，体液分为四种，即黏液、黄胆汁、黑胆汁、血液，因此许多疾病的治疗方法就是将有病的体液排泄出来，即放血或服用泻药和催吐剂等。盖伦认为这四种体液也影响人的性格，即胆汁质、多血质、黏液质和抑郁质。此外，盖伦在解剖学、眼科学、生理学、血液学和神经学等多方面皆有建树，他认为只有将解剖、生理知识与疾病进行对比分析才能对疾病更好地理解、分析和治疗，为西方医学的科学建立做出了巨大贡献。但是在盖伦的论述中也有许多错误，这些错误之所以产生，是由于他所进行的解剖对象是动物而不是人。盖伦的理论被教会利用，把他的理论上升到神圣不可侵犯的高度，统治了西方医学近 1 500 年，一直到 16 世纪文艺复兴时期部分理论才得到纠正。盖伦的医学理论虽然存在很多缺陷，但仍然无法撼动盖伦在医学史上的权威地位。如医学传记作者帕拉弟乌斯·亚特罗索菲斯塔（Palladius Iatrosophista）所言："希波克拉底播下种子，盖伦收获。"

盖伦一生专心致力于医疗实践研究、写作和各类学术活动，撰写了超过 500 部医书，其中《论解剖过程》《论身体各部器官功能》两书阐述了他自己在生物解剖生理上的许多发现。这些著作既体现了他的学术成就，也反映了他敏锐的观察能力和实践能力。191 年，一场大火使得他的许多著作被烧毁，仅存有少量阿拉伯译本。随着罗马帝国的衰落，盖伦的医学著作经翻译并传播到了伊斯兰世界，到 11 世纪时又传回到欧洲。盖伦是通过实验方法进行医学研究的开拓者。此外，他强调哲学在医学中的重要价值，认为好的医生也应该是哲学家。

盖伦继承了希波克拉底的体液学说，认为不可治愈的肿瘤主要是黑胆汁淤积造成的，而可治愈的肿瘤主要是黄胆汁淤积引起的，并通过放血等疗法治疗肿瘤。他一生中撰写了 100 多篇与肿瘤相关的论文，多于他的任何一个先辈。盖伦使用"oncos"来命名肿瘤，希腊语意义为"肿大、负担"，成为现在肿瘤学（oncology）和肿瘤学家（oncologist）术语的前身。

（三）华佗

华佗，安徽亳州人，东汉末年著名医学家。华佗是中国医学史上为数不多的杰出外科医生之一，被尊称为"外科圣手"。

华佗少时曾在外游学，行医足迹遍及大江南北。他所生活的时代是在东汉末年三国初期。那时，军阀混战，水旱成灾，疫病流行，人民处于水深火热之中。目睹这种情况，华佗非常痛恨作恶多端的封建豪强，十分同情受压迫的穷苦百姓。为此，他不求名利，不愿做官，宁愿摇着金箍铃，到处奔跑，为百姓解脱疾苦。他医术全面，尤其擅长外科手术，并精于养生、方药和针灸等治疗，诊断精确，方法简捷，疗效神速。《三国志》《后汉书》中有内容相仿的记载，评述他善于养生（"晓养性之术，年且百岁而犹有壮容"）、用药精当（"又精方药，其疗疾，合汤不过数种，心解分剂，不复称量，煮熟便饮，语其节度，舍去辄愈"）、针灸简捷（"若当灸，亦不过一、两处，下针言，'当引某许，若至，语人'，病者言'已到'，应便拔针，病亦行瘥"）、手术神奇（"刳破腹背，抽割积聚""断肠湔洗"）。此外，华佗善于区分不同病情和脏腑病位，对症施治。府中官吏倪寻、李延同时来就诊，都是头痛发烧，病痛的症状相同。华佗却说："倪寻应该把病邪泻下来，李延应当发汗驱病。"有人对这两种不同疗法提出质疑。华佗回答说："倪寻是外实症，李延是内实症，所以治疗也应当用不同的方法。"说完，马上分别给两人服药，第二天一早两人的身体都好起来了。晚年华佗因遭曹操怀疑，下狱被拷问致死。华佗临死前，拿出他毕生所著医书给狱吏，说："这书可以用来救活人。"狱吏害怕触犯法律不敢接受，华佗只好忍痛，讨取火来把书烧掉了。他的学术思想只通过他的弟子们部分保留了下来。

华佗实施了世界最早的胃肠肿瘤切除手术，发明的麻沸散开创了世界麻醉药物的先例，并提出积极的体育锻炼可防治肿瘤，对当今的肿瘤防治仍有指导意义。

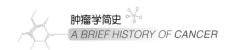

◦ （四）安德烈·维萨里

安德烈·维萨里，著名解剖学家，文艺复兴时期代表人物，近代人体解剖学的创始人，与哥白尼齐名，是科学革命的两大代表人物之一，为医学包括肿瘤学的科学发展奠定了基础。

1514 年 12 月，维萨里生于布鲁塞尔的一个医学世家。他的曾祖父、祖父、父亲都是宫廷御医，家中收藏了大量有关医学方面的书籍。维萨里幼年时代就喜欢读这些书，从中受到许多启发，并立下了当医生的志向。在他家的不远处有处死刑犯的刑场，他经常到刑场去观察死刑犯的尸体。1530 年，维萨里进入鲁汶大学学习拉丁文、希腊文以及希伯来文，此后对解剖学也有接触。1533 年，他决定进入巴黎大学就读，学习盖伦的医学理论。在巴黎大学，老师们采用了传统的"三人戏"方式教授解剖：宣读者坐在较高的椅子上照本宣科诵读盖伦的教材，演示者指出宣读者提到的解剖结构，最后解剖者是理发师外科医生，在解剖台上开始尸体解剖。由于维萨里的积极上进，他经常有机会作为解剖者，这对一个 18 岁的学生来说是一个非常大的优待，他也因此有机会深入了解解剖艺术。

1536 年，由于法兰西与神圣罗马帝国关系紧张，维萨里被迫离开巴黎返回鲁汶完成学业。后来，他进入帕多瓦大学就读，并于 1537 年取得博士学位。由于家里的社会关系，维萨里被授权进行公开解剖。1537 年，他成为学术氛围浓厚的帕多瓦大学外科学教授，在那里由于出色的解剖学技术而迅速出名，并将解剖授课的传统"三人戏"方式改为"独家演奏"，即由一个人完成解剖以及讲授，这种授课方式更受学生们的欢迎。他不拘泥于书本知识，认为必须亲自解剖、观察人体构造，创立了当时少见的理论联系实际的生动教学场面，受到学生们的尊敬和爱戴。1543 年，维萨里主持了一场公开的解剖，对象是一位来自瑞士巴塞尔的臭名昭著的罪犯。在其他外科医生的协助下，维萨里收集了所有的骨骼，并组合成骨骼系统捐献给比利时巴塞尔大学。这个标本是维萨里唯一留存至今的标本，也是世界上最古老的解剖学标本，至今仍在巴塞尔大学的解剖学博物馆中展出。1543 年，维萨里发表了《人体构造》一书，与哥白尼的《天体运行论》于同一年出版。1564 年，维萨里前往耶路撒冷朝圣，但在归航途中，航船遇险，年仅 50 岁的维萨里不幸身亡，而关于他的死亡是否为教会迫害至今仍存在争议。

《人体构造》是科学解剖学建立的重要标志，更为医学的科学发展奠定了基础。肿瘤学方面，维萨里的解剖学说对希波克拉底以及盖伦的体液学说提出了挑战，强调解剖学乃至科学不是建立在经典教科书和教条主义的研究上，为肿瘤学的科学发展奠定了基础，也为肿瘤学研究从人体走向脏器提供了科学依据。

（五）陈实功

陈实功，江苏南通人，明代著名外科学家，提出内外结合的方法治疗肿瘤。

陈实功因幼年体弱多病而萌发从医志愿，勤奋攻读《黄帝内经》《难经》等古籍，后正式从医。陈实功认为医生必须具备较高的文化素养，医者"一要先知儒理，然后方知医业"，因而他所阅书籍涵盖古代文学、哲学、理学等。对于古代医学典籍，陈实功从不死记硬背、照本宣科，而是融会贯通、博采众长。他继承并发展了著名医学家李沧溟内外结合的观点，根据病者的实际病况，采取内治或内治外治相结合的方法，并悟出"治外较难于治内何者？内之症，或不及其外，外之症则必根于其内也"的道理。

陈实功不但医术高明，而且医德高尚。无论患者穷富贵贱都能一视同仁，"有请便往"。不论医药价格贵贱，均尽力施治。对于家境特别贫困的患者，则倾力相助，"凡求看病，不可要他药钱"。他还认为治病是必须很慎重的事情，凡有患者看病必定亲自问诊，审慎开药，从不随意杜撰药方。陈实功对同道谨慎谦和，对晚辈提携爱戴，而且还捐资赠物，修建桥路，造福百姓。陈实功留给后世有一首题为《山后闲步》的诗："游山不问径，历险自攀跻。憩足坐危石，探奇走曲溪。鸟声村落外，树影夕阳西。席地共长啸，烟霞满袖携。"该诗表达了陈实功对大自然的热爱，反映了他的乐观精神，也蕴含了他对从医历程执着的信念。在南通剑山西北半坡上，树立着一座黑色的纪念碑，这是乡人为纪念陈实功所立。

为了使外科得到重视，使更多的行医者掌握外科技巧，他不顾晚年的身体虚弱，历经寒暑，于 1617 年编著《外科正宗》一书。陈实功在《外科正宗》自序

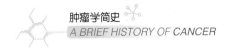

中写道："书成后，揽镜自照，鬓发已白。"该书反应了明朝以前我国外科学的巨大成就，为中医外科学技术提供了详尽的理论基础。《外科正宗》印行后，广为流传，学术影响力大，并流传到日本等国，300余年来有50余种版本。后世医家评价其为"列证最详，论治最精"。

陈实功提出内外结合的方法治疗肿瘤。此外，他编著《外科正宗》，提出肿瘤及早发现及早治疗的观点，对肿瘤的病名及其分类作了较为系统的论述，创用多种外科手术法与器械，成为中医外科的经典著作，为肿瘤的诊治尤其外科治疗做出了重要的贡献。

（六）安东尼·列文虎克

安东尼·列文虎克，荷兰显微镜学家、微生物学的开拓者，其主要成就是发明了真正意义上的显微镜，并首次运用显微镜发现微生物，为肿瘤病理学的创立提供了有利条件。

列文虎克虽没受过高等教育，但出于商人的思维，他对所有的磨镜和观察工作进行了严格的保密，直到他将发明的显微镜给他的好朋友、著名解剖学家德·格拉夫（Regnier de Graaf）看过后，出于科学家敏锐的直觉，格拉夫意识到列文虎克的显微镜是件了不起的创造发明，并建议他将研究成果与英国皇家学会联系并发表，他的成果才公之于世。1680年，列文虎克当选为皇家学会会员。1673年至1723年，他将他的发现陆续以通信的方式报告给学会。由于没有受过正式教育，这些书信使用的都是荷兰语，皇家学会将其翻译为英语或拉丁文。他一生共写了375封信件给英国皇家学会，其中绝大多数发表在《皇家学会哲学学报》上。有趣的是，1676年，当列文虎克将他显微镜下发现的单细胞生物报告给英国皇家学会时，他的研究遭到了皇家学会的怀疑，因为此前科学界对单细胞原生动物毫无认识，皇家学会怀疑研究的真实性，因此双方的关系也变得紧张起来。在列文虎克的坚持下，英国皇家学会安排科学家去调研后，单细胞生物的存在才获得认可。

列文虎克一生制造了超过500台显微镜，目前仅有9台仍然保留着，这些显微镜有的可放大超过275倍。然而直到现在，他的磨镜技术仍然是个谜。列文虎克也从来不愿意外借他的显微镜。正如他的朋友德·格拉夫评价："一个不称职的理论家，一个超敏锐的观察家，一个小心眼的劳动者。"由于列文虎克的名气越来越大，一天，有位记者来采访列文虎克，向他问道："您成功的'秘诀'是什么?"列文虎克想了片刻，他一句话不说，伸出了那双因长期磨制透镜而满是老茧和裂纹的手。作为一名业余的科学家，列文虎克却展现了杰出科学家的严谨勤奋和对学术研究的如痴如狂。显微镜的发明也使肿瘤学的研究从宏观走向了微观，开启了肿瘤的"细胞之旅"。

（七）詹姆斯·林德

詹姆斯·林德，皇家海军外科医生，英格兰卫生学创始人，发起了首个临床对照试验，利用柑橘类水果和新鲜蔬菜治疗和预防坏血病，促进了预防医学和循证医学的发展。

林德生于爱丁堡，15 岁开始学医。1739 年起任英国皇家海军外科医生助理，后在几内亚、西印度、地中海和英吉利海峡驻军服务，其间对一种侵害长期航海人的坏血病产生兴趣。坏血病是由于人体缺乏维生素 C 所引起的疾病。航海、围城等长期摄入不足或腹泻、呕吐等情况，都可造成缺乏维生素 C，使胶原蛋白不能正常合成，导致细胞联结障碍，造成毛细血管的脆性增加，从而引起皮肤、黏膜下出血。由于英国是一个海上大国，受此病威胁也最为严重，他意识到国家的安全大都依赖海上的防御效能，故决心致力于探寻解决这个问题的办法。后来，林德带着问题进入爱丁堡大学学习。在从书本上和对近千例坏血病病例的研究中，他发现这种病多发生在围城或远征探险之时，且都因为食物缺乏而单调，没有新鲜水果和蔬菜，由此坚信此病系饮食所致。1747 年，林德在船上做了个很著名的实验，12 个严重的坏血病海员分为喝苹果汁、喝稀硫酸、喝少量醋酸、喝少量海水、吃两个橘子和一个柠檬以及喝少量大麦茶六组。结果发现，只有吃柑橘水果的两人明显好转。1753 年，林德发表了《败血症的一种治疗方法》，1757 年发表了《保持皇家海军健康的最有效方法》，总结了饮食治疗坏血病相关试验结果。林德的研究成果开始并没有得到足够的关注，直到 1795 年，官方才规定水兵每日服用柠檬汁酸来预防坏血病。此外，林德观察到舰船上常存在容易

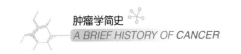

引发斑疹伤寒、痢疾等疾病的不良卫生情况，提议改进船上的清洁和通风，并在热带海域建立海上医院，以收容患病船员。他曾提出将海水蒸馏，以解决船上饮用水的来源，这也是至今仍具有意义的一件事。1794 年 7 月 13 日，林德在英国戈斯波特逝世。

林德善于观察，冷静思考，坚持自己，力排众议，为人类的健康事业做出了巨大的贡献，正如他在论文中所说："当我有必要批评那些卓越的、有知识的作者时，我讲我们存在分歧的那部分，我并不是出于恶意去贬低他们的劳动，或损害他们的荣誉，而是出于对真理的追求，出于对人类健康的考虑。"

（八）约翰·亨特

约翰·亨特，英国外科学家、解剖学家，为外科领域引入了许多新的科学理念，包括开创了肿瘤的外科手术领域，终结了"理发师兼职外科医生"的时代，被誉为"科学外科学之父"。

亨特出生于苏格兰东基尔布赖德，他是家里十个兄弟姐妹里最小的，小时候并没有接受过正式的教育。1748 年，亨特到伦敦成为他的哥哥、解剖学家威廉·亨特（William Hunter）的解剖助理。在那里，亨特很快就展现出了卓越的解剖天赋。此后他哥哥安排了亨特到伦敦顶级的外科医生那里学习，包括 1751 年从师于著名外科医生珀西瓦尔·波特。1754 年，在获得外科医生资格后，他开始在圣乔治医院工作。亨特精力充沛，经常从早上六点工作到凌晨两点。灵巧的双手、前期的解剖学知识、永不满足的好奇心以及不知疲倦的精力，让亨特迅速成为伦敦有名望的外科医生，并于 1767 年成为英国皇家外科学会的一员。

亨特的研究主要包含三个领域：解剖与外科、齿科、比较解剖。为了从事解剖研究，他在解剖上的花费甚至超过了他的收入。那个年代，许多解剖学家和外科医生都从事盗墓活动，并讽刺地自称为"盗尸者"，以便获得尸体进行研究。他曾花费 500 英镑而得到了当时一位爱尔兰巨人的尸体。亨特在莱切斯特的住宅有两个门，一个是接待患者和学生的"阳光"门，另一个是运送尸体的"阴暗"门。他的解剖内容包罗万象：胎盘循环、视神经、子宫内胚胎发育、骨发育及塑形、炎症过程、枪伤病理过程、腹部疾病、心脏畸形等。为了进行比较解剖的研究，亨特收集了超过 3 000 例的动物标本。目前，他解剖过的成千上万份标本保存于英国皇家外科学会的杭特里安博物馆。

亨特并不善于讲课，他多进行私人的解剖和手术带教，每次不超过 20 人。据估计，超过 1 000 名外科医生得到亨特的指导。他鼓励学生进行实验性研究，并将研究知识应用于临床，其中发明牛痘疫苗防止天花而闻名的爱德华·詹纳（Edward Jenner）是亨特最喜欢的学生。许多学生继承了亨特的遗志，将科学外科在全世界发扬光大。

亨特的出名并没有让他获得好处，在圣乔治医院他的竞争对手们经常将他排除在外。他们强制规定外科医生应该经常去医院探视患者，但亨特当时由于健康问题而无法做到。为了研究梅毒的病理过程，他甚至让自己感染了梅毒，影响了他的身体。1793 年，他推荐两名学生到自己名下学习，而医院拒绝了他的推荐。尽管他早已预料到不能成功，但他当时还是非常生气，导致突然不能言语，最后不幸离世。

亨特要求他妻子的弟弟，也是他的学生弗拉德·霍姆（Everard Home）对自己去世后进行尸体解剖。弗拉德·霍姆于 1772 年成为亨特的助手，尽管两人走得很近，但关系却不是很好。亨特觉得弗拉德·霍姆很笨，而爱德华·詹纳却像他的儿子一样。亨特去世后，很多手稿转交到了霍姆手里。在接下来的 20 年，霍姆利用亨特的手稿发表了很多重要论文。为了销毁证据，他故意烧掉了很多亨特的手稿。在询问起火原因的过程中，霍姆无意间透露了自己故意烧毁亨特手稿的细节，亨特图书馆管理员威廉·克里夫（William Clift）听到后当场落泪。

作为"科学外科学"创始人，约翰·亨特为外科领域引入了全新的理念，使外科医生作为一门正式的职业登上历史舞台。此外，亨特主张淋巴液积聚导致恶性肿瘤的发生，认为恶性肿瘤早期为局部性疾病，提出肿瘤根治术的初步理念，对肿瘤学的发展做出了巨大的贡献。

⊸（九）乔瓦尼·莫干尼

乔瓦尼·莫干尼，意大利解剖学家。一生从事了大量的病理解剖学工作，为

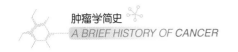

病理解剖学的确立做出了巨大的贡献，为现代医学包括肿瘤学的发展奠定了基础，被誉为"病理解剖学之父"。

　　莫干尼于 1682 年 2 月 25 日生于意大利弗利，1771 年 12 月 5 日卒于帕多瓦。幼时聪颖过人，兴趣广泛，对医学、哲学和文学充满兴趣。莫干尼早年丧父，他的母亲非常有远见，全身心支持莫干尼接受教育。1698 年，16 岁的莫干尼进入博洛尼亚大学学医，受教于解剖学家安东尼奥·瓦尔萨瓦（Antonio M. Valsalva），并于 1701 年获得医学和哲学学位。毕业后，莫干尼成为瓦尔萨瓦的助理。莫干尼观察能力极强，尤其善于进行解剖观察，并重视使用显微镜。1704 年，他成为"不满足学院"（the Academy of the Restless）的主要召集人，该学院主要是由青年发起，出于对既往知识的不满足，旨在通过直接观察和实验研究获得真正的科学知识。其间莫干尼因为工作勤奋而影响了视力，便回到家乡进行康复休养。1706 年，他发表《解剖杂录》（*Adversaria Anatomica Pirma*），文中记录了气管内腺体、尿道内腺体等一些重要发现，对脏器解剖进行精准详细的描述，强调解剖学应是临床医生不可或缺的基础。其后他连续发表了不少文章。1711 年，他在帕多瓦大学任理论医学教授；1715 年，年仅 33 岁的莫干尼任该大学解剖学教授。

　　1761 年，79 岁高龄的莫干尼发表了他一生中最重要、最精彩的著作《疾病的位置与病因》，该书收载了 700 个病例，从临床症状、死前情况、尸解发现到系统的文献温习，都做了详细记录。文艺复兴后，不少学者致力于寻找尸解发现与临床症状之间的联系，但只有他系统深入地进行了这一工作。他用大量的实例，有说服力地证明症状与体内病变的关系，为病理解剖学的确立作出了巨大贡献，为 18 世纪临床医学的发展迎来了第一座高峰。莫干尼一生甘于平淡，生活简朴，学识渊博，热衷于教育事业，十分令人尊敬。在意大利，人们称他是"解剖学陛下"，家乡人民在以他的名字命名的广场上，为他树立了纪念碑。

（十）珀西瓦尔·波特

　　珀西瓦尔·波特，英国外科医生，发现了英国扫烟灰工人容易患阴囊皮肤癌，报道了第一个职业暴露导致的恶性肿瘤。

波特 1713 年出生于英国伦敦，早年在圣巴塞洛缪医院跟随爱德华·诺斯
（Edward Nourse）学习外科技术。1736 年，波特加入了理发师–外科医生公司
（Company of Barber-Surgeons），开始注册行医。理发师–外科医生公司是一个由
理发师和外科医生组成的机构，这与早期外科医生都是理发师出身有关，直到
1745 年公司解散，改名为外科医生公司（Corporation of Surgeons，英国皇家外
科学会前身）。1744 年，波特成为圣巴塞洛缪医院助理外科医生；1749 年至 1787
年成为全职外科医生。作为当时有名的外科医生，波特发明了多种外科技术，弃
用了当时流行的腐蚀术和烧灼术，数种疾病以他的名字命名。1756 年，波特在
骑马时摔倒，导致他的脚踝发生了开放性骨折，断裂端刺穿了皮肤。作为一名经
验丰富的外科医生，正承受着巨大痛苦的波特深知这次骨折的严重性，并且意识
到他人搬动自己可能会加重伤情，所以波特没有让任何人把他抬离地面，相反，
他躺在原地，等待助手从附近买来一扇门板作为临时担架抬回了家。波特也没有
乘坐马车，以避免再受到颠簸和碰撞。这次受伤后，波特在床上休养了数月，并
开始将自己前半生的宝贵外科经历汇集成书。他将自己的骨折进行了描述，即波
特骨折（Pott's fracture）。此外，他第一个报道脊柱结核（Pott's disease），描述
了脊柱结核引起椎体塌陷而导致的脊髓受压现象。1765 年，波特被选为英国外
科医生公司主席。1775 年，波特发现许多英国扫烟囱工人患阴囊癌，成为第一
个发现职业暴露致癌的科学家。然而这个推测在当时遭到了学者们的质疑，直到
1915 年，日本科学家山极胜三郎用煤焦油涂抹刺激兔耳，结果使兔子患上了皮
肤癌，从而为波特的推测提供了直接的证据。

波特和他的学生约翰·亨特（John Hunter）被认为是 18 世纪最伟大的外科
医生。波特在神经外科、骨科、眼科、肿瘤科和泌尿外科等领域都有很深的造
诣。作为一名外科"全才"，波特不仅是五花八门的临床现象的观察者，更是一
位探索背后规律的有心人。

除了常规治疗患者外，波特还善于将自己的经验进行总结，写成小册子对患
者进行宣传教育，包括头颅损伤、阴囊水肿、消化道瘘、骨折和穿孔等。据统
计，共有超过 14 本小册子发行并广泛流传。作为外科带教老师，他强调对实用
外科的严密细致观察，强调要善于联系和总结。在严格要求学生们的同时，波特

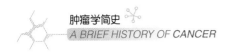

善于指导学生进行操作，甚至允许学生和他住在一起，学生们认为他的教育方式是一个轻松愉快的学习过程。

⊸（十一）菲利普·博齐尼

菲利普·博齐尼，德国医生，内窥镜的创始人，1805 年发明了用于观察体内腔道的内窥镜，被誉为"现代内窥镜之父"。

博齐尼于 1773 年出生于德国美因茨，他的父亲出身于一个有名望的意大利家庭，由于一次致命的决斗而被迫移居到德国。博齐尼生活在一个动乱的年代，后就读于美因茨大学开始学医。因战争的影响，1794 年，博齐尼被迫转学至德国耶拿大学，师从于对他职业生涯产生重要影响的德国著名医生克里斯托弗·W. 胡弗兰德（Christoph W. Hufeland），后又返回到美因茨大学并于 1796 年获得医学学位。两个月后在美因茨获得行医执照。1797 年，博齐尼在奥地利帝国野战军部队担任军医，负责美因茨一家有 120 个床位的战地医院。战后，由于美因茨被法国占领，他失去了在美因茨的行医资格。此后，他多次申请成为法兰克福居民均失败。直到 1802 年，在朋友的帮助下，法兰克福市终于接受他成为市民，并授予他行医资格。他成为法兰克福的一名私人医生，并有足够的闲暇时间用于钻研。博齐尼对于人体内部腔道十分着迷，富有想象力和创造力，善于交际，这些都为他后来的科学创造提供了很好的帮助。1809 年，在治愈了 42 名伤寒患者后，博齐尼也不幸因伤寒早逝，年仅 36 岁，让人唏嘘不已。

出于对人体内部结构的好奇，博齐尼制造了一种以蜡烛为光源和一系列镜片组成的内窥镜，取名为明光器。当时博齐尼的明光器引起了科学界的众多争议，一方面许多学者赞扬与充满期待，而另一方面许多学者认为这个发明是不切实际的，甚至有诱发并发症的风险。1806 年，在维也纳约瑟夫学院的邀请下，博齐尼将他的明光器送到约瑟夫学院，证实了明光器的应用价值。在随后的试验性研究中，约瑟夫学院的学者们发现了明光器的一些缺陷并进行了相应的改进。博齐尼最初制造的明光器几经周折，现藏于维也纳尼采-莱特博物馆。明光器成为 19 世纪初至中叶应用最为广泛的内窥镜。

（十二）亨利·本斯·琼斯

亨利·本斯·琼斯，英国临床化学家，1847 年发现多发性骨髓瘤患者尿液中的本-周蛋白，被誉为"临床化学之父"。

琼斯出身于英国约克斯福德的一个军人家庭，1827 年就读于哈罗公学，在此期间展示了他运动方面的天赋。1832 年就读于三一学院，1837 年成为伦敦圣乔治医院的药剂实习生。1838 年至 1841 年成为圣乔治医院的医学生，并对"疾病化学"产生了浓厚的兴趣，在没有相关基金的支持下进行尿液蛋白相关的化学实验，后成为圣乔治医院非常有名望的医生，是南丁格尔、达尔文、法拉第的私人医生和好朋友。

1847 年，琼斯获得了一位多发性骨髓瘤患者的尿液标本。该患者的医生威廉·麦金泰尔（William Macintyre）以及托马斯·沃森（Thomas Watson）发现患者的尿比重（1.035）较高，并且容易形成蛋白沉淀，这些沉淀在 75 ℃的时候可以溶解。由于两位医生认为这些蛋白沉淀可能与该患者的疾病有关，因此将样品送给时年 31 岁的琼斯进行检测，因为琼斯在当时已经是非常有名气的临床化学家。当时两位医生附上便条说："琼斯医生，这个尿液样品的比重非常高，当煮沸时就会变得非常透明。加入硝酸后，会起略红的泡沫。冷却下来又会变成你看到的样子。这是什么呢？"后来琼斯鉴定为本-周蛋白，该蛋白为免疫球蛋白，分子量小，可自由通过肾小球滤过膜进入原尿。琼斯迅速发表了两篇论文，此后又连续发表了 40 余篇相关论文，做了多场学术报告，并成为英国皇家学会会员，当时琼斯仅 33 岁。值得注意的是，琼斯并非第一个描述多发性骨髓瘤中特殊蛋白的医生。然而，由于琼斯在临床化学方面的学识，推广了本-周蛋白在多发性骨髓瘤诊治方面的应用，因而本-周蛋白也以他的名字命名。1873 年，琼斯因充血性心力衰竭去世。

作为肿瘤标志物，本-周蛋白的问世较其他肿瘤标志物如 19 世纪 70 时代的癌胚抗原、甲胎蛋白等早了 100 多年。它提高了多发性骨髓瘤以及浆细胞相关疾病的治愈率，也引导了免疫球蛋白轻链中 κ 轻链和 λ 轻链的发现，促进了免疫学的发展。更为重要的是，琼斯的发现将疾病与生物化学联系起来，开创了疾病的

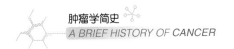

生物化学研究领域。

⊸（十三）鲁道夫·魏尔啸

鲁道夫·魏尔啸，德国病理学家、人类学家、公共卫生学家和政治家，"现代病理学之父"，创立了细胞病理学，认为人体疾病源自于细胞的病变，从细胞层面阐释疾病机理，对肿瘤病理学的发展做出了巨大的贡献，并提出著名的肿瘤炎症刺激假说。

魏尔啸出身于普鲁士一个中产阶级家庭，幼时聪慧过人，对自然科学兴趣浓厚。1839 年，他依靠奖学金在柏林的普鲁士军事学院学习医学。1843 年毕业时，他并没有按预先设想的那样在军队服役，而是在柏林当时最大的医院——柏林慈善医院（Charité Hospital）做医生，跟从著名生理学家约翰尼斯·穆勒学习显微镜的基本知识以及疾病病因理论。穆勒发现魏尔啸思维敏捷，精力充沛，他鼓励魏尔啸研究尸检后的组织病理。当时，科学家们认为可以从类比推理来理解自然规律，而不是进行具体的观察与实验，导致许多理论都是错误的。1848 年，经过对伤寒流行原因的调查，魏尔啸发表论文指出伤寒的大流行与政府公共卫生预防不力有关，遭到当局政府的排斥。1848 年，由于政治立场问题，魏尔啸丢掉了柏林的工作，来到维尔茨堡大学，从事了七年病理解剖学教研工作，其间著作丰富，更是提出著名的细胞病理学说。这段时间维尔茨堡大学也由此声名远扬，学生数量从 98 人提升到 388 人。他鼓励医学生使用显微镜，经常建议学生"以显微镜方式思维"。1856 年他重返柏林，在柏林大学担任病理解剖学教授。1858 年，他的《细胞病理学》一书出版，成为医学的经典。

魏尔啸历任柏林市议会议员、普鲁士议会议员、德意志帝国议会议员等，他是一名致力于推进柏林公共卫生事业的政治家，尤其是推动建立现代化供水及下水道工程的工作。魏尔啸曾经反对德意志帝国"铁血宰相"奥托·冯·俾斯麦（Otto von Bismarck）过于庞大的军费预算，俾斯麦非常生气，发起了两个人的决斗，魏尔啸被允许选择武器。他选择了两根腊肠作为决斗武器，一根煮过的给自己，另一根没有煮过、含有旋毛虫的给俾斯麦，最终俾斯麦觉得风险太大而取消了决斗。

魏尔啸全才多能，会说八种语言，以多项科学发现而闻名，包括建立了细胞病理学，第一个发现白血病，第一个提出血栓和栓塞以及建立了人类学，开创了比较病理学（comparative pathology）。尽管罗伯特·雷马克才是细胞理论的首创者，甚至有学者认为魏尔啸剽窃了雷马克的观点，然而雷马克的理论在当时并没有引起足够的重视，而魏尔啸则将细胞病理学提升至前所未有的学术高度，因而被尊称为"现代病理学之父"。魏尔啸还是病理学杂志《魏尔啸档案》（*Virchow's Archives*）的创始人之一，有趣的是，该杂志创立的初衷之一是魏尔啸苦恼于他的部分论文被学术期刊拒稿。他还制定了一套标准的剖检程序并以他的名字命名，至今仍在使用。他一生发表的论文和出版的书籍数以千计，其实证、科学的研究方式为现代医学认识疾病的发生、发展机制提供了有力的工具，对整个医学的发展有着重大贡献。

⊸（十四）威廉·霍斯特德

威廉·霍斯特德，美国著名外科医师，"现代外科学之父""美国外科医生训练之父"，提出 Halsted 乳腺癌根治术，首次倡导了恶性肿瘤的根治性手术切除理念。

霍斯特德于 1852 年出身于美国纽约的一个富商家庭。1870 年进入耶鲁大学学习。霍斯特德不是传统意义上那种学霸。在耶鲁大学求学时，他没有从图书馆借书的记录，反而痴迷于体育和社交活动，身兼学校橄榄球队队长、棒球队球员，学习成绩还不及平均分。直到快毕业，霍斯特德参加了一场医学讲座，才对医学产生了浓厚兴趣，并阅读解剖学和生理学书籍。1877 年以优异的成绩从医学院毕业。毕业后，25 岁的霍斯特德先去了欧洲观察与学习两年，这次欧洲之行让他目睹了当时外科学的前沿，结交了不少医学巨头，打开了视野，为后续的医学事业打下了基础。

1880 年回到纽约后，他马不停蹄地在多家医院开始了外科工作，因胆大、技术高超而逐渐在医疗界声名鹊起。霍斯特德将一氧化碳中毒患者的血液放出来，在空气中摇晃挥发掉一氧化碳后再将血液回输，成为有史以来最早的自体输血记录。1882 年在厨房的桌子上，他为母亲取出了七块胆结石——这是世界上第一例胆囊切除术，他母亲术后不久康复。1884 年 10 月 11 日，是霍斯特德人生的转折点，那一天，他阅读到一位奥地利眼科医生的论著，书中描述了可卡因灌注眼球后的麻醉特性。霍斯特德深受启发，接着做出了惊人之举——在自己和同事身上互相试验，以论证可卡因的局部麻醉作用。不出所料，不久他和同事都对可卡因上瘾了。霍斯特德被迫暂时从医院离职。1889 年约翰斯·霍普金斯医院开业，好友威廉·奥斯勒（William Osler）医生不顾众人的反对，邀请霍斯特德参与医院外科的建设。霍斯特德不负所望，不仅在外科手术方面推陈出新，而且做了一件对美国乃至世界医学事业影响深远的举措——创建了现代美国住院医师培训制度。1904 年在耶鲁大学发表了广为传播的著名演讲——《外科医生的训练》。

霍斯特德所做的任何一件事情都足以名垂青史：实施 Halsted 乳腺癌根治术，发明腹股沟斜疝修补术，实施最早的动脉瘤手术，改进了甲状腺和甲状旁腺手术，世界上成功切除壶腹周围癌第一人，发明外科无菌手套，大大改进缝合技术，提倡无菌手术理念，引进局麻和区域阻滞麻醉，发明蚊式止血钳，创建现代美国住院医师培训制度，约翰斯·霍普金斯医学院的四大创始人之一，等等。

有趣的是，霍斯特德最初设计外科橡胶手套不是为了防止术后细菌感染，而是送给他在约翰斯·霍普金斯医院任职时的同事卡罗琳·汉普顿（Caroline Hampton）护士。卡罗琳因为不堪双手长期擦洗医疗器械、接触碳酸溶液而决定辞职。霍斯特德于是设计出贴合性良好的橡胶手套保护她娇嫩的双手，设法把她留在身边。最后这名护士不仅没有辞职，还成了霍斯特德的妻子。戴无菌乳胶手套也成为手术的标准操作，成为外科无菌技术发展史上的重要里程碑。

1922 年 9 月 7 日，霍斯特德因胆管术后并发症在美国马里兰州的巴尔的摩市与世长辞，结束了他传奇璀璨的一生。这位手握柳叶刀的外科奇才最后死于外科术后并发症让世人唏嘘不已。在生命的最后几年里，霍斯特德的样貌、性格都改变了许多，但这些都削减不了他对医学做出的巨大贡献。

（十五）斯蒂芬·佩吉特

斯蒂芬·佩吉特，英国外科医生，提出著名的"种子与土壤"肿瘤转移学说，强调转移脏器的微环境对肿瘤转移的重要影响。

斯蒂芬出身于英国伦敦的一个医学世家，其父亲是提出 Paget's disease（炎性乳腺癌）以及 Paget's 骨疾病的著名外科医生詹姆斯·佩吉特。斯蒂芬是家里的第四个也是最小的儿子。以优异的成绩从高中毕业后，斯蒂芬决定子承父业。他以学员的身份加入了圣巴多罗买医院，并于 1885 年成为英国皇家外科医师学会会员（F.R.C.S.），成为市立医院的助理外科医生，此后加入西伦敦医院成为全职外科医生。1889 年，斯蒂芬提出著名的"种子与土壤"肿瘤转移学说。后来由于健康问题，斯蒂芬离开伦敦来到林普斯菲尔德定居，直到 1926 年 5 月去世。斯蒂芬个性温和，善于逻辑思维，执着于追求真理。他推崇研究自由，主张实施动物实验研究为人类肿瘤事业服务，并于 1908 年推动成立了研究保护协会（Research Defence Society）。在发表论文或者学术报告时，他用词谨慎，不过分夸大科学结论。他的书籍轻松愉快，幽默风趣。他与什鲁斯伯里的伯德医生的女儿结婚，育有两女，家庭对斯蒂芬的全力支持为他的"研究自由"提供了保障。

1889 年，斯蒂芬在《柳叶刀》上发表了关于乳腺癌转移规律的论文，详细记录了 735 例女性乳腺癌患者的尸体解剖，发现乳腺癌的转移并非随机造成的，而是集中在肺、肝、骨骼等脏器。由此，斯蒂芬提出著名的"种子与土壤"肿瘤转移学说，强调转移脏器的微环境对肿瘤转移的重要影响，他认为具有转移能力的某些肿瘤细胞（即种子）对某些脏器（即土壤）有特别的亲和力，只有种子和土壤相互合适才能形成转移。"种子与土壤"学说拓宽了当时只专注于研究肿瘤细胞本身的视野，让大家意识到转移脏器的微环境同样是决定转移的关键因素。该学说已经发表了 100 余年，然而它的科学价值却历久弥新。

（十六）威廉·伦琴

威廉·伦琴，德国物理学家，1901 年因发现 X 线被授予首次诺贝尔物理学奖。

伦琴出生于德国莱茵州莱耐普城。父亲是一个毛纺厂小企业主，母亲是一个心地非常善良的荷兰人，他是家里的独生子。1848 年，当伦琴 3 岁时，父亲把自己的企业搬到了荷兰的阿佩尔多恩。伦琴进入了当地的一家寄宿学校学习，在学校里他没有表现出任何特殊的才能，只是对大自然感兴趣，喜欢做一些机械性的发明。父母起初是希望他成为商人，作为独生子继承父亲的呢绒事业，但命运并没有按照父母的意愿去安排。1862年底，伦琴进入乌德勒支一所技术学校，在这里因被诬告画了一位教师的漫画而被开除了学籍，事实上漫画是别人画的。由于没有中学毕业证书，他无法进入大学进一步学习。1865年初，伦琴以旁听生的身份进入乌得勒支大学。为了能进入大学深造，他去了瑞士的苏黎世，那里不需要中学毕业证书，但对那些没有中学毕业证书的人规定要进行一次专门的入学考试。伦琴顺利地通过了考试。1869年，伦琴获得苏黎世大学哲学博士学位，毕业后成为物理学家奥古斯特·孔特（August Kundt）的科研助手。孔特事必躬亲，言传身教，对伦琴特别信任和喜爱。同年，孔特成为维尔兹堡大学教授，并邀请伦琴一同前往。1872年，伦琴又随孔特到斯特拉斯堡大学工作，1874年获得讲师职位。1879年，由于杰出的研究工作，伦琴在济森大学取得了教授职衔。1888年，他又回到了维尔茨堡大学，任物理研究所所长。伦琴平时喜欢携带他的照相机和黑头罩，这个习惯可能对他后来的发现产生了影响。1895年11月伦琴发现了X线，为开创医疗影像技术铺平了道路，1901年被授予首次诺贝尔物理学奖。1923年2月，伦琴因肠癌在慕尼黑逝世。

　　1895年11月8日夜晚，伦琴进行实验时无意间发现了一个荧光屏发出微弱的浅绿色闪光。当时，伦琴确信，这一新奇的现象是尚未被观察到过的。此后，伦琴独自在自己的实验室里研究新的射线及其特性，并未告诉他的助手和夫人。六周后，即1895年12月22日晚上，他说服他的夫人充当实验对象，当他夫人的手放在荧光屏后时，她简直不敢相信，荧光屏上这只有戒指和骨骼毕露的造影就是她自己的手，这种实验对伦琴夫人来说，仿佛产生了一种死亡的征兆。伦琴确信自己发现了一种新的神秘射线。1895年12月28日，他给维尔茨堡物理学医学会递交了一份报告，题目为《一种新的射线，初步报告》，那时的伦琴对这种射线是什么确实不了解，这就是他在第一份报告中用代数中的未知数符号"X"命名的原因。1896年初，伦琴把他的新发现公之于众，立即引起了巨大的轰动，其反应之强烈，影响之迅速，实为科学史上罕见。值得注意的是，伦琴并不是第一个发现这种射线的人，因为他发现 X 线的设备是从其他科学家那里借的，只是前面的科学家们都把它给忽略了，这也从侧面说明了"机会是留给有准备的人"。

1901 年，伦琴成为诺贝尔奖中第一位物理学奖金获得者。伦琴的工作是在简陋的实验环境中完成的。他一生谦虚谨慎，从不居功自傲，以一个普通成员的身份进行教学和科研工作。伦琴谢绝了贵族的封号，不申请专利，不谋求赞助，使 X 线的应用得到迅速发展和普及。

X 线为人类诊断与治疗疾病开拓了新途径，开创了医疗影像技术的先河，也开启了肿瘤放疗领域之门，更直接影响了 20 世纪许多重大科学发现，如 20 世纪 70 年代中期电子计算机断层扫描（CT）的诞生。X 线被誉为 19 世纪末物理学三大发现之一。

（十七）居里夫妇

玛丽·居里（Marie Curie，1867—1934），出生于波兰华沙，世称居里夫人，法国著名波兰裔物理学家、化学家，分别于 1903 年和 1911 年两度获得诺贝尔奖，与其丈夫皮埃尔·居里（Pierre Curie，1859—1906）共同开创性地提出了放射性理论，发现两种新元素钋和镭。在居里夫人的指导下，放射性同位素被首次用于治疗癌症，开创了肿瘤放疗的先河。

1867 年 11 月，玛丽生于波兰王国华沙市一个中学教师的家庭，是家里五个小孩中最小的。玛丽的父亲是有名的数学和物理老师，在战争将学校破坏后，他将实验室的设备搬回到家里并教育小孩，这对玛丽的科学之路产生了影响。为了支持她姐姐的学业，玛丽做了两年的家庭教师。1891 年，玛丽赴巴黎大学理学院物理系学习，那段时间，她生活条件艰苦，晚上睡觉为了御寒不得不穿上所有的衣服，白天学习晚上做兼职老师。然而就算身处如此艰难的环境，玛丽仍然废寝忘食地学习。1893 年，玛丽获得物理学硕士学位。1894 年 4 月，经波兰学者、物理学教授约瑟夫·科瓦尔斯基（Józef Wierusz-Kowalski）介绍，与时任巴黎高等物理化工学院讲师的皮埃尔·居里结识，以便玛丽使用皮埃尔实验室的设备。共同的科研兴趣让两人逐渐走到了一起。1895 年 7 月，玛丽与皮埃尔·居里在巴黎郊区梭镇结婚，长途自行车骑行和出国旅游是两人的共同爱好。皮埃尔·居里出生于巴黎，父亲是一名医生。1895 年，他获得巴黎大学博士学位，成为物理学系的教授。1903 年，居里夫妇由于对放射性的研究而获得诺贝尔物理学奖。1906 年，皮埃尔因车祸不幸去世，居里夫人承受着巨大的痛苦，但她并未因此而倒下，决心加倍努力，完成两个人共同的科学志愿。1906 年，居里夫人成为巴黎大学首位女教授。1911 年，居里夫人因分离出纯的金属镭而再度获诺贝尔化学奖，成为世界上第一位两度获诺贝尔奖的人。1914 年第一次世界大战爆发时，居里夫人用 X 线设施装备了救护车，支持前线的救援工作。1934年 7 月 4 日，居里夫人由于长期接触放射性物质患上再生障碍性恶性贫血逝世于疗养院。

1898 年 7 月，居里夫妇发现新的放射性元素钋。1898 年 12 月，他们又发现新元素镭。可是，当时谁也不能确认他们的发现，因为按化学界的传统，一个科学家在宣布他发现新元素的时候，必须拿到实物，并精确地测定出它的原子量。而居里夫妇的报告中却没有钋和镭的原子量，手头也没有镭的样品。居里夫妇决定拿出实物来证明。然而当时，居里夫妇的实验室条件极差，夏天，因为顶棚是玻璃的，里面被太阳晒得像一个烤箱；冬天，又冷得人都快冻僵了。居里夫妇克服了难以想象的困难，为了提炼镭，他们每次把 20 多千克的废矿渣放入冶炼锅熔化，连续几小时不停地用一根粗大的铁棍搅动沸腾的材料，而后从中提取仅含百万分之一的微量物质。他们从 1898 年一直工作到 1902 年，经过三年又九个月，历经几万次的提炼，处理了几十吨矿石残渣，终于得到 0.1 克的镭盐。镭宣告"诞生"了！

镭虽然不是人类发现的第一个放射性元素，却是放射性最强的元素。而居里夫人在手上皮肤损伤的时候，就已经富有远见地预料到，这种强大的放射性可能可以用于疾病的治疗。医学研究发现，镭射线对于各种不同的细胞和组织，作用大不相同，繁殖快的细胞，一经镭的照射很快就被破坏了。这个发现使镭成为治疗恶性肿瘤的有力手段。恶性肿瘤是由繁殖异常迅速的细胞组成的，镭射线对于它的破坏远比周围健康组织的大得多。这种新的治疗方法即放疗很快在世界各国发展起来。

居里夫妇的成就包括开创了放射性理论、发明分离放射性同位素技术、发现两种新元素钋和镭。在居里夫人的指导下，放射性同位素被首次用于治疗癌症。居里夫人淡泊名利，厌烦无聊的应酬，把自己的一切都献给了科学事业，而不谋取任何个人私利。在镭提炼成功后，有人劝他们向政府申请专利权，垄断镭的制造以此发财。居里夫人对此说："那是违背科学精神的，科学家的研究成果应该公开发表，别人要研制，不应受到任何限制。""何况镭是对患者有好处的，我们不应当借此来谋利。"居里夫妇还把得到的诺贝尔奖奖金，大量地赠送别人。居里夫人在实验室中使用的笔记本至今仍具放射性，并将持续 1 500 年。她的一些书籍和论文由于仍具有强烈放射性，必须放在铅盒中保存。诺贝尔奖官网称居里夫人为"现代科学界的偶像"。

○ （十八）保罗·埃尔利希

保罗·埃尔利希，德国免疫学家、血液学家和微生物学家，提出人体治疗疾病的"魔弹"理论，作为第一种抗菌类化学药物的发明者，埃尔利希被公认为"化学疗法之父"，1908 年因免疫学方面的贡献而获得诺贝尔生理学或医学奖。

埃尔利希出身于德国西里西亚的斯特雷伦的一个犹太家庭。1878 年毕业于莱比锡大学并获医学博士学位，研究动物组织染色。博士毕业后，埃尔利希担任柏林医学诊所西尔多·弗雷里希斯（Theodor Frerichs）教授的助理，弗雷里希斯教授慷慨地让埃尔利希使用所有设备进行染色研究。埃尔利希发现，所有染料可分为酸性、碱性和中性，并观察到染料可使血液细胞着色，这些发现为后来的血液细胞鉴定和白血病分型研究奠定了基础。1882 年，埃尔利希发现了染色结核分枝杆菌的方法。1887 年成为柏林查理医院的副教授。1890 年在罗伯特·科赫领导的传染病研究所任职。自 1890 年后研究免疫问题，帮助埃米尔·贝林（Emil A. V. Behring）生产白喉抗血清，设计测定抗毒素量的方法。1896 年任斯泰格利茨血清实验所所长，1899 年任法兰克福实验治疗学研究所所长。他创立了侧链学说，研究动物血清的溶血反应，预测了自体免疫的存在，提出"补体"一词。埃尔利希先后获得世界各学术团体授予的 81 个荣誉称号。1915 年 8 月，

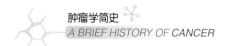

埃尔利希卒于巴特洪堡。

19 世纪 70 年代，德国光学工业和染料业的发展为细胞观察黄金时代的到来提供了契机。童年时，埃尔利希的表兄卡尔·韦格特（Karl Weigert）拥有了世界最早的组织切片机。受其表兄的影响，埃尔利希从小就对切片染色产生了兴趣。他一开始研究的是如何用不同的染料让不同的细胞着色，包括通过染色在显微镜下分辨出入侵人体的病原体，用以诊断疾病。很快，他便想到染料还可以有更直接的医疗用途：如果染料能够特定地附着在病原体上染色，而不附着在人体细胞上，那么我们是否也能从染料中发现药物，它只攻击病原体，而不攻击人体细胞，因此对人体无副作用呢？埃尔利希将这种药物称为"魔弹"（magic bullet）。寻找"魔弹"成了他一生的梦想。

1899 年，埃尔利希被任命为新成立的法兰克福实验医疗研究所所长后，想要攻克由梅毒引起的"非洲昏睡症"。1904 年，埃尔利希发现有一种被称为"锥红"的红色染料能够杀死老鼠体内的锥体虫（即梅毒螺旋体）。可惜临床人体试验的效果不佳，因此他开始寻找新的染料。此前，阿托西耳（atoxyl）被报道能杀死锥体虫治疗昏睡症，但会损害视神经导致失明。埃尔利希想道：能不能对阿托西耳的分子结构加以修饰，保持其药性却又没有毒性呢？当时化学家已测定了阿托西耳的分子式，它只有一条含氮的侧链，难以被修饰。但是埃尔利希相信这个分子式搞错了，它应该还有一条不含氮的侧链，这样的话就可以对它进行修饰，合成多种衍生物进行实验。埃尔利希的助手们并不都赞成埃尔利希的直觉，有的甚至拒绝执行埃尔利希的指导而当场辞职。但是实验结果表明，埃尔利希的猜测是正确的。助手们合成了千余种阿托西耳的衍生物，并一一在动物模型上实验，最终证实第 606 号药物有效。1910 年 606 上市，商品名 Salvarsan（即 Salvation，意为拯救），成为第一种治疗梅毒的有机物。606 是历史上第一种抗菌化学药物，是人类目的明确且成功修饰的第一种有效抗菌药品，因此埃尔利希也被誉为"化学疗法之父"。

埃尔利希进行了许多抗肿瘤药物的筛选，然而都以失败告终。他虽然没有找到针对肿瘤细胞的"魔弹"，但他的设想对当今肿瘤的系统治疗理念尤其是靶向以及免疫治疗产生了重大的影响。

◦（十九）弗朗西斯·劳斯

　　弗朗西斯·劳斯，美国微生物学家、肿瘤学家，1966年因发现劳斯肉瘤病毒被授予诺贝尔生理学或医学奖，为肿瘤的病原体研究奠定了基础。

　　劳斯出生于美国马里兰巴尔的摩。他的父亲在劳斯年轻的时候逝世，母亲带着三个孩子艰难度日，为使孩子们获得良好的教育，母亲放弃了返回娘家得克萨斯而留在巴尔的摩。劳斯很早就对科学产生兴趣，后进入巴尔的摩的约翰斯·霍普金斯大学学习。大学二年级时，由于患有结核，劳斯到他的一个舅舅的农场那边休养。在那里，劳斯度过了一段欢乐并令人难忘的时光。1905年劳斯获得医学学位，后成为约翰斯·霍普金斯医院的一名实习医生。但是工作一段时间后，他发现自己的兴趣在于对疾病的研究而不是治疗，自己也并不适合做一名"真正的临床医生"，于是转而进行医学研究。为此，他到密歇根大学担任薪水很低的病理学讲师，后在系主任阿尔弗雷德·瓦尔辛（Alfred Warthin）教授的帮助下赴德国学习。1909年，在西蒙·费勒克纳尔（Simon Flexner）教授的推荐下，劳斯去纽约接管洛克菲勒大学癌症研究实验室。从此以后，劳斯就在洛克菲勒大学工作直至去世。

　　1909年，劳斯得到了一位农夫给的胸部长有肉瘤的鸡。他从这只鸡的肿瘤中制备了提取液，过滤以除去任何细胞或细菌，并且证明用此滤液给健康的鸡注射也可引起相同的肿瘤。由于滤网孔仅能由病毒通过，劳斯由此得出结论：这些肉瘤是由病毒引起的。他的这一研究成果，以《由不含细胞的滤液传播一种恶性新生物》为题于1911年发表，第一次证明了动物的癌症是可以传染的。然而，在20世纪初，"病毒"这一概念在人们的意识中还很模糊。在研究其他哺乳动物的肿瘤时要重复劳斯的研究困难重重。劳斯花了好几年时间试图从小鼠肿瘤中找到类似的现象，却都以失败告终，这使得他在1915年放弃了肿瘤研究工作，转而去研究生理病理学和输血方面的问题。直到1934年，劳斯重新回到病毒引起肿瘤的研究领域。当时，他所在研究所的一位好友里查德·萧普（Richard Shope）博士发现在美国西南部的野兔皮肤上经常生长一种乳头瘤巨疣，而且这种巨疣中存在着一种病毒，萧普证明这种病毒影响着疣的变化。但他不能确定这种巨疣是不是肿瘤。萧普找到劳斯，请他参与此项研究。劳斯欣然接受了这一挑战。经过研究，他不但证明了乳头瘤"巨疣"本身是良性肿瘤，癌症常由此产生，而且还对肿瘤的其他问题进行了探索。此时劳斯深刻认识到研究癌症比研究任何其他疾病更具有普遍的公众意义。劳斯还对培养病毒和细胞的技术进行了一系列研究，他发明的技术后来成了标准的实验室技术。劳斯肉瘤病毒这一发现的重要意义是经过很长时间才被人们认识到的。1966 年，劳斯以他在半个多世纪以前（1911 年）的这项研究荣获诺贝尔生理学或医学奖。

劳斯对于肿瘤学的贡献在于首次证实了癌症可由病毒引起，人们把他最初分离出来的病原体以他的名字命名为"劳斯肉瘤病毒"，劳斯也成为"肿瘤病毒第一人"，他的发现为肿瘤的病原体研究奠定了基础，包括人乳头瘤病毒与宫颈癌、乙肝病毒与肝癌、幽门螺杆菌与胃癌等。劳斯肉瘤病毒的发现也在癌基因研究中发挥着关键性的作用。此外，这种病毒迄今仍是肿瘤研究中的重要实验材料。

（二十）山极胜三郎

山极胜三郎，日本病理学家、诗人，东京帝国大学教授，完成了世界首次诱发人工癌，为肿瘤形成理论提供了直接的实验科学证据，曾被四度提名诺贝尔奖，而最终遗憾地与其失之交臂。

山极胜三郎自幼修读德语，立志当医生。1880 年进入东京帝国大学，1888年毕业于东京帝国大学医学部。1888 年至 1890 年在东京帝国大学担任讲师，1891 年担任助理教授。1891 年受日本政府派遣赴德国留学，在"细菌学之父"——罗伯特·科赫教授名下学习。然而，由于与科赫教授的学生北里博士科学观点不同以及本人倾向于学习病理，他转至鲁道夫·魏尔啸教授名下深造。1894 年回国后担任东京帝国大学教授，专门从事病理研究。1898 年受日本政府派遣去调研黑死病，其间不幸感染了肺结核，从此造成了严重的后遗症。尽管如此，他仍然坚持完成了许多困难的实验。山极一直秉持"如果癌症可被诱发，则癌症就能治愈"这一理论。功夫不负有心人，1915 年，山极与其助手市川厚一（Koichi Ichikawa）用煤焦油反复涂抹刺激兔子的耳朵，结果使兔子患上了皮肤癌，从而创造人类历史上首例"人工癌"。

山极生活简朴，1923 年当他从东京帝国大学退休时，他的学生送了他一套房子，这也是他一生中唯一的一套房子。除了实验研究外，山极唯一的兴趣爱好就是写诗。他总是乐意陪伴朋友和学生。尽管山极并不是所谓的科学天才，但有着天道酬勤的执着与坚韧，具有超出常人的痛苦忍受力，其生前身后的巨大贡献影响深远。"人工癌"模型的成功，不仅为肿瘤形成理论提供了直接的实验科学数据，也为肿瘤的防治提供了理论依据。

⊸（二十一）奥托·沃伯格

奥托·沃伯格，德国生理学家，由于发现细胞呼吸链上的关键酶而获得诺贝尔生理学或医学奖，1923 年提出著名的沃伯格效应，即肿瘤细胞即使在有氧条件下仍进行糖酵解，开创了肿瘤代谢领域的研究。

沃伯格于 1883 年出生于德国弗莱堡，父亲是著名物理学家埃米尔·沃伯格（Emil Warburg），母亲出身于一个军方和官方家庭，善于社交，性格坚毅。1896 年，他的父亲成为柏林大学物理学院的主任，全家也搬迁至柏林。沃伯格家里经常举行各种社交活动，在这里，爱因斯坦拉小提琴、普朗克弹钢琴、知名学者们朗诵诗歌并谈论哲学，其乐融融。毫无疑问，这些学者对沃伯格的科学之路产生了重要影响。1903 年沃伯格就读于弗莱堡大学，师从著名化学家、诺贝尔奖得主埃米尔·费舍尔学习化学，专注于多肽领域，并于 1906 年获得博士学位。为了了解更多的生命科学知识，他就读于海德堡大学，师从鲁道夫·克雷尔（Ludolf Krehl，1861—1937），1911 年获得第二个博士学位，主要研究氧化代谢过程，其间他尝试用化学和物理的方法去研究生命能量的产生过程。

1913 年，沃伯格返回柏林来到凯撒·威廉研究所，得到了他的导师埃米尔·费舍尔（时任凯撒·威廉研究所的副所长）、保罗·埃尔利希（提出免疫监视概念）、西奥多·鲍维里（提出染色体损伤导致肿瘤）等教授们的支持。1914 年，第一次世界大战爆发，沃伯格作为普鲁士骑兵参军。1918 年，由于在战争中受伤以及他母亲的强烈反对，沃伯格返回到凯撒·威廉研究所并被任命为教授。由于战争原因导致科研经费紧张，政府要求写申请书才能获得经费，而他的申请书只是简单的几行字就获批了，这可能是人类有史以来最精简的科研标书。

奥托·沃伯格博士

申请

我需要 1 万马克。

奥托·沃伯格

沃伯格的研究主要集中在两个问题：

（1）肿瘤细胞和正常细胞的代谢有何区别？

（2）生命的能量来自哪里？

1922 年，奥托·迈尔霍夫（Otto Meyerhof）和阿奇博尔德·希尔（Archibald V. Hill）由于发现肌肉的能量代谢尤其是乳酸产生和氧气消耗而获得诺贝尔生理学或医学奖。同年，沃伯格发现肿瘤细胞在氧气存在的环境下仍进行糖酵解，即沃伯格效应。而根据路易斯·巴斯德的理论，氧气的存在会抑制正常细胞的糖酵解。由此推断，肿瘤细胞的能量代谢与正常细胞存在明显区别。当时，他甚至认为，肿瘤的产生是由于细胞呼吸异常导致的，这种观点引发了巨大的争议。因为大多数肿瘤细胞线粒体的呼吸代谢功能是正常的。当今研究表明，肿瘤细胞发生有氧糖酵解除了产生能量外，更重要的是通过这种"不完全燃烧"的方式为肿瘤细胞的快速生长提供原材料。除了肿瘤代谢研究外，沃伯格发现核黄素和烟酰胺是氢转移酶的关键成分。这些研究成果，以及后来发现的铁氧化酶，为全面认识生物的氧化还原反应提供了基础。为表彰他在呼吸酶的性质和模式上的重大发现，沃伯格也因此于 1931 年被授予得了诺贝尔生理学或医学奖。

沃伯格没有结婚，他母亲认为婚姻可能会影响科学研究。骑马是沃伯格的业余爱好。同龄人称他有魅力、幽默、大方，但争强好胜、不谦虚、不接受任何批评。由于想专注于科研，沃伯格从来没有参与教学，但他总是对能全身心投入研究心存感激。他一生发表了很多文章和书籍，晚年从事了肿瘤化疗以及 X 线作用机制的研究。沃伯格认为肿瘤是一个营养问题，如果保持适当的饮食，就可以避免肿瘤的发生。1923 年，沃伯格尝试用"营养剥夺"的办法来治疗肿瘤。由于维生素是细胞呼吸链上的重要成分，他建议补充维生素来防治肿瘤的发生。这些观点皆有待时间来考证。当前，尽管沃伯格效应的分子机制和作用仍然存在许多争议，但肿瘤细胞有氧糖酵解现象已经得到公认。沃伯格效应逐渐得到了学者们的重视，肿瘤代谢重编程成为肿瘤研究的热门领域。

⊸（二十二）迈克·海德尔伯格

迈克·海德尔伯格，美国化学家和免疫学家，免疫化学的创立者，因免疫化学方面的贡献而获得了 1953 年拉斯克奖。他的相关理论为现代常用生命科学技术包括免疫印迹、免疫组化、免疫沉淀等奠定了基础，促进了免疫学的飞速发展。

海德尔伯格出生于纽约，早年的教育主要来自他的母亲。她每天教授 1～2 小时的基本课程，然后陪海德尔伯格去城市闲逛，听音乐会和歌剧。8 岁的时候，海德尔伯格决定当一个化学家。1905 年，他就读于哥伦比亚大学，1908 年获得学士学位，1911 年获得博士学位，专业都是有机化学。博士毕业后，海德尔伯格在苏黎世进行了一年的博士后研究，师从理查德·威尔斯塔特（Richard Willstater）。后返回纽约，作为职员进入洛克菲勒研究院。在洛克菲勒的前 9 年，海德尔伯格与沃特·雅各布（Walter A. Jacobs）密切合作，并在化学药物合成方面有很多产出。其中最为重要的工作是合成了锥虫肿胺，这种药物可以治疗锥形虫引起的非洲睡眠病。为此，他们获得了比利时政府的表彰。

在洛克菲勒工作的后期，海德尔伯格发现一种缺乏氨基的多聚糖可以用于免疫沉淀反应中蛋白和抗体的精确定量，最终对复杂的蛋白抗原-抗体反应有了准确的界定。海德尔伯格的研究领域也从化学转到了免疫学，从事了抗原抗体免疫反应方面的研究。此后，在洛克菲勒同事的建议下，海德尔伯格开始寻找独立的职位，后来就职于哥伦比亚大学医学部直至退休。在那里，海德尔伯格与他的同事继续从事免疫方面的研究，他们发现抗体是一种球蛋白，并研究了抗体沉淀、聚合、补体结合等方面的特性。他在免疫化学方面的工作使得抗流感血清更有效，拯救了成千上万流感脑膜炎婴儿的生命。从哥伦比亚大学退休后，海德尔伯格又马不停蹄地到罗格斯大学以及纽约大学工作，继续从事抗体定量和纯化方面的研究，直至 1991 年去世，研究生涯近 80 年。

海德尔伯格一生获得了众多荣誉，包括国家科学勋章和两度获得拉斯克奖（1953 年和 1978 年）。除了在科学方面的贡献外，他也是一名出色的音乐家和作曲

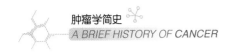

家。他具有强烈的公众服务意识，呼吁世界和平，积极参与世界卫生组织的工作。

⊸ （二十三）乔治·帕帕尼科劳

乔治·帕帕尼科劳，希腊裔美籍细胞病理学家，提出著名的宫颈细胞刷片以筛查宫颈癌，这项技术大大提高了宫颈癌的治愈率，开创了恶性肿瘤早期筛查的先河，成为 20 世纪极为重要的医学发现之一。宫颈细胞涂片至今依旧是宫颈癌筛查的金标准。

乔治·帕帕尼科劳于 1883 年出身于希腊埃维亚岛的一个医生家庭。乔治开始并没有继承父亲衣钵的打算，就读雅典大学时选择的专业是音乐和人文。在父亲的说服下，乔治担起了传承家业的责任。1904 年，他以优异的成绩从医学院毕业。在短暂的军队服役和家乡行医后，乔治萌生了对科学的兴趣。随后，他远赴德国慕尼黑大学，于 1910 年获得了动物学博士学位。在那里，他遇到了人生中最重要的伴侣玛丽，并与出身于军人家庭的玛丽结婚。婚后，两人在巴尔干战争的阴影下决定远渡重洋，移民美国。1913 年，这对年轻的夫妇刚抵达美国时，身上的钱刚刚超过 250 美元，这几乎是合法进入美国的最低要求。更夸张的是，这对年轻夫妇不会说英语！初到美国，迫于生活的压力，玛丽在一家百货商店给人缝纽扣，乔治则在同一家店里推销地毯。在推销地毯的过程中，乔治遇到了同行来美国坐头等舱的一名妇女，他觉得非常尴尬，于是第二天就辞去了这份工作。随后，乔治先后还做过餐厅里的小提琴伴奏，以及一家希腊新闻社的员工。1914 年，康奈尔大学向他抛出了橄榄枝，而玛丽也以技术员的身份加入了康奈尔大学。

当时，乔治的研究对象是豚鼠，研究课题则是性染色体。在完成康奈尔大学解剖学系主任查尔斯·斯托卡德（Charles Stockard）课题的同时，乔治也对豚鼠阴道分泌物与生殖周期的关系进行了探索。1916 年，他发现显微镜下观察阴道分泌物涂片可以辨别出豚鼠的生殖周期。1920 年，他将这项检测技术应用在了人体上，而他的妻子玛丽则是第一名也是长期的实验对象。在后续的研究中，他的团队从当地医院招募了更多志愿者进行涂片分析，这个决定给他带来了职业高光——在显微镜下，他能够清楚地分辨正常细胞与癌细胞。这就是著名的宫颈癌细胞刷片，又称为巴氏涂片。1928 年，乔治将他的研究成果在一个学术会议上报道，然而当时并没有引起科学界的重视。1943 年，乔治与赫伯特·特劳特（Herbert Traut）合著的《阴道涂片诊断宫颈癌》（*Diagnosis of Uterine Cancer by the Vaginal Smear*）一书正式出版，并在妇科学界引起轰动。这一筛查方法让宫颈癌患者得以在发病早期得到诊断，大大提高了宫颈癌的治愈率。

值得注意的是，乔治·帕帕尼科劳并不是第一个使用显微镜观察肿瘤细胞的，早在一个世纪以前英国医生沃特·沃尔什（Walter H. Walshe）已经使用显微镜观察肺肿瘤细胞。此外，乔治·帕帕尼科劳也不是第一个使用涂片来观察女性生殖道肿瘤细胞的。1927 年，罗马尼亚医生奥雷尔·巴比（Aurel Babeş）使用铂环收集女性生殖道细胞来检测肿瘤。然而由于帕帕尼科劳的涂片方法更实用，且研究影响力更大，因此宫颈癌细胞刷片的首创往往归功于乔治·帕帕尼科劳。

1961 年，乔治决定筹建迈阿密癌症研究所。1962 年，乔治到迈阿密癌症研究所工作不到 3 个月，就因心脏病突发而遗憾离世，享年 78 岁。乔治非常勤奋，从不休假的他每周工作七天，而玛丽也在工作和家庭事务中给予了他最大的支持。

⊸（二十四）查尔斯·哈金斯

查尔斯·哈金斯，加拿大裔美国籍著名泌尿外科医生和生理学家，因发现雄激素与前列腺癌的关系而获得 1966 年诺贝尔生理学或医学奖，其发现了性激素对前列腺的调控，开启了肿瘤激素治疗的新篇章。

哈金斯生于加拿大新斯科舍省哈利法克斯，父亲是一名药剂师。1920 年，哈金斯毕业于阿卡迪亚大学获得学士学位，1924 年获美国哈佛大学医学学位，后来哈金斯笑称自己能上哈佛大学是因为他们需要更多的外国学生。毕业后他在密歇根大学医院当实习生以及住院医生，深受当时著名的外科教授弗雷德里克·科勒（Frederick A. Coller）的影响，并发表了关于甲状腺结核以及糖尿病与甲状腺功能亢进的两篇论文。1927 年起，哈金斯一直在芝加哥大学担任教职：1927—1929 年任外科学讲师；1929—1933 年任助理教授；1933—1936 年任副教授；1936—1962 年任外科学教授；1951 年起任 Ben Bay 癌症研究实验室主任。作

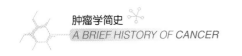

为泌尿外科医生，他技术精湛，善于施教，创新了许多手术方式。

哈金斯的科研始于骨骼形成的研究。他发现，在切除膀胱癌患者的膀胱后，狗膀胱移植人体后在一定时间后形成了分化良好的骨骼，进而证实了磷酸酶在骨形成中的关键作用，并观察到红骨髓和白骨髓存在温度差异梯度。1933 年至 1953 年间，哈金斯开展了许多关于男性生殖道的研究，包括分析精液的成分。他引入了前列腺孤立术，通过在膀胱中插入导尿管分流尿液，把收集管缝在前列腺的出口处，这种手术为开展动物模型前列腺液的研究提供了便利。哈金斯发现，雄性前列腺液的分泌由睾丸雄激素控制。1940 年，哈金斯证实睾丸切除或者雌激素可以使许多晚期前列腺癌患者病情获得长期缓解，减轻痛苦。此外，他发现血液中碱性磷酸酶和酸性磷酸酶的水平可用于监控激素治疗的效果。另外，哈金斯为乳腺癌的激素治疗进行了许多开创性的工作。

哈金斯一生获得了众多荣誉，1963 年获得拉斯克奖和 1966 年获得诺贝尔奖。他是一名优秀的外科医生，更是一位卓越的科学家。他的研究成果第一次证明了全身性治疗对恶性肿瘤有效，改变机体的内环境可以调节肿瘤，为癌症治疗开辟了一条新途径——激素治疗。他的研究也说明，恶性肿瘤不是永远都自我调控的，此外，即使是正常的激素水平也可促进前列腺癌的生长。他有许多科研名言，包括"创新就是我们的工作"（Discovery is our business），告诫别人要珍惜实验室的科研条件；"这点家具（指实验室）是科学家最好的朋友"（This piece of furniture is the scientist's best friend）。

（二十五）西德尼·法伯

西德尼·法伯，美国儿科病理学家，因使用叶酸拮抗剂治疗儿童急性淋巴细胞白血病而被称为"现代化疗之父"，引领了现代化疗的发展。

法伯于 1903 年出生于纽约布法罗，家里十四个孩子中，他排行第三。1923 年从布法罗大学毕业，学习哲学和生物学。他在德国海德堡和弗莱堡大学就读一年，而后转至哈佛医学院并于 1927 年获得医学学位。毕业后在皮特本特布莱根医院以及波士顿儿童医学中心病理科学习，其间作为访问学者到德国慕尼黑大学病理中心深造。1929 年，法伯被波士顿儿童医学中心任命为病理医生，同时成为哈佛医学院讲师，对儿科疾病病理做了大量研究，成为儿科病理学的创建者之一。1946 年，法伯任波士顿儿童医学中心实验研究中心主任，1947 年被任命为病理系主任。1948 年，法伯在《新英格兰医学杂志》上发表了抗叶酸药物氨甲蝶呤治疗急性淋巴细胞白血病的论文。论文发表后，虽然学界对他的研究持怀疑态度，然而"法伯能治疗儿童白血病"的消息不胫而走，逐渐有越来越多的儿童前来求诊。1955 年他发现放线菌素 D 和放疗可用于治疗肾母细胞（Wilms）瘤。1973 年 3 月，69 岁的西德尼·法伯在办公室工作时，因突发心脏病不幸离世。

　　法伯提倡整体医疗模式（total care），即所有医疗行为，包括医学诊治、营养、社会工作、心理咨询等应该在一个医学中心完成，所有的决策应该由医疗组来讨论决定。这种想法于 20 世纪 60 年代在波士顿儿童医学中心得到实施，并成为现代医学诊治模式的基础。

　　法伯总是着装很正式，说话轻声但有力，表达清晰且明确，富有感染力。他主张在研究过程中用事实和数据说话，不要盲目臆测。在医学会议时，虽然法伯从来没有要求过，但他的同事们总是先到，当法伯进入会议室，全体同事们一致起立致敬。在每月召开的临床病理会议上，法伯总是坐在前排的最左边，前排的其他位置留给儿科系主席和其他主要成员。病例汇报结束后，法伯会依次询问每一个主要成员的意见，"我同意某个医生的意见"或者"没有意见"是不可接受的。对一般的同事提问，法伯也从不直呼其名，而是叫"某某医生"。会议的最后，法伯会做一个清晰、简洁、准确的病例总结。

　　法伯因使用叶酸拮抗剂治疗儿童急性淋巴细胞白血病而被称为"现代化疗之父"。此外，法伯尝试用放线菌产生的一种抗生素放线菌素 D 来治疗恶性肿瘤，最终发现对肾母细胞瘤（一种罕见的儿童肾癌）有效，从而实现了化疗应用于液体肿瘤到固态肿瘤的飞跃。除了科学研究外，法伯也是有名的"医学外交官"。他与著名抗癌慈善人士玛丽·拉斯克（Mary Lasker，1900—1994）一起并肩作战，为人类癌症事业做出了卓越的贡献。1947 年，在法伯的领导下成立儿童癌症研究基金会（Children's Cancer Research Foundation，CCRF），该基金会是著名的肿瘤中心丹娜法伯癌症研究院（Dana-Farber Cancer Institute）的前身。1948 年 5 月，在他的倡议下成立了著名的"吉米基金"。法伯一生热衷于肿瘤事业，四

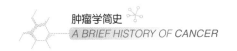

处奔走，号召政府及社会重视恶性肿瘤的研究和投入，为肿瘤研究募集了大量资金，并把社会对肿瘤研究的重视程度提到了新的高度。法伯的一生也真正做到了有如他所说的："人生的价值在于自身身外的东西，没有人可以在他自己身上找到最终终点，而只有与别人分享方可。"

⊸（二十六）弗朗西斯·克里克

弗朗西斯·克里克，英国生物学家，生物物理学家及神经科学家，与詹姆斯·沃森共同发现了脱氧核糖核酸（DNA）的双螺旋结构，获得了 1962 年的诺贝尔生理学或医学奖，提出了遗传物质中心法则，被誉为"分子生物学之父"。

克里克于 1916 年出生在英格兰北汉普顿市。幼时的克里克便对科学问题充满好奇，也拥有一名优秀科学家所具备的敏锐的洞察力和坚韧不拔的毅力。1937 年，克里克在伦敦大学学习物理，研究水在高温下的黏度，二战的爆发使他被迫中断攻读博士学位，来到英国海军部研究水雷。二战后，他对"生物与非生物的区别"产生了浓厚兴趣，但那时他在生物学以及晶体学方面都没什么基础，此后的几年里他花了大量的时间自学这些知识，完成了从物理学家到生物学家的转变。这是他的第一次学科领域转换。1947 年，克里克进入剑桥大学的斯坦格威斯实验室参与研究工作，随后又加入剑桥大学卡文迪许实验室。他的学术生涯的一个重要转折是 1951 年与詹姆斯·沃森的相遇。尽管他们都在做着蛋白质晶体结构的研究工作，但两人都对"基因到底是什么"感兴趣，并开始了夜以继日的讨论，他们深信一旦解读了 DNA 的结构，对搞清遗传的真相将很有帮助。这有悖于当时"蛋白质是遗传决定物质"的主流思想，且 DNA 的作用是被忽视的。1953 年，克里克和沃森收集了当时所有关于 DNA 结构的证据，在《自然》上发表了题为《核酸的分子结构——DNA 的一种可能结构》的论文，阐述了 DNA 的双螺旋结构，开创了分子生物学的新时代。1954 年，克里克与乔治·伽莫夫合作讨论了有关遗传密码问题的论文，提出蛋白质是由大约 20 个氨基酸所合成的。在此基础上，克里克于 1958 年进一步分析了 DNA 在生命活动中的功能和定位，提出了著名的中心法则，即"DNA → RNA → 蛋白质"，由此奠定了整个分子遗传学的基础，并于 1970 年对中心法则进行了修订。1966 年，当生物医学的基础轮廓已经被清楚地勾画出来之后，克里克将兴趣转向神经科学，尤其是"意识"问题。1976 年，他来到加州圣地亚哥的索尔克生物研究所，开始从事对脑和意识的研究，这是他科学生涯的第二次领域大转换，当时他已经 60 岁。此后，克里克也对生命的起源进行了一些探索。2004 年，克里克因大肠癌病逝，临终之前仍在修改论文。

⟶ ◎（二十七）詹姆斯·沃森

詹姆斯·沃森，美国分子生物学家、遗传学家，美国科学院院士，被誉为"DNA 之父"。1953 年和克里克发现 DNA 双螺旋结构，标志着生物学以及肿瘤学研究进入了分子层次，是科学史上的一个重要里程碑，具有划时代的意义。他主持了"生命登月"工程——人类基因组计划，使人类第一次拥有自己的基因图谱，为肿瘤学的基因改变研究提供了参考依据。

沃森出生于美国芝加哥，自幼聪慧过人，从小喜欢观鸟。由于天赋异禀，沃森 15 岁时就进入芝加哥大学就读，1947 年毕业获学士学位，后进入印第安纳大学研究生院深造，并于 1950 年获得博士学位。沃森阅读了奥地利著名物理学家埃尔温·薛定谔（Erwin Schrödinger）的书《生命是什么？》，被控制生命奥秘的基因所深深地吸引。1950 年，沃森获博士学位后进入丹麦哥本哈根大学从事病毒研究。1951 年，一个偶然的机会，沃森听取了莫里斯·威尔金斯关于 DNA 晶体 X 线衍射结构的学术报告，这激发了沃森强烈的兴趣，他下定决心将研究方向转到 DNA 上。1951—1953 年，沃森在英国剑桥大学卡文迪什实验室进行博士后研究，其间与克里克合作，提出了举世瞩目的 DNA 双螺旋结构学说，当时沃森年仅 25 岁。1953—1955 年沃森在加州理工大学工作，研究 RNA 的 X 线衍射结构。1955—1956 年返回卡文迪什实验室继续与克里克合作。1956 年，沃森至哈佛大学执教，先后任助教和副教授，1961 年升为教授。在哈佛期间，主要研究 RNA 在蛋白质生物合成中的作用，为 mRNA 在蛋白质翻译中的作用积累了重要证据。1962 年，沃森获得诺贝尔生理学或医学奖。1968 年，沃森任冷泉港实验室主任，带领冷泉港实验室成为世界上最好的研究中心之一。著有《基因的分子生物学》《双螺旋》等书，其中《双螺旋》一书是首次采用对话的形式描述进行科学发现的

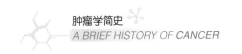

详细过程，一直畅销不衰。此外，沃森对生物科学的发展也起了非常大的作用，例如在癌症研究上，在重组 DNA 技术的应用上，等等。他还是人类基因组计划的倡导者，1988—1992 年曾担任人类基因组计划的主持科学家。

—◦（二十八）伯纳德·费舍尔

伯纳德·费舍尔，美国外科医生和肿瘤学家，发现乳腺癌的早期即存在癌细胞远处转移，提出早期乳腺癌行全乳腺切除或者单纯肿块切除术联合术后辅助治疗，认为宿主会影响肿瘤的进程。费舍尔不仅改变了乳腺癌以及其他恶性肿瘤的诊治模式，为恶性肿瘤的综合治疗提供了理论依据，而且也为通过临床试验来修正传统和权威提供了典范，更为从局部和整体范围相结合来认识和治疗恶性肿瘤提供了依据。

费舍尔是匹兹堡本地人，他的哥哥是一名病理科医生，也是他的重要合作伙伴。1943 年，费舍尔从匹兹堡大学毕业。1953 年，在成为匹兹堡大学外科的一员后，他建立了匹兹堡大学第一个外科研究实验室，组建了自己的实验室团队。费舍尔坚信，应该通过科学探索收集到的证据作为推进患者诊疗的基础。起初他感兴趣的方向是肾移植和肝脏再生，事实上，费舍尔于 1964 年实施了匹兹堡第一例肾移植手术。1958 年，费舍尔参加了一个学术报告会后而对乳腺癌产生了兴趣。他发现动物模型在乳腺癌形成早期即出现癌细胞转移。此外，许多施行乳腺癌根治术的患者术后出现了复发转移。他认为淋巴结并不是肿瘤细胞转移的障碍物，而是全身转移的重要通道。基于这些观察，他开始对经典的 Halsted 乳腺癌根治术（切除全部乳腺、胸部肌肉以及腋窝淋巴结）产生了怀疑。费舍尔认为乳腺癌是一种全身性疾病，即使是没有肉眼可见的转移，也存在肉眼无法看见的微转移灶，这些微转移灶是导致根治术后患者复发的主要原因。费舍尔反对把恶性肿瘤独立于宿主之外（autonomous of its host）。20 世纪 60 年代起，费舍尔主持了国家外科手术辅助治疗乳腺项目（National Surgical Adjuvant Breast Project，NSABP），通过主导一系列临床试验证实了术后辅助化疗以及早期乳腺癌行全乳腺切除或肿块切除（lumpectomy）联合化疗 / 放疗在乳腺癌中的疗效。费舍尔也因此获得了 1985 年拉斯克奖。

1991 年，费舍尔发现 NSABP 项目的一个参与者篡改了数据。在感到震惊的同时，他将造假数据删除后重新计算，得出了同样的结论。尽管费舍尔向美国国立癌症研究院报告了这一事件，然而当时美国国立癌症研究院并没有把这件事情公开。1994 年，当一篇报道将之公之于众后，费舍尔被推向了舆论的焦点，他被控诉科研不端，随之而来的是听证会以及撤除 NSABP 项目主席职务等。经调查后证实，费舍尔的科研数据是准确而可靠的，他科研不端行为的控诉得到撤销，美国国立癌症研究院和匹兹堡大学向费舍尔致以歉意，并于 1997 年补偿了费舍尔 275 万美元安慰金，他也重新回到了 NSABP 项目中。

虽然是一位外科医生，但费舍尔主张通过科学研究和临床试验来推动医学发展，不遗余力地追求循证医学。费舍尔凭借出色的领导能力和人格魅力组织了各中心的外科医生、内科医生、放疗科医生加入 NSABP 项目，进一步在新辅助治疗、他莫昔芬辅助治疗、早期乳腺癌的 HER2 靶向治疗等领域开展了临床研究，大大提高了乳腺癌的诊治效果。

（二十九）霍华德·斯基珀

霍华德·斯基珀，美国肿瘤学家，提出"杀死全部肿瘤细胞"理念，为肿瘤化疗奠定了理论基础。

斯基珀出生于佛罗里达，童年时他在父亲的农场工作，通过跳水表演赚钱。后来加入佛罗里达大学体育运动专业。在那里，斯基珀充分展示了他的运动天赋，他是大学游泳队队长，被选入全运会跳水队，也是大学橄榄球队的一员。在佛罗里达大学，他遇到了法律系学生玛格丽特·爱德华（Margaret T. Edwards）。玛格丽特后来成为他的终身伴侣，她于 1984 年去世。在佛罗里达大学，斯基珀于 1938 年获得学士学位，1939 年获得硕士学位，1941 年获得生物化学和营养博士学位。1941 年至 1945 年在美军生化武器部服务，担任要职，并以中校的身份退役。在战争时期，他开始了肿瘤方面的研究，认为氮芥不仅是生化武器，而且也是一种治疗药物。他的研究引起了当时生化武器部门主管科尼利厄斯·罗兹（Cornelius P. Rhoads）的注意，并把斯基珀推荐到南方研究所（Southern Research Institute，SRI）。斯基珀在南方研究所成立新的生物化学研究小组，组建了富有才华的团队，团队中包括生物化学家、病毒学家和有机化学家等，并与他的前任上司、时任斯隆·凯特琳纪念肿瘤中心主任的科尼利厄斯·罗兹以及美国国立癌症研究院主任戈登·朱布罗德（Gordon Zubrod）等密切合作，开始了全面的肿瘤研究工作，取得了举世瞩目的成就。他一生发表了 200 多篇论文，撰写了一系列针对化疗问题的文章并装订成了《斯基珀手册》，1974 年斯基珀获得拉斯克奖。2006 年于阿拉巴马去世。

1964 年，斯基珀提出"杀死全部肿瘤细胞"理念，认为要通过足够的药物杀死所有的肿瘤细胞，即使有一个肿瘤细胞残留，也会造成致死性的复发转移。此外，斯基珀提出，一定浓度的某一抗癌药物能杀死一定比例的肿瘤细胞，而不是一定数量的肿瘤细胞。这些成果为肿瘤药物剂量的规范使用、辅助化疗以及联合化疗提供了依据。

（三十）朱达·福克曼

朱达·福克曼，美国外科医生和肿瘤学家，提出肿瘤血管形成理论以及抗血管治疗，开辟了肿瘤及其他许多疾病的血管治疗领域，被誉为"肿瘤血管生成理论之父"。

福克曼的父亲是一名犹太教徒，受到父亲的影响，他从小就想成为一名医生，他经常跟随父亲去照顾患者。此后，福克曼逐渐对科学和医学产生了兴趣。在还是一名高中生的时候，他在地下室里放置了一颗老鼠的心脏，并自己发明了灌注系统，让这颗心脏持续跳动了几天。15 岁的时候，他进入了俄亥俄州立大学，并利用课余时间在外科实验室工作和学习。此后他迅速地掌握了外科技术，是外科领域的一颗冉冉升起的新星，发明了第一个可植入心脏起搏器。1967 年，福克曼成为波士顿儿童医院的外科主任。

1971 年，福克曼提出了肿瘤血管生成理论，认为肿瘤的形成和转移都依赖于血管新生，并提出抗肿瘤血管新生（anti-angiogenesis）治疗策略。1984 年，福克曼鉴定出了促进血管新生的成纤维细胞生长因子（fibroblast growth factor，FGF）。此后，他又发现了血管生成抑素和内皮细胞抑素。在他的影响下，血管内皮生长因子（vascular endothelial growth factor，VEGF）也被其他团队鉴定出来，随之第一种抗肿瘤血管形成的靶向药阿伐斯汀问世。

福克曼一生发表了许多篇论著，获得荣誉和奖项无数，开辟了肿瘤及其他许多疾病的血管治疗领域。在媒体的推波助澜下，福克曼的影响达到了顶峰，甚至被媒体称为"最有希望治愈癌症的科学家"。2008 年福克曼因心脑血管疾病不幸逝世，也遗憾地与诺贝尔奖失之交臂。血管生成抑制剂成为炙手可热的抗肿瘤药物。更为重要的是，目前血管生成所涉及的领域已远不止肿瘤，还包括风湿性关节炎、克罗恩病、银屑病、糖尿病视网膜病变等。此外，促进血管生成对于心血管疾病、器官移植、伤口愈合也有重要意义。福克曼以分享未发表的数据而闻名，并善于在指导与创造性自由之间平衡，以培养年轻科研人员。

（三十一）迈克尔·毕晓普和哈罗德·瓦尔姆斯

1976 年，美国肿瘤学家迈克尔·毕晓普和哈罗德·瓦尔姆斯报道了原癌基因在肿瘤形成中的作用。1989 年，两人因"发现逆转录病毒癌基因的细胞来源"而分享了诺贝尔生理学或医学奖。

1968 年，迈克尔·毕晓普进入加州大学旧金山分校做助理教授。毕晓普是一名分子病毒学家，到旧金山后开始研究一种反转录病毒：劳斯肉瘤病毒。1970年，哈罗德·瓦尔姆斯作为毕晓普的博士后加入实验室，但很快两个人就发展为平等的"左右手"关系，开始了长达 15 年的融洽合作。用毕晓普的话说，他们的相遇不只是 1 + 1 = 2 的关系，而是 1 + 1 > 2。

迈克尔·毕晓普出生于宾夕法尼亚州约克郡，从小在乡村长大。父亲是当地的一名路德教会牧师，毕晓普从小经常跟随父亲前往教堂，在这种环境的熏陶下，教堂中的钢琴和声乐训练成为他日常最热爱的事情，他也对音乐展现出了极大兴趣。尽管学习成绩优异，但他的童年看似与科学毫无关系。直到高中的一个暑假，一位医生友人激发了他对医学和分子生物学的兴趣。此后，他进入了盖茨堡学院学习，为进入医学院做准备。毕业后，尽管他坚定要加入医学院校，但他却对医生这个职业毫无兴趣。此后，毕晓普就读于哈佛大学医学院，并重拾对分子生物学的热情。在加入病毒学家埃尔默·潘弗努肯（Elmer Pfefferkorn）的实验室后，毕晓普便开始没日没夜地和动物病毒打交道，甚至连学校里的课都不去上，整天就泡在实验室中。但当时的系主任很开明地支持毕晓普安心实验，最终，毕晓普四年级的课程只完成了一门。此后，他作为博士后加入了美国国立卫生研究院，从事脊髓灰质炎病毒的研究，在那里才收获了他发表的第一篇学术论文。1968 年，毕晓普成为加州大学旧金山分校的助理教授，开始了劳斯肉瘤病毒致癌机制的探索。1972 年，他成为加州大学旧金山分校的教授，1981 年成为 G. W. Hooper 研究基金会的主任，1998 年至 2009 年间任加州大学旧金山分校校长。

哈罗德·瓦尔姆斯生于纽约长岛，父亲是一名全科医生，母亲是一名社会义工。1957 年，瓦尔姆斯进入阿默斯特学院，为后续进入医学院校做准备。在阿默斯特时期，他的兴趣逐渐从科学转到哲学以及英语文学。同时，瓦尔姆斯积极投身于政治和新闻方面，并成为学院报纸的编辑。从阿默斯特学院毕业后，瓦尔姆斯获得了奖学金到哈佛大学学习文学。然而就在这一年，瓦尔姆斯重拾了对医学的兴趣，最终进入了哥伦比亚学院学习医学。虽然刚开始想成为临床医生，但他逐渐意识到，基础研究才是自己的未来，并于 1966 年在实验室开始学习。1970 年，出于对病毒研究的兴趣和旧金山的向往，他最终选择了成为迈克尔·毕晓普实验室的博士后，两人开始了长达多年的密切合作。瓦尔姆斯不仅是一名出色的科学家，而且也积极投身于政治领域，先后担任美国国立卫生研究院、国立癌症研究院和纪念斯隆卡特琳医院的院长，参与了许多学术卫生政策的制定，推动了医学事业的发展。

（三十二）维吉尔·克雷格·乔丹

维吉尔·克雷格·乔丹，因发现他莫昔芬可用于治疗乳腺癌而被誉为"他莫昔芬之父"，对乳腺癌的激素治疗做出了巨大的贡献。

乔丹于 1947 年出生于美国得克萨斯，幼年时随着父母搬到英国。孩童时期，乔丹对化学十分痴迷。13 岁时，他的母亲帮他在卧室建了一个化学实验室，这是一个有远见却要付出代价的决定。据乔丹回忆，那时候，他的卧室经常着火，后花园则经常发生爆炸。有一次，由于化学物质影响了院子里草坪的生长，父母对此非常生气。乔丹告诉父母不要着急，他重新铺了草坪，并在草上浇硫化铜。草很快就长出来了，然而这些草是蓝色的。由于对化学的过于专注，乔丹其他科目的成绩并不好。16 岁时，他仅通过了 5 门考试中的 3 门，最后他妈妈央求校长让乔丹重新参加考试。1969 年，乔丹就读于利兹大学并获得了药学学位。

20 世纪 60 年代，非类固醇抗雌激素药物的发现开辟了一个新的抗肿瘤治疗领域。不过，在内科治疗方面，当时细胞毒性化疗仍为所有癌症的首选治疗方法。抗雌激素药物一直被作为治疗少数恶性肿瘤的孤儿药。1974 年，乔丹团队发现，他莫昔芬可以与雌激素受体特异性结合，从而抑制乳腺癌的生长。1978年，美国食品药品监督管理局批准了他莫昔芬治疗晚期乳腺癌。此后，他莫昔芬在乳腺癌的适应证逐步拓展到术后辅助治疗、高危患者预防等。

在他莫昔芬治疗过程中，乳腺癌细胞的生物学行为会发生两阶段改变。第一阶段是乳腺癌细胞对抗雌激素治疗药物敏感阶段，随着时间延长，雌激素受体阳性的乳腺癌细胞逐渐对他莫昔芬耐受，这时是乳腺癌细胞反而对雌激素敏感的第二阶段。是否可以针对激素治疗耐药的乳腺癌进行雌激素治疗，目前尚在研究中。

他莫昔芬改变了抗乳腺癌治疗的历史，它的成功是肿瘤激素治疗的里程碑事件。维吉尔·克雷格·乔丹是一位真正的临床转化科学家。正如前美国临床肿瘤学会主席玛格丽特·滕佩罗（Margaret A. Tempero）的评价："他对事业的钟爱、热情和执着，时时感召着他的同事们，在他这里没有肤浅的功利，只有非常非常深入和透彻的研究。"

（三十三）弗雷德里克·桑格尔

弗雷德里克·桑格尔，英国生物化学家，因测定胰岛素序列和 Sanger 基因测序于 1958 年和 1980 年两度获得诺贝尔奖。桑格尔发明的双脱氧链终止测序法被广泛应用于分子生物学研究中，成为进一步研究和改造目的基因的基础，并成为绘制人类基因组图谱的技术前提，他因此被誉为"基因组之父"。

桑格尔出生于格罗斯特郡的伦德康比，他的父亲是一名全科医生。小时候桑格尔在一所贵格会学校读书，14 岁时于布赖恩斯顿中学就读。1936 年成为剑桥圣约翰学院的本科生。受父亲的影响，桑格尔开始学习的是医学专业，后来他发现自己更对科学尤其是生物化学研究感兴趣。1939 年，他成为剑桥大学的博士，在阿尔伯特·纽伯格（Albert Neuberger）的指导下研究蛋白代谢。1943年，在查尔斯·齐布诺尔（Charles Chibnall）的指导下开展了博士后的研究，导师建议桑格尔研究蛋白质的末端基团。桑格尔接受了导师的建议，并决定进一步检测蛋白质链的全部序列，最终获得了胰岛素的序列。由于胰岛素方面的工作，桑格尔于1958年第一次获得了诺贝尔化学奖。1962年，剑桥医学研究委员会（Medical Research Council，MRC）分子生物学实验室成立，桑格尔成为蛋白与核酸化学部门的主任，开始从事核酸序列方面的研究，并于1977年发明了Sanger双脱氧链终止法来测定核酸序列，与沃特·吉尔伯特一起因"确定核苷酸序列"而获得了1980年诺贝尔化学奖。该方法的使用产生了第一个全部病毒的序列，并促成了人类基因组计划的实施。桑格尔两次获得了诺贝尔化学奖，更是培养了两位获得诺贝尔奖的博士生，被誉为"诺贝尔奖的宠儿"。桑格尔于66岁时开始了退休生活，精心料理他的花园。桑格尔自称"自己只是个在实验室里乱搞的家伙"。他一生淡泊名利，拒绝了英国皇家授予爵士的荣誉。当被问及是否可以用他的名字命名研究所时，他同意了，但他警告说："一定要办好。"桑格尔于2013年去世，享寿95岁。

20世纪70年代以前，核酸测序使用核苷酸酶来切割RNA序列，通过电泳和色谱的方法来分离核苷酸片段，并最终推导出整体核苷酸序列。桑格尔通过该方法成功地完成了胰岛素的RNA序列以及其他序列的测定。20世纪70年代，由于DNA克隆技术的需要，原来的测序方法已经不能满足要求，而更快速准确的测序技术被业界认为是不可能的。桑格尔接受了这一当时认为是不可能实现的挑战。利用ddNTP无法进一步合成DNA的原理，将反应体系分成四份，每份中分别含有荧光标记的ddATP、ddGTP、ddCTP或者ddTTP，产生以A、T、C、G结束的四组不同长度的一系列核苷酸片段，然后通过电泳进行检测，从而获得可见DNA碱基序列。该方法被称为Sanger双脱氧链终止法。该技术促成了人类基因组计划的实施，至今仍是核酸测序的金标准。

⊸（三十四）凯利·穆利斯

凯利·穆利斯，美国化学家，因发明高效复制DNA片段的"聚合酶链式反应（PCR）"方法而获得 1993 年诺贝尔化学奖。

穆利斯出生于美国北卡罗来纳州，小时候的穆利斯就不走寻常路，对科学充满兴趣，尤其是火箭、太空探索等。他将加热的硝酸钾和糖混合，作为玩具火箭的燃料，然而，他发明的燃料没能让火箭上天，反而差点引发火灾。1966 年，穆利斯本科毕业于美国佐治亚理工学院化学专业。进入化学专业的穆利斯，利用这一得天独厚的优势，开始合成并使用各种致幻类药物，尤其是一种叫作 D-麦角酸二乙胺（lysergic acid diethylamide，LSD）的致幻剂。1973 年，穆利斯在加州大学伯克利分校取得生物化学博士学位，主攻细菌铁转运蛋白的合成和分子结构。读博期间，他选修了一门跟自己所学毫不相干的课程——天体物理学。神奇的是，他竟然靠这门选修课学习发表了一篇论文《时间逆转的宇宙学意义》。后来，据穆利斯自述，当时他在使用致幻药物后，脑洞大开，眼前出现了整个宇宙，从幻觉中清醒过来后的自己迅速拿起笔，记下自己在幻觉中看到的一切，最终写成了论文，而且居然被顶级学术杂志《自然》发表。

获得博士学位的穆利斯没有选择继续从事科研工作，而是开始写科幻小说，但并没有获得成功。此后他在堪萨斯大学医学院和加州大学旧金山分校做博士后，然而，他并不喜欢在实验室做小鼠实验。在经历博士后工作的沮丧后，穆利斯经好友托马斯·怀特（Thomas White）的介绍到生物技术公司 Cetus 任职，负责合成寡核苷酸。在化学上充满天赋的穆利斯很快开发出了计算机自动合成程序，大大简化了工作流程。很快，穆利斯当上了实验室的负责人。1993 年，因为发明 PCR 技术，穆利斯获得了诺贝尔化学奖。2019 年 8 月，穆利斯因肺炎去世，享年 74 岁。

穆利斯的才智和他古怪的天性一样闻名，他直率、怪异、知识丰富、无所顾忌、奇思妙想、满嘴"胡话"，经常发表一些令人大跌眼镜的言论。穆利斯不相信全球气候变暖，认为这是环保主义者的阴谋。他否认 HIV 病毒会导致艾滋病，觉得这是政府机构为了赚钱而提出的阴谋。他的好友托马斯·怀特回忆说："他的性格太古怪了，我唯一不解雇他的原因是他是我的朋友。"在穆利斯的为人方面充满争议，但谁也无法否认他为科学做出的巨大贡献。如果 DNA 双螺旋结构的发现标志着分子生物学时代的开启，那么 PCR 技术则标志着分子生物学的腾

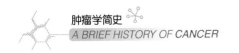

飞。《纽约时报》评价 PCR 技术为："具有高度原创性和重大意义，几乎将生物学分为 PCR 前和 PCR 后两个时代。"

（三十五）王振义

王振义（1924—），中国血液学家，应用全反式维 A 酸以及三氧化二砷诱导分化治疗急性早幼粒细胞白血病，提高了该病的治愈率，实施了最早意义上的肿瘤靶向治疗。

王振义 1924 年出身于上海的富庶家庭，在那个年代里，王振义家中就拥有带花园的三层小洋房。由于家中资产丰厚，王振义的父亲尽力地让子女接受最好的教育，家中也有良好的读书学习氛围。小时候的王振义就习惯刨根问底，凡事总有问不完的"为什么"。1942 年，18 岁的王振义免试进入震旦大学医学院，仅在 6 年后，王振义便顺利获得博士学位，这跟他自己的勤奋好学脱不开关系。毕业后王振义在上海交通大学医学院附属瑞金医院（前广慈医院）做住院医师。在没有病患时，他手不释卷，常常一人独自看书到深夜，当时的工资他留下一部分日常开支，其余全部用在买书上，从未觉得心疼。1994 年当选中国工程院院士。目前是上海血液学研究所名誉所长，上海交通大学医学院及附属瑞金医院终身教授。

自 1954 年起，王振义从事血栓和止血研究，在国内首先建立血友病 A 与 B 以及轻型血友病的诊断方法。1980 年起，在儒家改邪归正思想的影响下，开始探索恶性肿瘤的分化疗法。1986 年，王振义在国际上首先应用全反式维 A 酸诱导分化治疗急性早幼粒细胞白血病，提高了该病的完全缓解率，为恶性肿瘤在不损伤正常细胞的情况下，可以通过诱导分化疗法取得效果这一新的理论，提供了成功的范例。该论文发表在国际杂志《血液》上，2010 年已被引用 1 700 次以上，为全球引证率极高和极具有影响的代表论文之一。在有效缓解治疗急性早幼粒细胞白血病的基础上，王振义及其团队不断优化治疗方案，发现联合应用全反式维 A 酸和三氧化二砷治疗急性早幼粒细胞白血病，可使五年生存率上升至 95%，从而使急性早幼粒细胞白血病成为第一种可治愈的成人白血病。为此，国际血液学界特将此方案誉为"上海方案"。在临床治疗获得成功的同时，王振义及其团队又揭示了全反式维 A 酸诱导分化急性早幼粒细胞白血病是一种针对致癌蛋白分子 PML-RARα 的"靶向治疗"方法。全反式维 A 酸的应用开拓了人类治疗肿瘤的新思路与新途径，也是靶向治疗的成功范例。

由于在肿瘤诱导分化治疗方面的贡献，王振义被誉为"癌症诱导分化第一人"。他一生获得了众多的荣誉，包括 2010 年度国家最高科技奖，1994 年获得国际肿瘤学界的最高奖——凯特林奖等。面对各种荣誉，王振义总是虚怀若谷，安之若素。在大获成功之后，不少药物生产厂家找到了王振义，提出高价购买治疗配方，并为它申请专利，作为独家配方。王振义义正词严地拒绝了他们的合作请求。心有大爱，壮志满怀，这是王振义的真实写照。此外，王振义也是一名善于施教、独具慧眼的老师，他的学生中包括肿瘤学家陈竺、陈赛娟、陈国强等佼佼者。

⊸（三十六）詹姆斯·艾利森

詹姆斯·艾利森，美国免疫学家，证明抗体阻断 T 细胞抑制分子 CTLA-4 可增强抗肿瘤免疫反应，2018 年因"发现负性免疫调节治疗癌症的疗法方面的贡献"获诺贝尔生理学或医学奖。

艾利森于 1948 年出生于得克斯萨州南部的一个小镇，父亲是一名医生，受父亲的影响，艾利森从小就对科学研究产生了浓厚的兴趣。与其他小孩好动不同，他的童年不是在看书，就是在车库里解剖青蛙，或者在树林里研究自制的炸弹。然而，人生无常，11 岁时他母亲因淋巴瘤去世，两位舅舅也因癌症去世。由于成绩优异，艾利森在八年级的时候被推荐参加了一个科学课程，此后坚定了从事科学研究的信念。在高中的最后一年，艾利森拒绝上一门生物课，因为该门课程里，由于老师们宗教信仰的原因，没有达尔文以及《物种起源》相关的内容。艾利森告诉学校说，生物课没有达尔文，犹如物理课没有牛顿一样，纯属浪费时间。学校威胁说如果他不上生物课，将无法高中毕业。最后，一位睿智的教务长提议艾利森上得克萨斯大学奥斯汀分校的相关生物课程来替代，艾利森才得以毕业。1969 年，艾利森在得克萨斯大学奥斯汀分校获得微生物学学士学位。1973 年，他又在该校获得了生物科学博士学位。1974 年至 1977 年，他到加州

Scripps 临床和研究基金会进行博士后研究，师从肿瘤免疫学家拉尔夫·雷斯菲尔德（Ralph Reisfeld）教授。此后他到美国得克萨斯州立大学 M. D. 安德森癌症中心进行研究工作。1985 年，艾利森成为加州大学伯克利分校免疫学教授和癌症研究实验室教授，探索肿瘤细胞耐受 T 细胞免疫的机制。2004 年，他转到纽约市纪念斯隆凯特琳癌症中心，2006 年担任该校路德维希癌症免疫治疗中心主任。2012 年加入 M. D. 安德森癌症中心。此后，他担任 M. D. 安德森癌症中心免疫学教授和系主任，同时是美国癌症研究所（Cancer Research Institute，CRI）科学顾问委员会的主任。

1996 年，艾利森证明抗体阻断 CTLA-4（cytotoxic T-lymphocyte-associated protein 4，又称为 CD152）可增强抗肿瘤免疫反应以及肿瘤排斥，为靶向 T 细胞抑制途径药物的开发奠定了基础，这些药物被称为"免疫检查点疗法"。这项工作最终促成伊匹单抗的临床开发，该药于 2011 年被美国食品药品监督管理局批准用于治疗转移性黑色素瘤。近期一篇回顾性的研究中发现，约 5 000 位患者进行单轮的伊匹单抗治疗后，其中约 22% 的患者的生存至少达到了 10 年，而联合使用抗 CTLA-4 和抗 PD-1 单抗可使约 50% 的黑色素瘤患者获益。他的发现使得免疫治疗成为继手术、化疗、放疗和靶向治疗后的另一大有力武器。艾利森接诊的第一个患者是莎朗·贝尔文（Sharon Belvin）。艾利森在 2006 年遇到她的时候，莎朗 24 岁，诊断为黑色素瘤晚期，肿瘤已经转移至脑、肺和肝脏，由于治疗效果不佳，当时莎朗的预期生存仅有几个月。在接受 3 个月的 CTLA-4 单抗治疗后，莎朗的肿瘤神奇般地消失了。到 2018 年的时候，莎朗已经是两个孩子的母亲，并把小孩的照片寄给艾利森。每当讲到莎朗的故事时，艾利森都情不自禁落泪。

詹姆斯·艾利森是一位十分接地气的科学家，爱好口琴表演，喜欢蓝调摇滚，把自己的乐队起名为 Checkpoints 乐队，在 2014 年美国临床肿瘤学会（ASCO）的一场晚宴中进行了演出。毫无疑问，CTLA-4 不论在哪里，都是艾利森的一生挚爱。他提议基础科学家都要去思考："偶尔停下来，好好想想你的重要发现是否可以应用于人类的疾病治疗中。"

词汇表 ^①

1. **癌**（cancer）：起源于上皮组织的恶性肿瘤，是恶性肿瘤中最常见的类型。

2. **癌基因**（oncogene）：指通过突变或过表达而过度激活的基因，它有引起正常细胞恶变的潜能。

3. **癌前病变**（precancerous lesion）：有可能转变为恶性肿瘤的病灶，病灶中的细胞形态可与癌细胞相似。

4. **病例对照研究**（case-control study）：比较患某病的患者与未患某病的对照者暴露于可能危险因素的百分比差异，分析这些因素是否与该病存在联系，是流行病学中最基本的研究方法之一。

5. **病理**（patholgoy）：疾病发生的原因、发病原理和疾病过程中发生的细胞、组织和器官的结构、功能和代谢等方面的改变。

6. **B 淋巴细胞**（B lymphocyte）：简称 B 细胞，免疫细胞的一种。B 细胞在抗原刺激下可分化为浆细胞，浆细胞可合成和分泌抗体，主要执行机体的体液免疫。

7. **病毒**（virus）：一种个体微小，结构简单，必须在活细胞内寄生并以复制方式增殖的非细胞型生物。病毒感染是重要的致癌因素。

8. **靶向治疗**（targeted therapy）：使用药物来鉴别和攻击特异类型的肿瘤而对正

---

① 注：仅限于本书中含义。

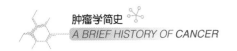

常细胞伤害较少的治疗方法。

9. **多学科治疗（multidisciplinary teams）**：由多学科的专家围绕某一病例来进行讨论，在综合各学科意见的基础上，有计划地、合理地应用现有的各种有效治疗手段，为患者制订出最佳的诊治方案。

10. **蛋白质（protein）**：构成细胞的基本有机大分子，是生命活动的主要承担者。

11. **动物模型（animal model）**：患有与人类相同或相似疾病的动物。肿瘤学中，动物模型常用于研究肿瘤演变机制，筛选潜在治疗药物和手段。

12. **单克隆抗体（monoclonal antibody，mAb）**：由单一 B 细胞克隆产生的高度均一、仅针对某一特定抗原表位的抗体。

13. **凋亡（apoptosis）**：一种程序化的细胞死亡方式，特征性的形态变化包括细胞核及浆固缩并分解成胞膜包裹的凋亡小体。

14. **恶液质（cachexia）**：肿瘤患者出现进行性肌肉丢失、极度消瘦的病理状态，不能被常规的营养补充逆转，逐步导致多器官功能异常。

15. **恶性肿瘤根治术（radical resection）**：包括原发肿瘤以及潜在转移灶的切除手术，如乳腺癌根治术范围包括乳腺、胸部肌肉以及腋窝淋巴结的切除。

16. **恶性肿瘤（cancer）**：由于基因改变引起细胞持续生长的需要与机体不相适应，导致细胞不可控制地生长，侵袭转移到身体其他部位的一类疾病。

17. **发病率（incidence）**：流行病学研究中，在一定的时间内，某种疾病在某一特定人群中的新发病例出现的频率。

18. **分化程度（degree of differentiation）**：肿瘤细胞与对应正常细胞形态学上的差异程度。

19. **分化（differentiation）**：未成熟细胞逐步转变为具有功能的正常细胞的过程。

20. **辅助治疗（adjuvant therapy）**：对原始治疗进行辅助以增加抗肿瘤效果的治疗手段。比如手术切除肿瘤后，使用辅助化疗以清除潜在的微小转移病灶，减少肿瘤复发和转移机会。

21. **复制（duplication）**：遗传信息从 DNA 传递至 DNA，经复制过程后新增一条相同的 DNA 序列。

22. **翻译（translation）**：遗传信息从 RNA 传递至蛋白质。

23. **放射治疗**（radiotherapy）：简称放疗，指通过高能辐射来消灭肿瘤细胞。

24. **分割照射**（fractionation）：对于接受同样剂量的放射，正常组织修复能力明显强于恶性肿瘤，基于癌细胞和正常细胞对放疗的差异反应，通过分割放疗来加强放疗效果，促进正常组织的修复，减少毒副作用。分割照射是当前放疗的常规操作。

25. **费城染色体**（Philadelphia chromosome）：指 9 号染色体长臂（9q34）上的原癌基因 *ABL* 转位至 22 号染色体（22q11）上的 *BCR* 基因而重新形成融合基因 *BCR/ABL*。它在大部分慢性粒细胞白血病、部分急性淋巴细胞白血病及少数急性髓细胞白血病细胞中可见。

26. **化学治疗**（chemotherapy）：简称化疗，指通过化学药物来使肿瘤细胞停止生长，包括杀伤肿瘤细胞或使其停止分裂增殖。

27. **核酸**（nucleic acid）：脱氧核糖核酸（DNA）和核糖核酸（RNA）的总称。

28. **核糖核酸**（ribonucleic acid，RNA）：细胞内两种核酸之一，从 DNA 处获得遗传信息，其在体内的主要作用是引导蛋白质的合成。RNA 的碱基有 4 种，即 A（腺嘌呤）、G（鸟嘌呤）、C（胞嘧啶）、U（尿嘧啶），其中，U（尿嘧啶）取代了 DNA 中的 T（胸腺嘧啶）。

29. **坏死**（necrosis）：一种细胞死亡方式，多不受程序调控，细胞死亡后发生核溶解以及核碎裂，伴随着细胞结构的缺失及破坏，并引发急性炎症反应。

30. **间质**（stroma）：组织或器官中提供结构和连接功能的成分，包括细胞外基质、血管、成纤维细胞等。

31. **家族性恶性肿瘤**（hereditary cancer）：具有遗传倾向的家族聚集性发生的人类恶性肿瘤。

32. **浆细胞**（plasma cell）：又称效应 B 细胞，是 B 细胞经分化成熟而成为能分泌抗体的细胞。

33. **基因测序**（gene sequencing）：测定基因遗传信息的技术。

34. **激素治疗**（hormone therapy）：又称为内分泌治疗，通过加入、阻断或清除激素而发挥抗癌作用的治疗手段。

35. **浸润**（invasion）：或称侵袭，指肿瘤细胞侵入并破坏周围组织的过程。

36. **基因（gene）**：基本的遗传单位，是 DNA 中产生一条多肽链或功能 RNA 所需的全部核苷酸序列。

37. **基因组（genome）**：生物体所有遗传物质的总和。

38. **克隆（clone）**：一群具有共同祖先的相同细胞。

39. **抗原（antigen）**：能引起抗体生成的物质，是任何可诱发免疫反应的物质。

40. **抗体（antibody）**：由于抗原刺激而由浆细胞（效应 B 细胞）分泌的蛋白质。它被免疫系统用来鉴别与中和外来物质如细菌、病毒等。抗体具有特异性，某一种抗体只能识别一种特异的抗原。

41. **良性肿瘤（benign tumor）**：指机体内某些细胞发生异常增殖，其生长缓慢，一般不发生侵袭或转移，手术时容易切除干净，较少复发。

42. **流行病学（epidemiology）**：研究特定人群中疾病、健康状况的分布及其决定因素，并研究防治疾病及促进健康的措施的学科。

43. **酶（enzyme）**：一种能加速特异生化反应的物质，大多数为蛋白质。

44. **嘧啶（pyrimidine）**：一种杂环芳香有机化合物，其中 C（胞嘧啶）和 T（胸腺嘧啶）是 DNA 合成原料，C（胞嘧啶）和 U（尿嘧啶）是 RNA 合成原料。

45. **免疫监视（immune surveillance）**：机体免疫系统具有识别、杀伤并清除体内突变细胞，防止肿瘤发生的功能。

46. **免疫耐受（immunologic tolerance）**：免疫系统在抗原刺激下，不能产生特异性免疫效应细胞及特异性抗体，从而不能执行正常免疫应答的现象。

47. **逆转录（reverse transcription）**：遗传信息从 RNA 传递至 DNA。

48. **嘌呤（purine）**：一种杂环芳香有机化合物，新陈代谢过程中的一种代谢物。其中 A（腺嘌呤）和 G（鸟嘌呤）是 DNA 和 RNA 合成的原料。

49. **胚基（blastema）**：能生长和再生成器官或机体任何组织的一群细胞，这些细胞存在于胚胎或有再生能力的机体组分。

50. **胚系突变（germline mutation）**：机体生殖细胞（精子或卵子）发生的基因改变。这种基因改变可出现在下一代所有细胞的 DNA 中。

51. **嵌合抗原受体 T 细胞疗法（chimeric antigen receptor T cell therapy，CAR-T）**：利用肿瘤患者自身的 T 淋巴细胞，经过病毒载体等重新改造，装载上具有识别肿瘤抗原的受体及其刺激分子，体外扩增后再次回输入患者体内，从而识别并攻击自身的肿瘤细胞。

52. **融合基因（fusion gene）**：两个或多个基因的编码区通过转位、插入、倒位等过程而相连，置于同一套调控序列（包括启动子、增强子等）控制之下而构成的嵌合基因。融合基因可促进某些癌基因的表达而发挥促癌作用。

53. **染色体（chromosome）**：包含某生物体的所有或部分遗传物质的长 DNA 分子。大部分真核细胞的染色体与组蛋白结合。

54. **染色质（chromatin）**：间期细胞核内由 DNA、组蛋白等组成的复合结构，是间期细胞遗传物质存在的形式。因观察到红色染料被细胞核中颗粒状结构大量吸收而得名。染色质和染色体是同一种物质不同时期的两种形态。

55. **肉瘤（sarcoma）**：来源于间叶组织（包括结缔组织和肌肉）的恶性肿瘤。

56. **散发性恶性肿瘤（sporadic cancer）**：发生在没有相关家族史或遗传性 DNA 改变的患者身上的恶性肿瘤。

57. **宿主（host）**：为寄生生物包括肿瘤细胞、寄生虫、病毒等提供生存环境的生物体。寄生生物通过寄居在宿主而获得营养，它们往往损害宿主，导致疾病甚至死亡。

58. **生殖细胞（germ cell）**：通过性繁殖而产生配子的任何生物学细胞，包括从原始生殖细胞直到最终已分化的生殖细胞（精子和卵细胞）。

59. **随机对照临床试验（randomized controlled trial，RCT）**：随机分组且包括实验组以及对照组的临床研究，是现代临床医学实践和研究的新模式。

60. **糖类抗原 19-9（carbohydrate antigen 19-9，CA19-9）**：一种常用的肿瘤标志物，与糖代谢相关，常用于消化道肿瘤尤其是胰腺癌的诊治。

61. **突变（mutation）**：生物体、病毒或染色体 DNA 基因组核苷酸序列的改变。

62. **脱氧核糖核酸（deoxyribo nucleic acid，DNA）**：携带有遗传信息并可传递至下一代的生物大分子，是生物体发育和正常运作必不可少的细胞内成分。DNA 的碱基有 4 种，即 A（腺嘌呤）、G（鸟嘌呤）、C（胞嘧啶）、T（胸腺嘧啶）。

63. **T 淋巴细胞（T Lymphocyte）**：简称 T 细胞，免疫细胞的一种。T 细胞在胸腺中分化、发育成熟后，通过淋巴和血液循环而分布到全身的免疫器官和组织中发挥细胞免疫及免疫调节功能。T 细胞在肿瘤免疫中发挥重要作用。

64. **体细胞（somatic cell）：** 机体中除生殖细胞（精子、卵细胞及其他母细胞）以外的其他所有细胞，其遗传信息不会遗传给下一代。

65. **体细胞突变（somatic mutation）：** 发生在体细胞的遗传信息改变。体细胞突变信息不会遗传给下一代。

66. **糖酵解（glycolysis）：** 将葡萄糖转变为丙酮酸的代谢过程。氧气的存在通常会抑制正常细胞的糖酵解反应。

67. **细胞（cell）：** 生物体基本的结构和功能单位。

68. **细胞培养（cell culture）：** 细胞在某些特定的条件下生长繁殖。

69. **细菌（bacteria）：** 指一大类单细胞微生物，是生物的主要类群之一。

70. **细胞外基质（extracellular matrix）：** 由细胞外分子和物质包括胶原、酶、糖蛋白等组成的网状结构。细胞外基质是肿瘤微环境的成分，为其周围的细胞提供结构和物质支持。

71. **新辅助治疗（neoadjuvant therapy）：** 在实施局部治疗方法（如手术或放疗）前所做的治疗（如化疗），目的是使肿块缩小、及早杀灭潜在的转移细胞，从而利于后续治疗的实施，以期提高疗效。

72. **细胞因子（cytokine）：** 细胞合成与分泌的一大类小分子蛋白，起重要的细胞信号调控作用，如白细胞介素、干扰素、肿瘤坏死因子等。

73. **循证医学（evidence-based medicine，EBM）：** 医疗决策应在现有的最好的临床研究依据基础上做出，同时也重视结合医生个人的临床经验，兼顾患者的价值和愿望，将三者完美地结合制定出患者的治疗措施。

74. **原癌基因（proto-oncogene）：** 正常组织中发挥重要生理功能的基因，多呈低表达或不表达状态。但在某些条件下，原癌基因可发生改变（如突变）从而转变为癌基因而发挥促癌作用。

75. **抑癌基因（tumor suppressor gene）：** 一类存在于正常细胞内、可调控细胞生长并具有潜在抑癌作用的基因。当这类基因发生突变或失活时可引起细胞恶性转化而促进肿瘤的形成。

76. **移植排斥（transplant rejection）**：机体（异体细胞、组织或器官等）通过特异性免疫应答破坏移植物的过程。

77. **移植瘤（tumor transplantation）**：将肿瘤细胞移植到动物体内后形成的肿瘤。

78. **有丝分裂（mitosis）**：一种真核细胞分裂产生两个子代细胞的过程，该过程中染色体通过复制而分裂成两个细胞核。

79. **原位癌（carcinoma in situ）**：一群恶性肿瘤细胞保留在其发生的原始部位，未发生侵袭和扩散。

80. **遗传易感性（genetic susceptibility）**：不同人群或个体由于遗传因素的不同而呈现出易患某一疾病的倾向。

81. **有氧糖酵解（aerobic glycolysis）**：肿瘤细胞即使有氧条件下仍然进行糖酵解反应，是肿瘤细胞代谢重编程的典型表现。

82. **炎症（inflammation）**：机体组织对有害刺激的一种复杂的保护性反应，这种反应包含免疫细胞、血管内皮、炎性介质等的参与，其目的是清除损害因素，启动组织修复，然而在肿瘤演变过程中炎症可能会促使其进展。

83. **直线加速器（electron linear accelerator）**：借助电场将各种不同种类的带电粒子加速到更高能量的电磁装置，是最常用的放疗装置。

84. **真实世界数据（real world data，RWD）**：从传统临床试验以外其他来源获取的数据，它是循证医学证据的重要来源。

85. **肿瘤分期（tumor staging）**：根据个体内原发肿瘤以及播散程度来描述恶性肿瘤的受累范围和严重程度。

86. **肿瘤血管新生（tumor angiogenesis）**：肿瘤生成新血管来滋养肿瘤生长，这些血管通常完整性较差、通透性强。

87. **肿瘤异质性（tumor heterogeniety）**：肿瘤在生长过程中，经过多次分裂增殖，其子细胞呈现出分子生物学或基因方面的改变，从而使肿瘤细胞的生长速度、侵袭转移、治疗耐受等方面产生差异。

88. **肿瘤登记（cancer registry）**：收集、储存、整理、统计分析和评价某一地区或国家全部人口中肿瘤发病、死亡和生存资料的统计机制。

89. **肿瘤微环境（tumor microenvironment）**：肿瘤细胞存在的周围微环境，其组成成分包括肿瘤相关成纤维细胞、炎症细胞、免疫细胞、微血管、各种信号分子、细胞外基质和代谢产物等。肿瘤微环境能影响肿瘤的进程。

90. **肿瘤特异新抗原（tumor-specific neoantigen）**：肿瘤细胞由于突变而产生可由机体免疫系统识别的新抗原，它使得肿瘤细胞可被免疫系统清除。

91. **肿瘤干细胞（cancer stem cell）**：具有自我更新能力并能产生异质性细胞的肿瘤细胞。肿瘤干细胞可能来源于成体干细胞或者具有自我更新能力的正常细胞。

92. **转移（metastasis）**：肿瘤细胞从原发部位脱落，经淋巴道、血管或体腔等途径，到达其他部位继续生长的过程。

93. **转基因小鼠（trangenic mice model）**：带有某些特异基因改变的小鼠模型。常用于研究某些基因促进肿瘤发生发展的机制。

94. **转录（transcription）**：遗传信息从 DNA 传递至 RNA。

95. **中心法则（central dogma）**：生物体中遗传信息的传递原则，常见的有遗传信息从 DNA 传递给 DNA（复制）、从 DNA 传递给 RNA（转录）、从 RNA 传递给 DNA（逆转录）和从 RNA 传递给蛋白质（翻译）等。

96. **综合治疗（combinational therapy）**：根据患者的具体情况，合理地、有计划地应用现有治疗手段的最佳组合，以期获得最佳治疗效果。

97. **自噬（autophagy）**：指细胞对其受损或不必要的细胞器进行吞噬、降解及再利用的过程。

98. **增殖指数（proliferative index）**：处于生长分裂期的细胞占所有细胞的比例。

99. **杂交动物（hybrid animal）**：两个不同亚种动物之间进行有计划的交配而产生的后代。杂交动物具有两亲本遗传特性或产生新的遗传特性，常用于改善动物的某些遗传特性。

100. **杂交瘤技术（hybridoma technique）**：将产生特异抗体的 B 细胞与骨髓瘤细胞杂交，从而能够获得特异性的单克隆抗体的技术。

101. **整块切除原则（en bloc resection）**：将原发肿瘤以及潜在转移灶进行整块切除的原则。该原则有利于肿瘤的根治性切除，是肿瘤外科手术中独有的一个基本原则。

参考文献

［1］ASARE E A，GRUBBS E G，GERSHENWALD J E，et al. Setting the "stage" for surgical oncology fellows：Pierre Denoix and TNM staging［J］. J Surg Oncol，2019，119（7）：823.

［2］ABADIE J M. Henry Bence Jones：the father of clinical chemistry［J］. Lab Med，2009，40（3）：181–182.

［3］AFSHAR A，STEENSMA D P，KYLE R A. Andreas Vesalius and De Fabrica［J］. Mayo Clin Proc，2019，94（5）：67–68.

［4］ALGIRE G H，CHALKLEY H W，LEGALLAIS F Y，et al. Vasculae reactions of normal and malignant tissues in vivo. i. vascular reactions of mice to wounds and to normal and neoplastic transplants［J］. J Natl Cancer Inst，1945，6：73–85.

［5］AMBRUS J L，AMBRUS C M，MINK I B，et al. Causes of death in cancer patients［J］. J Med，1975，6（1）：61–64.

［6］ANDROUTSOS G，KARAMANOU M. Bernard Peyrilhe（1737—1804）and the first experimental transmission of cancer［J］. J Buon，2009，14（4）：731–733.

［7］ANDROUTSOS G，KARAMANOU M，STAMBOULIS E，et al. Joseph-Claude-Anthelme Recamier（1774—1852）：forerunner in surgical oncology ［J］. J Buon，2011，16（3）：572–576.

[8] APUZZO M L. The legacy of Galen of Pergamon [J]. Neurosurgery, 2000, 47 (3): 545.

[9] ARONOWITZ J N. Robert Abbe: early American brachytherapis [J]. Brachytherapy, 2012, 11 (6): 421-428.

[10] BALKWILL F, MANTOVANI A. Inflammation and cancer: back to Virchow [J]. Lancet, 2001, 357 (9255): 539-545.

[11] BARACOS V E, MARTIN L, KORC M, et al. Cancer-associated cachexia [J]. Nat Rev Dis Primers, 2018, 4: 17105.

[12] BALKWILL F R, CAPASSO M, HAGEMANN T. The tumor microenvironment at a glance [J]. J Cell Sci, 2012, 125 (Pt 23): 5591-5596.

[13] BERNIER J, HALL E J, GIACCIA A. Radiation oncology: a century of achievements [J]. Nat Rev Cancer, 2004, 4 (9): 737-747.

[14] BERG P. Fred Sanger: a memorial tribute [J]. Proc Natl Acad Sci the USA, 2014, 111 (3): 883-884.

[15] BECKMANN E C. CT: scanning the early days [J]. Br J Radiol, 2006, 79 (937): 5-8.

[16] BEATSON G. On the treatment of inoperable cases of carcinoma of the Mamma: suggestions for a new method of treatment, with illustrative cases [J]. Trans Med Chir Soc Edinb, 1896, 15: 153-179.

[17] BISSELL M J, HALL H G, PARRY G. How does the extracellular matrix direct gene expression [J]. J Theor Biol, 1982, 99: 31-68.

[18] BISSELL M J, HINES W C. Why don't we get more cancer? A proposed role of the microenvironment in restraining cancer progression [J]. Nat Med, 2011, 17 (3): 320-329.

[19] BIRKELAND S A, STORM H H, LAMM L U, et al. Cancer risk after renal transplantation in the Nordic countries, 1964—1986 [J]. Int J Cancer, 1995, 60 (2): 183-189.

[20] BIRMINGHAM K. Judah Folkman [J]. Nat Med, 2002, 8 (10): 1052.

［21］BOMMAREDDY P K，PATEL A，HOSSAIN S，et al. Talimogene Laherparepvec（T-VEC）and other oncolytic viruses for the treatment of melanoma［J］. Am J Clin Dermatol，2017，18（1）：1-15.

［22］BONADONNA G，BRUSAMOLINO E，VALAGUSSA P，et al. Combination chemotherapy as an adjuvant treatment in operable breast cancer［J］. N Engl J Med，1976，294（8）：405-410.

［23］BOSE S，DEININGER M，GORA-TYBOR J，et al. The presence of typical and atypical BCR-ABL fusion genes in leukocytes of normal individuals：biologic significance and implications for the assessment of minimal residual disease［J］. Blood，1998，92（9）：3362-3367.

［24］BOULIANNE G L，HOZUMI N，SHULMAN M J. Production of functional chimaeric mouse/human antibody［J］. Nature，1984，312（5995）：643-646.

［25］BROWN J R，THORNTON J L. Percivall Pott（1714—1788）and chimney sweepers' cancer of the scrotum［J］. Br J Ind Med，1957，14（1）：68-70.

［26］BRENNER S. The genetics of Caenorhabditis elegans［J］. Genetics，1974，77（1）：71-94.

［27］BUSSARD K M，BOULANGER C A，BOOTH B W，et al. Reprogramming human cancer cells in the mouse mammary gland［J］. Cancer Res，2010，70（15）：6336-6343.

［28］BYDDER S，NOWAK A，MARION K，et al. The impact of case discussion at a multidisciplinary team meeting on the treatment and survival of patients with inoperable non-small cell lung cancer［J］. Intern Med J，2009，39（12）：838-841.

［29］CAPP J P. Cancer Stem Cells：From historical roots to a new perspective［J］. J Oncol，2019，2019：5189232.

［30］CAMERON J L. William Stewart haisted our surgical heritage［J］. Ann Surg，1997，225（5）：445-458.

［31］CAMBIAGHI M. Andreas Vesalius（1514—1564）［J］. J Neurol，2017，264

（8）: 1828-1830.

[32] CHROUSOS G P, MAMMAS I N, SPANDIDOS DA. The role of philosophy in medical practice[J]. Exp Ther Med, 2019, 18（4）: 3215-3216.

[33] CORRIGAN-CURAY J, SACKS L, WOODCOCK J. Real-world evidence and real-world data for evaluating drug safety and effectiveness[J]. JAMA, 2018, 320（9）: 867-868.

[34] CORRÒ C, NOVELLASDEMUNT L, LI VSW. A brief history of organoids [J]. Am J Physiol Cell Physiol, 2020, 319（1）: C151-C165.

[35] CORTÉS-SÁNCHEZ J L, CALLANT J, KRÜGER M, et al. Cancer studies under space conditions: finding answers abroad[J]. Biomedicines, 2021, 10 （1）: 25.

[36] COHEN J D, LI L, WANG Y, et al. Detection and localization of surgically resectable cancers with a multi-analyte blood test[J]. Science, 2018, 359 （6378）: 926-930.

[37] CRICK F. Central dogma of molecular biology[J]. Nature, 1970, 227（5258）: 561-563.

[38] CRICK F H, BARNETT L, BRENNER S, et al. General nature of the genetic code for proteins[J]. Nature, 1961, 192: 1227-1232.

[39] CROSWELL J M, RANSOHOFF D F, KRAMER B S. Principles of cancer screening: lessons from history and study design issues[J]. Semin Oncol, 2010, 37（3）: 202-215.

[40] DAVIDSON N E. Bernard Fisher, MD: In memoriam（1918—2019） obituary[J]. Cancer Res, 2020, 80（1）: 3-4.

[41] DANCIS J. Presentation of the howland award to Dr. Saul Krugman[J]. Pediatr Res, 1981, 15（10）: 1323-1327.

[42] DAMADIAN R V. Tumor detection by nuclear magnetic resonance[J]. Science, 1971, 171（3976）: 1151-1153.

[43] DEVITA V T J R, CHU E. A history of cancer chemotherapy[J]. Cancer Res,

2008，68（21）：8643-8653.

［44］DEL REGATO J A. Wilhelm Conrad Rontgen［J］. Int J Radiat Oncol Biol Phys，1975，1（1-2）：133-139.

［45］DI LONARDO A，NASI S，PULCIANI S. Cancer：we should not forget the past［J］. J Cancer，2015，6（1）：29-39.

［46］DIETEL M.Boveri at 100：the life and times of Theodor Boveri［J］. J Pathol，2014，234（2）：135-137.

［47］DJULBEGOVIC B，GUYATT G H. Progress in evidence-based medicine：a quarter century on［J］. Lancet，2017，390（10092）：415-423.

［48］DOLL R，HILL A B. Smoking and carcinoma of the lung：preliminary report［J］. British Medical Journal，1950，2：739-748.

［49］DOLL R，PETO R，BOREHAM J，et al. Mortality in relation to smoking：50 years' observations on male British doctors［J］. BMJ，2004，328（7455）：1519.

［50］DOLBERG D S，HOLLINGSWORTH R，HERTLE M，et al. Wounding and its role in RSV-mediated tumor formation［J］. Science，1985，230（4726）：676-678.

［51］DULBECCO R. A turning point in cancer research：sequencing the human genome［J］. Science，1986，231（4742）：1055-1056.

［52］DUBHASHI S P，SINDWANI R D. Sir james paget［J］. Indian J Surg，2014，76（3）：254-255.

［53］DUNN G P，OLD L J，SCHREIBER R D. The three Es of cancer immunoediting［J］. Annu Rev Immunol，2004，22：329-360.

［54］DUNN P. James Lind（1716—94）of Edinburgh and the treatment of scurvy［J］. Archives of disease in childhood：fetal and neonatal edition. United Kingdom：British medical journal publishing group，1997，76（1）：64-65.

［55］DVORAK H F. Tumors：wounds that do not heal. similarities between tumor stroma generation and wound healing［J］. N Engl J Med，1986，315（26）：

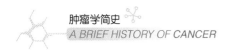
1650−1659.

[56] ESTEGHAMATI A，HAFEZI-NEJAD N，ZANDIEH A，et al. CA 19-9 is associated with poor glycemic control in diabetic patients：role of insulin resistance[J]. Clin Lab，2014，60（3）：441−447.

[57] EDITORIAL. Johannes Muller（1801—1858），anatomist，physiologist，pathologist[J]. JAMA，1970，214（11）：2049−2051.

[58] EINHORN J. Nitrogen mustard：the origin of chemotherapy for cancer[J]. Int J Radiat Oncol Biol Phys，1985，11（7）：1375−1378.

[59] ELLIS H M，HORVITZ H R. Genetic control of programmed cell death in the nematode C. elegans[J]. Cell，1986，44（6）：817−829.

[60] ELGERT P A，GILL G W，GEORGE N. Papanicolaou，MD，PhD：cytopathology[J]. Lab Med，2009，40（4）：245−246.

[61] EPSTEIN M A，ACHONG B G，BARR Y M. Virus particles in cultured lymphoblasts from Burkitt's lymphoma[J]. Lancet，1964，1（7335）：702−703.

[62] FARBER S，DIAMOND L K. Temporary remissions in acute leukemia in children produced by folic acid antagonist，4-aminopteroyl-glutamic acid[J]. N Engl J Med，1948，238（23）：787−793.

[63] FAGUET G B. A brief history of cancer：age-old milestones underlying our current knowledge database[J]. Int J Cancer，2015，136（9）：2022−2036.

[64] FEARON E R，VOGELSTEIN B. A genetic model for colorectal tumorigenesis [J]. Cell，1990，61（5）：759−767.

[65] FERRARA N，HENZEL W J. Pituitary follicular cells secrete a novel heparin-binding growth factor specific for vascular endothelial cells[J]. Biochem Biophys Res Commun，1989，161（2）：851−858.

[66] FISHER B. Laboratory and clinical research in breast cancer—a personal adventure：the David A. Karnofsky memorial lecture[J]. Cancer Res，1980，40（11）：3863−3874.

［67］FIDLER I J. The pathogenesis of cancer metastasis：the 'seed and soil' hypothesis revisited［J］. Nat Rev Cancer，2003，3（6）：453-458.

［68］FISCHER K，HOFFMANN P，VOELKL S，et al. Inhibitory effect of tumor cell-derived lactic acid on human T cells［J］. Blood，2007，109（9）：3812-3819.

［69］FOLKMAN J. Tumor angiogenesis：therapeutic implications［J］. N Engl J Med，1971，285（21）：1182-1186.

［70］FOLEY G E. Obituary：Sidney Farber，M.D.［J］. Cancer Res，1974，34（3）：659-661.

［71］FRANCO G，FRANCO F. Bernardino Ramazzini：The father of occupational medicine［J］. Am J Public Health，2001，91（9）：1382.

［72］FREIREICH E J. Min Chiu Li：a perspective in cancer therapy［J］. Clin Cancer Res，2002，8（9）：2764-2765.

［73］FUJIKI H. Gist of Dr. Katsusaburo Yamagiwa's papers entitled "experimental study on the pathogenesis of epithelial tumors"（Ⅰ to Ⅵ reports）［J］. Cancer Sci，2014，105（2）：143-149.

［74］GALMARINI C M. Lessons from Hippocrates：time to change the cancer paradigm［J］. Int J Chronic Dis，2020，2020：4715426.

［75］GEOFF W. Bernard Fisher obituary［J］. Lancet，2019，（394）23：1900.

［76］GLICK S. Rosalyn Sussman Yalow（1921—2011）［J］. Nature，2011，474（7353）：580.

［77］GOLD P. FREEDMAN S. Demonstration of tumor-specific antigens in human colonic carcinomata by immunological tolerance and absorption techniques［J］. J Exp Med，1965，121（3）：439-462.

［78］GRZYBOWSKI A，PIETRZAK K. Robert Remak（1815—1865）［J］. J Neurol，2013，260（6）：1696-1697.

［79］GREEGOR D H. Occult blood testing for detection of asymptomatic colon cancer［J］. Cancer，1971，28（1）：131-134.

［80］GREEN D T，ERRINGTON R F. Design of a cobalt 60 beam therapy unit［J］. Brit J Radiol，1952，25，319-323.

［81］GUPTA S. Profile of V. Craig Jordan［J］. Proc Natl Acad Sci USA，2011，108（47）：18876-18878.

［82］HAJDU S I. A note from history：landmarks in history of cancer，part 1［J］. Cancer，2011，117（5）：1097-1102.

［83］HAJDU S I. A note from history：landmarks in history of cancer，part 2［J］. Cancer，2011，117（12）：2811-2820.

［84］HAJDU S I. A note from history：landmarks in history of cancer，part 3［J］. Cancer，2012，118（4）：1155-1168.

［85］HAJDU S I. A note from history：landmarks in history of cancer，part 4［J］. Cancer，2012，118（20）：4914-4928.

［86］HAJDU S I，Darvishian F. A note from history：landmarks in history of cancer，part 5［J］. Cancer，2013，119（8）：1450-1466.

［87］HAJDU S I，Vadmal M. A note from history：landmarks in history of cancer，Part 6［J］. Cancer，2013，119（23）：4058-4082.

［88］HAJDU S I，Vadmal M，Tang P. A note from history：landmarks in history of cancer，part 7［J］. Cancer，2015，121（15）：2480-2513.

［89］HAJDU S I. A note from history：the first printed case reports of cancer. Cancer［J］，2010，116（10）：2493-2498.

［90］HAAS L F. Gregor Johann Mendel（1822—84）［J］. J Neurol Neurosurg Psychiatry，1998，64（5）：587.

［91］HART I R，FIDLER IJ. Role of organ selectivity in the determination of metastatic patterns of B16 melanoma［J］. Cancer Res，1980，40（7）：2281-2287.

［92］HAAS D，ABLIN A R，MILLER C，et al. Complete pathologic maturation and regression of stage IVS neuroblastoma without treatment［J］. Cancer，1988，62（4）：818-825.

［93］HANAHAN D，WAGNER E，PALMITER R. The origins of oncomice：a history of the first transgenic mice genetically engineered to develop cancer［J］. Genes Dev，2007，21（18）：2258-2270.

［94］HANAHAN D，WEINBERG R A. Hallmarks of cancer：the next generation ［J］. Cell，2011，144（5）：646-674.

［95］HAYDEN M.，LING V. Michael Smith（1932—2000）［J］. Nature，2000，408 （6814）：786.

［96］HERR H W，MORALES A. History of bacillus Calmette-Guerin and bladder cancer：an immunotherapy success story［J］. J Urol，2008，179（1）：53-56.

［97］HIRAYAMA T. Non-smoking wives of heavy smokers have a higher risk of lung cancer：a study from Japan［J］. Br Med J（Clin Res Ed），1981，282 （6259）：183-185.

［98］HIRSCH J. An anniversary for cancer chemotherapy［J］. JAMA，2006，296 （12）：1518-1520.

［99］HOFFMANN D H. Ernst L wynder MD DrSc hc（mult）Dr med hc，1922- 1999［J］. Tob Control，1999，8（4）：444-445.

［100］HOPTION CANN S A，VAN NETTEN J P，VAN NETTEN C. Dr William Coley and tumour regression：a place in history or in the future［J］. Postgrad Med J，2003，79（938）：672-680.

［101］HUANG M E，Y E Y C，CHEN S R，et al. Use of all-trans retinoic acid in the treatment of acute promyelocytic leukemia［J］. Blood，1988，72（2）： 567-572.

［102］HUGGINS C. Endocrine-induced regression of cancers［J］. Science，1967， 156（3778）：1050-1054.

［103］HUNT R H. A brief history of endoscopy［J］. Gastroenterology，2001，121 （3）：738-739.

［104］IACOBUZIO-DONAHUE C A，FU B，YACHIDA S，et al. DPC4 gene status of the primary carcinoma correlates with patterns of failure in patients with pancreatic cancer [J]. J Clin Oncol，2009，27（11）: 1806-1813.

[105] IDDAN G，MERON G，GLUKHOVSKY A，et al. Wireless capsule endoscopy [J]. Nature，2000，405（6785）: 417.

[106] ILLMENSEE K，MINTZ B. Totipotency and normal differentiation of single teratocarcinoma cells cloned by injection into blastocysts [J]. Proc Natl Acad Sci USA，1976，73（2）: 549-553.

[107] JAENISCH R，MINTZ B. Simian virus 40 DNA sequences in DNA of healthy adult mice derived from preimplantation blastocysts injected with viral DNA [J]. Proc Natl Acad Sci USA，1974，71（4）: 1250-1254.

[108] JAMES P ALLISON. Immune checkpoint blockade in cancer therapy: the 2015 Lasker-DeBakey clinical medical research award [J]. JAMA，2015，314（11）: 1113-1114.

[109] JAVIER R T，BUTEL J S. The history of tumor virology [J]. Cancer Res，2008，68（19）: 7693-7706.

[110] KANEMATSU S. Katsusaburo Yamagiwa [J]. Cancer Res，1930，14（4）: 568-569.

[111] KANTOFF P W，HIGANO C S，SHORE ND，et al. Sipuleucel-T immunotherapy for castration-resistant prostate cancer [J]. N Engl J Med，2010，363（5）: 411-422.

[112] KERR J F，WYLLIE A H，CURRIE A R. Apoptosis: a basic biological phenomenon with wide-ranging implications in tissue kinetics [J]. Br J Cancer，1972，26（4）: 239-257.

[113] KENT R，HUBER B. Gertrude Belle Elion（1918—99）[J]. Nature，1999，398（6726）: 380.

[114] KINLEN L. Obituary: Richard Doll（1912—2005）[J]. Nature，2005，438（7064）: 41.

[115] KÖHLER G，MILSTEIN C. Continuous cultures of fused cells secreting antibody of predefined specificity [J]. Nature，1975，256（5517）: 495-497.

［116］KORETZKY G A. The legacy of the Philadelphia chromosome［J］. J Clin Invest，2007，117（8）：2030-2032.

［117］KURZ E，HIRSCH C A，DALTON T，et al. Exercise-induced engagement of the IL-15/IL-15Rα axis promotes anti-tumor immunity in pancreatic cancer ［J］. Cancer Cell，2022，40（7）：720-737.

［118］LAPIDOT T，SIRARD C，VORMOOR J，et al. A cell initiating human acute myeloid leukaemia after transplantation into SCID mice［J］. Nature，1994，367（6464）：645-648.

［119］LANGER A B，EMMANUEL N，EVEN J，et al. Phenotypic properties of 3T3 cells transformed in vitro with polyoma virus and passaged once in syngeneic animals［J］. Immunobiology，1992，185（2—4）：281-291.

［120］LANDER E S. The heroes of CRISPR［J］. Cell，2016，164（1—2）：18-28.

［121］LEON S A，SHAPIRO B，SKLAROFF DM，et al. Free DNA in the serum of cancer patients and the effect of therapy［J］. Cancer Res，1977，37（3）：646-650.

［122］LEKSELL L. Cerebral radiosurgery. I. Gammathalanotomy in two cases of intractable pain［J］. Acta Chir Scand，1968，134（8）：585-595.

［123］LOEB L. On transplantation of tumors［J］. J Med Res，1901，6（1）：28-38.5.

［124］LUO G，LIU N. An integrative theory for cancer（Review）［J］. Int J Mol Med，2019，43（2）：647-656.

［125］MASTERS J R. HeLa cells 50 years on：the good，the bad and the ugly［J］. Nat Rev Cancer，2002，2（4）：315-319.

［126］MAFFINI M V，CALABRO J M，SOTO A M，et al. Stromal regulation of neoplastic development：age-dependent normalization of neoplastic mammary cells by mammary stroma［J］. Am J Pathol，2005，67（5）：1405-1410.

［127］MALOMO A O，IDOWU O E，OSUAGWU F C. Lessons from history：human anatomy，from the origin to the renaissance［J］. Int J Morphol，2006，

24（1）: 99-104.

[128] MAURICE R. Hilleman. Oransky I［J］. Lancet，2005，365（9472）: 1682.

[129] MAXAM A M，GILBERT W. A new method for sequencing DNA［J］. Proc Natl Acad Sci the USA，1977，74（2）: 560-564.

[130] MARSHALL B J，ARMSTRONG J A，MCGECHIE D B，et al. Attempt to fulfil Koch's postulates for pyloric Campylobacter［J］. Med J Aust，1985，142（8）: 436-439.

[131] MAMAN S，WITZ I P. A history of exploring cancer in context［J］. Nat Rev Cancer，2018，18（6）: 359-376.

[132] MARESCAUX J，DALLEMAGNE B，PERRETTA S，et al. Surgery without scars: report of transluminal cholecystectomy in a human being［J］. Arch Surg，2007，142（9）: 823-826; discussion 826-827.

[133] MCCULLOUGH A R，COLEMAN W B，SMITH G J，et al. Age-dependent induction of hepatic tumor regression by the tissue microenvironment after transplantation of noplastically transformed rat liver epithelial cells into the liver［J］. Cancer Res，1997，57（9）: 1807-1873.

[134] MEACHAM C E，MORRISON S J.Tumour heterogeneity and cancer cell plasticity［J］. Nature，2013，501（7467）: 328-337.

[135] MÉGRAUD F. A humble bacterium sweeps this year's Nobel Prize［J］. Cell，2005，123（6）: 975-976.

[136] MELICOW M M. Percivall Pott（1713—1788）: 200th anniversary of first report of occupation-induced cancer scrotum in chimmey sweepers（1775）［J］. Urology，1975，6（6）: 745-749.

[137] MILLER D R. A tribute to Sidney Farber—the father of modern chemotherapy［J］. Br Haematol，2006，134（1）: 20-26.

[138] MILLER G. Book review. Epstein—Barr Virus［J］. N Engl J Med，2006，355: 2708-2709.

[139] MINTZ B，ILMENSEE K. Normal genetically mosaic mice produced from

malignant teratocarcinoma cells［J］. Proc Natl Acad Sci USA，1975，72（9）：3585–3589.

［140］ MONTEIRO A N，WAIZBORT R. The accidental cancer geneticist：hilario de gouvea and hereditary retinoblastoma［J］. Cancer Biol Ther，2007，6（5）：811–813.

［141］ MORANGE M. The death of Francis Crick：the end of a golden age in biology［J］. J Biosci，2004，29（4）：378–380.

［142］ MOORE A R T. John Hunter：personal and professional inspiration from the sovereign of surgery［J］. ANZ J Surg，2021，91（7–8）：1417–1421.

［143］ NAVIN N，KENDALL J，TROGE J，et al. Tumour evolution inferred by single-cell sequencing［J］. Nature，2011，472：90–94.

［144］ NADOLNEY C H. Charles Heidelberger（1920—1983）［J］. In Vitro，1983，19（3 Pt 1）：145–146.

［145］ NAKAHASHI C，ODA T，KINOSHITA T，et al. The impact of liver metastasis on mortality in patients initially diagnosed with locally advanced or resectable pancreatic cancer［J］. Int J Gastrointest Cancer，2003，33（2–3）：155–164.

［146］ NICHOLAS D A，PROCTOR E A，AGRAWAL M，et al. Fatty acid metabolites combine with reduced beta oxidation to activate Th17 inflammation in Human Type 2 Diabetes［J］. Cell Metab，2019，30（3）：447–461.

［147］ NIRENBERG M W，MATTHAEI J H. The dependence of cell-free protein synthesis in E. coli upon naturally occurring or synthetic polyribonucleotides［J］. Proc Natl Acad Sci the USA，1961，47（10）：1588–1602.

［148］ NIKULINA D，TERENTYEV A，GALIMZYANOV K，et al. Fifty years of discovery of alpha-fetoprotein as the first tumor marker［J］. Srp Arh Celok Lek，2015，143（1–2）：100–104.

［149］ NOWELL P C. The clonal evolution of tumor cell populations［J］. Science，1976，194：23–28.

[150] NOWELL P C. Discovery of the Philadelphia chromosome: a personal perspective[J]. J Clin Invest, 2007, 117（8）: 2033-2035.

[151] NO AUTHOR LIST. Mr. Stephen Paget [J]. Nature, 1926, 117（2954）: 831.

[152] OHSUMI Y. Yoshinori Ohsumi: autophagy from beginning to end[J]. Interview by Caitlin Sedwick. J Cell Biol, 2012, 197（2）: 164-165.

[153] ONODERA Y, NAM J M, BISSELL M J. Increased sugar uptake promotes oncogenesis via EPAC/RAP1 and O-GlcNAc pathways[J]. J Clin Invest, 2014, 124（1）: 367-384.

[154] ORNISH D, WEIDNER G, FAIR W R, et al. Intensive lifestyle changes may affect the progression of prostate cancer[J]. J Urol, 2005, 174（3）: 1065-1069.

[155] OTTO A M. Warburg effect（s）—a biographical sketch of Otto Warburg and his impacts on tumor metabolism[J]. Cancer Metab, 2016, 4: 5.

[156] O'SULLIVAN B, BRIERLEY J, BYRD D, et al. The TNM classification of malignant tumours-towards common understanding and reasonable expectations [J]. Lancet Oncol, 2017, 18（7）: 849-851.

[157] PADUCH R. Theories of cancer origin[J]. Eur J Cancer Prev, 2015, 24 （1）: 57-67.

[158] PAVLOVA N N, THOMPSON CB. The emerging hallmarks of cancer metabolism[J]. Cell Metab, 2016, 23（1）: 27-47.

[159] PAWELETZ N. Walther Flemming: pioneer of mitosis research[J]. Nat Rev Mol Cell Biol, 2001, 2（1）: 72-75.

[160] PAGET S. The distribution of secondary growths in cancer of the breast[J]. Lancet, 1889, 1: 571-573.

[161] PESSOA L S, HERINGER M, FERRER V P. ctDNA as a cancer biomarker: A broad overview[J]. Crit Rev Oncol Hematol, 2020, 155: 103109.

[162] PIENTA K J, ROBERTSON B A, COFFEY D S, et al. The cancer diaspora:

Metastasis beyond the seed and soil hypothesis［J］. Clin Cancer Res, 2013, 19（21）: 5849–5855.

［163］PIERPONT T M, LIMPER C B, RICHARDS K L. Past, present, and future of rituximab—the world's first oncology monoclonal antibody therapy ［J］. Front Oncol, 2018, 8: 163.

［164］PICARD J D. History of mammography［J］. Bulletin de l'Académie Nationale de Médecine, 1998, 182（8）: 1613–1620.

［165］PINCOCK S. Theodore puck obituary［J］. The Lanet, 2005, 366: 2000.

［166］REHNBERG V, WALTERS E. The life and work of Adolph Kussmaul 1822—1902: 'Sword swallowers in modern medicine'［J］. J Intensive Care Soc, 2017, 18（1）: 71–72.

［167］RAMI-PORTA R. Future perspectives on the TNM staging for lung cancer［J］. Cancers（Basel）, 2021, 13（8）: 1940.

［168］RAJBHANDARY U L. Har Gobind Khorana（1922—2011）［J］. Nature, 2011, 480（7377）: 322.

［169］RAMAI D, ZAKHIA K, ETIENNE D, et al. Philipp Bozzini（1773—1809）: The earliest description of endoscopy［J］. J Med Biogr, 2018, 26（2）: 137–141.

［170］REYNOLDS W J R. The first laparoscopic cholecystectomy［J］. JSLS, 2001, 5（1）: 89–94.

［171］REDMOND D E J R. Tobacco and cancer: the first clinical report, 1761［J］. N Engl J Med, 1970, 282（1）: 18–23.

［172］RINGEL A E, DRIJVERS J M, et al. Obesity shapes metabolism in the tumor microenvironment to suppress anti-Tumor immunity［J］. Cell, 2020, 183（7）: 1848–1866.e26.

［173］RICH A R. Classics in oncology. On the frequency of occurrence of occult carcinoma of the prostate: Arnold Rice Rich, M.D., Journal of Urology 33: 3, 1935［J］. CA Cancer J Clin, 1979, 29（2）: 115–119.

[174] RIBATTI D. The concept of immune surveillance against tumors. The first theories[J]. Oncotarget, 2017, 8（4）: 7175-7180.

[175] RIBATTI D. Judah Folkman, a pioneer in the study of angiogenesis [J]. Angiogenesis, 2008, 11（1）: 3-10.

[176] ROUS P. Landmark article（JAMA 1911; 56: 198）. Transmission of a malignant new growth by means of a cell-free filtrate.[J]. JAMA, 1983, 250 （11）: 1445-1449.

[177] RYGAARD J, POVLSEN CO. Heterotransplantation of a human malignant tumour to "Nude" mice [J]. Acta pathologica Microbiol Scand, 1969, 77: 758-760.

[178] SACKETT D L, ROSENBERG WM, GRAY JA, et al. Evidence based medicine: what it is and what it isn't[J]. BMJ, 1996, 312（7023）: 71-72.

[179] SANJIB KUMAR GHOSH. Giovanni Battista Morgagni（1682—1771）: father of pathologic anatomy and pioneer of modern medicine [J]. Anat Sci Int, 2017, 92（3）: 305-312.

[180] SAWYERS C L. Herceptin: A first assault on oncogenes that launched a revolution[J]. Cell, 2019, 179（1）: 8-12.

[181] SCHULTZ M. Rudolf Virchow[J]. Emerg Infect Dis, 2008, 14（9）: 1480-1481.

[182] SELBY P, POPESCU R, LAWLER M, et al. The value and future developments of multidisciplinary team cancer care [J]. Am Soc Clin Oncol Educ Book, 2019, 39: 332-340.

[183] SEFIK S ALKAN. Monoclonal antibodies: the story of a discovery that revolutionized science and medicine [J]. Nat Rev Immunol, 2004, 4（2）: 153-156.

[184] SHANKARAN V, IKEDA H, BRUCE A T, et al. IFNgamma and lymphocytes prevent primary tumour development and shape tumour immunogenicity[J]. Nature, 2001, 410（6832）: 1107-1111.

［185］SHAMPO M A，KYLE R A. Baruch Blumberg—work on hepatitis B virus［J］. Mayo Clin Proc，2003，78（9）：1186.

［186］SHENDURE J，BALASUBRAMANIAN S，CHURCH G M，et al. DNA sequencing at 40：past，present and future［J］. Nature，2017，550（7676）：345-353.

［187］SHANKARAN V，IKEDA H，BRUCE A T，et al. IFNgamma and lymphocytes prevent primary tumour development and shape tumour immunogenicity［J］. Nature，2001，410（6832）：1107-1111.

［188］SIMONI R，HILL R，VAUGHAN M. Michael Heidelberger and the Beginning of Immunochemistry［J］. J Biol Chem，2002，（277）36：54-55.

［189］SIMPSON-HERREN L，WHEELER G P. Howard Earle Skipper：in memoriam（1915—2006）［J］. Cancer Res，2006，66（24）：12035-12036.

［190］SILVERMAN W A，CHALMERS I. Sir Austin Bradford Hill：an appreciation［J］. Control Clin Trials，1992，13（2）：100-105.

［191］SINGH S，GOYAL A. The origin of echocardiography：a tribute to Inge Edler［J］. Tex Heart Inst J，2007，34（4）：431-438.

［192］SMITH R A，ANDREWS K S，BROOKS D，et al. Cancer screening in the United States，2019：A review of current American Cancer Society guidelines and current issues in cancer screening［J］. CA Cancer J Clin，2019，69（3）：184-210.

［193］SONNENSCHEIN C，SOTO A M. Theories of carcinogenesis：an emerging perspective［J］. Semin Cancer Biol，2008，18（5）：372-377.

［194］SPRANGER S，BAO R，GAJEWSKI T F. Melanoma-intrinsic β-catenin signaling prevents anti-tumour immunity［J］. Nature，2015，523：231-235.

［195］STEVENS L C. The development of transplantable teratocarcinomas from intratesticular grafts of preand postimplantation mouse embryos［J］. Dev Biol，1970，21（3）：364-382.

［196］STEHELIN D，VARMUS H E，BISHOP J M，et al. DNA related to the transforming gene（s）of avian sarcoma viruses is present in normal avian DNA［J］. Nature，1976，260（5547）：170-173.

［197］STUTMAN O. Tumor development after 3-methylcholanthrene in immunologically deficient athymic-nude mice［J］. Science，1974，183（4124）：534-536.

［198］STREBHARDT K，ULLRICH A. Paul Ehrlich's magic bullet concept：100 years of progress［J］. Nat Rev Cancer，2008，8（6）：473-480.

［199］SULSTON J E，SCHIERENBERG E，WHITE J G，et al. The embryonic cell lineage of the nematode Caenorhabditis elegans［J］. Dev Biol，1983，100（1）：64-119.

［200］TAN S Y，POOLE P S. Allan MacLeod Cormack（1924—1998）：discoverer of computerised axial tomography［J］. Singapore Med J，2020，61（1）：4-5.

［201］TAN S Y，TATSUMURA Y. George Papanicolaou（1883—1962）：discoverer of the pap smear［J］. Singapore Med J，2015，56（10）：586-587.

［202］TAN S Y，UYEHARA P. William Stewart Halsted（1852—1922）：father of American surgery［J］. Singapore Med J，2010，51（7）：530-531.

［203］TAN S Y. Antoni van Leeuwenhoek（1632—1723）：father of microscopy［J］. Singapore Med J，2003，44（11）：557-558.

［204］TALALAY P. The scientific contributions of Charles Brenton Huggins［J］. JAMA，1965，192：1137-1140.

［205］TABIN，C J，BRADLEY，S M，BARGMANN，C I，et al. Mechanism of activation of a human oncogene［J］. Nature，1982，300（5888）：143-149.

［206］THOMLINSON R H，GRAY L H. The histological structure of some human lung cancers and the possible implications for radiotherapy［J］. Br J Cancer，1955，9（4）：539-549.

［207］THOMAS R M，VAN DYKE T，MERLINO G，et al. Concepts in cancer modeling：a brief history［J］. Cancer Res，2016，76（20）：5921-5925.

［208］THUN M J. When truth is unwelcome：the first reports on smoking and lung cancer [J]. Bull World Health Organ，2005，83（2）：144–145.

[209] THARIAT J，HANNOUN-LEVI J M，SUN MYINT A，et al. Past，present，and future of radiotherapy for the benefit of patients [J]. Nat Rev Clin Oncol，2013，10（1）：52–60.

[210] TITFORD M. Rudolf Virchow：cellular pathologist [J]. Lab Med，2011，41（5）：311–312.

[211] TOLEDO-PEREYRA L H. Claudius Galenus of Pergamum：surgeon of gladiators. Father of experimental physiology [J]. J Invest Surg，2002，15（6）：299–301.

[212] TRINCHIERI G. Cancer and inflammation：an old intuition with rapidly evolving new concepts [J]. Annu Rev Immunol，2012，30：677–706.

[213] TSIOMPANOU E，MARKETOS S G. Hippocrates：timeless still [J]. J R Soc Med，2013，106（7）：288–292.

[214] VOGIN G，FORAY N. The law of Bergonie and Tribondeau：a nice formula for a first approximation [J]. Int J Radiat Biol，2013，89（1）：2–8.

[215] Watson J D，Crick F H. Genetical implications of the structure of deoxyribonucleic acid [J]. Nature，1953，171（4361）：964–967.

[216] WANG Z Y，CHEN Z. Acute promyelocytic leukemia：from highly fatal to highly curable [J]. Blood，2008，111（5）：2505–2515.

[217] WEI W，ZENG H，ZHENG R，et al. Cancer registration in China and its role in cancer prevention and control [J]. Lancet Oncol，2020，21（7）：e342–e349.

[218] WERNER O J，SOHNS C，POPOV A F，et al. Ludwig Rehn（1849—1930）：the German surgeon who performed the worldwide first successful cardiac operation [J]. J Med Biogr，2012，20（1）：32–34.

[219] WELLS E. Thomas Hodgkin（1798—1866）[J]. J Med Biogr，2017，25（4）：222–226.

[220] WRIGHT J R J R. ALBERT C. Broders，tumor grading，and the origin of

the long road to personalized cancer care [J]. Cancer Med，2020，9（13）：4490-4494.

[221] WYNDER E L，GRAHAM EA. Tobacco smoking as a possible etiologic factor in bronchiogenic carcinoma；a study of 684 proved cases [J]. J Am Med Assoc，1950，143（4）：329-336.

[222] YAN G，ELBADAWI M，EFFERTH T. Multiple cell death modalities and their key features（Review）[J]. World Academy of Sciences Journal，2020，2：39-48.

[223] YAMAGIWA K，ICHIKAWA K. Experimental study of the pathogenesis of carcinoma [J]. CA Cancer J Clin，1977，27（3）：174-181.

[224] YARRIS J P，HUNTER A J. Roy Hertz，M.D.（1909—2002）：the cure of choriocarcinoma and its impact on the development of chemotherapy for cancer [J]. Gynecol Oncol，2003，89（2）：193-198.

[225] YIZHAK K，AGUET F，KIM J，et al. RNA sequence analysis reveals macroscopic somatic clonal expansion across normal tissues [J]. Science，2019，364（6444）：eaaw0726.

[226] YONACE A H. Morgagni's letters [J]. J R Soc Med，1980，73（2）：145-149.

[227] ZAORSKY N G，CHURILLA T M，EGLESTON B L，et al. Causes of death among cancer patients [J]. Ann Oncol，2017，28（2）：400-407.

[228] ZHI X，FENG W，RONG Y，et al. Anatomy of autophagy：from the beginning to the end [J]. Cell Mol Life Sci，2018，75（5）：815-831.

[229] 王立东，宋昕，赵学科，等 . 河南省食管癌高发现场防治和实验室研究 60 年回顾与展望 [J]. 郑州大学学报（医学版），2019，54（2）：149-160.

[230] 宋伟，宋德懋 . 细胞凋亡的分子机制及其在当前医学中的应用——2002 年诺贝尔生理学或医学奖工作介绍及研究进展 [J]. 生理科学进展 . 2008，39（2）：185-192.

[231] 张军力，饶燮卿，花宝金，等 . 先秦两汉时期中医古籍肿瘤防治认知源流

述要［J］.北京中医药，2018，37（12）：1198-1203.

［232］匡唐洪，刘云霞.浅析《黄帝内经》中的肿瘤相关论述［J］.浙江中医杂志，2012，47（12）：909.

［233］周岱翰.中医肿瘤学发展历程的反思与展望［J］.中医肿瘤学杂志，2019，1（2）：1-5＋9.

［234］李军茹，陈学习，赵文竹.中医肿瘤学发展历程初探［J］.辽宁中医杂志，2005，32（3）：191-192.

［235］吴玉生，邱仕君.陈实功《外科正宗》对中医肿瘤学的贡献［J］.广州中医药大学学报，1999，16（3）：169-171.

［236］吴煜，袁菊花，郑丽平.从《内经》"和"思想探讨肿瘤疾病的成因与治疗［J］.新中医，2014，46（10）：5-7.

［237］张金超，何秀娟，李萍，等.《外科正宗》"内外合治、调理脾胃"思想及其应用［J］.中医学报，2018，33（8）：1424-1426.

［238］周宜强，李忠.中医肿瘤学科发展报告［J］.中医药管理杂志.2008，16（1）：73-78.

［239］The Nobel Prize. Harald zur Hausen facts［EB/OL］.［2021-10-20］. https://www.nobelprize.org/prizes/medicine/2008/hausen/facts/.

［240］The Nobel Prize. Peyton Rous biographical［EB/OL］.［2021-10-20］. https://www.nobelprize.org/prizes/medicine/1966/rous/biographical/.

［241］The Nobel Prize. Francis Crick biographical［EB/OL］.［2021-12-23］. https://www.nobelprize.org/prizes/medicine/1962/crick/biographical/.

［242］The Nobel Prize. James Watson biographical［EB/OL］.［2021-12-23］. https://www.nobelprize.org/prizes/medicine/1962/watson/biographical/.

［243］The Nobel Prize. Harold E. Varmus biographical［EB/OL］.［2021-10-20］. https://www.nobelprize.org/prizes/medicine/1989/varmus/biographical/.

［244］The Nobel Prize. J. Michael Bishop facts［EB/OL］.［2021-10-20］. https://www.nobelprize.org/prizes/medicine/1989/bishop/facts/.

［245］The Nobel Prize. Paul Berg biographical［EB/OL］.［2021-12-22］. https://

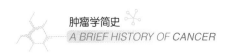

www.nobelprize.org/prizes/chemistry/1980/berg/facts/.

［246］The Nobel Prize. Godfrey N. Hounsfield facts［EB/OL］.［2020−12−7］. https://www.nobelprize.org/prizes/medicine/1979/hounsfield/facts/.

［247］The Nobel Prize. Wilhelm Conrad Röntgen biographical［EB/OL］.［2020−12−7］. https://www.nobelprize.org/prizes/physics/1901/rontgen/biographical/.

［248］The Nobel Prize. Marie Curie biographical［EB/OL］.［2020−10−31］. https://www.nobelprize.org/prizes/physics/1903/marie-curie/biographical/.

［249］The Nobel Prize. Pierre Curie biographical［EB/OL］.［2020−10−31］. https://www.nobelprize.org/prizes/physics/1903/pierre-curie/facts/https://www.nobelprize.org/prizes/physics/1903/pierre-curie/facts/.

［250］The Nobel Prize. The Nobel Prize in physiology or medicine 1988［EB/OL］.［2020−10−31］. https://www.nobelprize.org/prizes/medicine/1988/summary/.

［251］The Nobel Prize. Tasuku Honjo biographical［EB/OL］.［2021−10−21］. https://www.nobelprize.org/prizes/medicine/2018/honjo/biographical/.

［252］The Nobel Prize. Paul Ehrlich biographical［EB/OL］.［2021−10−31］. https://www.nobelprize.org/prizes/medicine/1908/ehrlich/biographical/.

［253］The Nobel Prize. Charles B. Huggins biographical［EB/OL］.［2021−10−21］. https://www.nobelprize.org/prizes/medicine/1966/huggins/biographical/.

［254］The Nobel Prize. James P. Allison facts［EB/OL］.［2021−8−4］. https://www.nobelprize.org/prizes/medicine/2018/allison/facts/.

［255］The Nobel Prize. Otto Warburg biographical［EB/OL］.［2021−10−21］. https://www.nobelprize.org/prizes/medicine/1931/warburg/biographical/.

［256］The Lasker Awards. 1985 Albert Lasker Clinical Medical Research Award：Lumpectomy for treatment of breast cancer. Bernard Fisher［EB/OL］.［2021−10−20］. https://laskerfoundation.org/winners/lumpectomy-for-treatment-of-breast-cancer/.

［257］The Lasker Awards. 1972 Albert Lasker Clinical Medical Research Award：combination chemotherapy for lymphoma and acute leukemia. Min Chiu Li

［EB/OL］．［2020-10-31］. https://laskerfoundation.org/winners/combination-chemotherapy-for-lymphoma-and-acute-leukemia/.

［258］The Lasker Awards. 1974 Winners & Awards. Lasker Foundation. Howard E. Skipper［EB/OL］.［2021-10-31］. https://laskerfoundation.org/winners/chemotherapy-for-cancer/.

［259］The Lasker Awards. 1998 Albert Lasker Clinical Medical Research Award. Alfred G. Knudson Jr.，Peter C. Nowell，Janet D. Rowley［EB/OL］.［2021-10-31］. https://laskerfoundation.org/winners/tumor-suppressor-genes-as-a-cause-of-cancer/.

［260］The American Association of Immunologists. Sir F. Macfarlane Burnet，M.D.，Ph.D［EB/OL］.［2021-10-22］. https://www.aai.org/About/History/Notable-Members/Nobel-Laureates/FMacfarlaneBurnet.

［261］The American Association of Immunologists. César Milstein，Ph.D［EB/OL］.［2021-10-31］. https://www.aai.org/About/History/Notable-Members/Nobel-Laureates/CesarMilstein.

［262］The American Association of Immunologists. Georges J. F. Köhler，Ph.D［EB/OL］.［2021-10-31］. https://www.aai.org/About/History/Notable-Members/Nobel-Laureates/GeorgesJFKohler.

［263］The American Association of Immunologists. Niels K. Jerne，M.D［EB/OL］.［2021-10-31］. https://www.aai.org/About/History/Notable-Members/Nobel-Laureates/NielsKJerne.

［264］Wikipedia，the free encyclopedia. Hippocrates［EB/OL］.［2020-9-28］. https://en.wikipedia.org/wiki/Hippocrates.

［265］Wikipedia，the free encyclopedia. Galen［EB/OL］.［2020-9-28］. https://en.wikipedia.org/wiki/Galen.

［266］Britannica. Antonie van Leeuwenhoek Dutch scientist［EB/OL］.［2021-12-5］. https://www.britannica.com/biography/Antonie-van-Leeuwenhoek.

［267］Britannica. Jan Baptista van Helmont［EB/OL］.［2021-12-5］. https://www.

britannica.com/biography/Jan-Baptista-van-Helmont.

［268］World Health Organization. Cancer［EB/OL］.［2021-11-1］. https://www.
who.int/health-topics/cancer#tab=tab_1.

［269］National Cancer Institute. What is cancer［EB/OL］.［2021-11-1］. https://
www.cancer.gov/about-cancer/understanding/what-is-cancer.

［270］American Cancer Society. What is cancer［EB/OL］.［2021-11-1］. https://
www.cancer.org/treatment/understanding-your-diagnosis/what-is-cancer.html.

［271］Britannica. Cancer disease［EB/OL］.［2021-11-1］. https://www.britannica.
com/science/cancer-disease.

［272］National Academy of Sciences. Saul Krugman［EB/OL］.［2021-10-22］.
http://www.nasonline.org/member-directory/deceased-members/53593.html.

［273］A biographical memoir by Paul A. Offit. Maurice R. Hilleman 1919—2005.
2021 National Academy of Sciences［EB/OL］.［2021-12-1］. http://www.
nasonline.org/publications/biographical-memoirs/memoir-pdfs/hilleman-
maurice.pdf.

［274］World Health Organization. Cancer［EB/OL］.［2021-12-11］. https://www.
who.int/zh/news-room/fact-sheets/detail/cancer.

［275］IARC Publications. Chapter 17—The role of cancer registries—IARC Publications
［EB/OL］.［2021-12-22］. https://publications.iarc.fr/_publications/media/
download/4124/e55e473c4281ae3329f6f6a6fbc28bf0de0be057.pdf.

［276］A biographical memoir by David Baltimore. Renato Dulbecco 1914—2012
［EB/OL］.［2021-12-1］. http://www.nasonline.org/publications/biographical-
memoirs/memoir-pdfs/dulbecco-renato.pdf.

［277］INGBER D，DONAHOE P，GIMBRONE M，et al. Judah Folkman—
memorial minutes，Harvard Medical School［EB/OL］.［2021-3-21］. https://
fa.hms.harvard.edu/files/memorialminute_folkman_judah.pdf.

［278］British society for immunology. A culture plate（1887）［EB/OL］.［2021-3-
21］. www.immunology.org.

［279］BENJAMIN B. The legacy of henrietta lacks［EB/OL］.［2020-5-7］. www.
hopkinsmedicine.org.

［280］National Human Genome Research Institute. What is the Human Genome
Project［EB/OL］.［2021-10-21］. https://www.genome.gov/human-genome-
project/What.

［281］MRC laboratory of molecular biology. Fred Sanger（1918—2013）［EB/OL］.
［2021-10-21］. https://www2.mrc-lmb.cam.ac.uk/fred-sanger-1918-2013/.

［282］American Urology Association. People in Urology，Philipp Bozzini（1773—
1809）［EB/OL］.［2020-10-31］. https://urologichistory.museum/histories/
people-in-urology/b/philipp-bozzini.

［283］University of Washington：department of radiology. Wilhelm Röntgen［EB/
OL］.［2020-12-7］. https://rad.washington.edu/blog/featured-history-wilhelm-
rontgen/.

［284］The University of Alabama at Birmingham. Hirschowitz，inventor of
endoscope，dies at 87［EB/OL］.［2019-10-31］. https://www.uab.edu/
medicine/news/latest/item/46-medical-pioneer-longtime-uab-professor-
hirschowitz-dies-at-87.

［285］Memorial Sloan Kettering Cancer Center. CAR T cells：Timeline of progress
［EB/OL］.［2021-10-21］. https://www.mskcc.org/timeline/car-t-timeline-
progress.

［286］JIANG L. Alexis Carrel's Tissue Culture Techniques. Embryo Project Encyclopedia
［EB/OL］.［2015-10-7］. http://embryo.asu.edu/handle/.

［287］KIMBERLY B. Ross Granville Harrison（1870—1959）. Embryo Project
Encyclopedia［EB/OL］.［2016-10-7］. http://embryo.asu.edu/handle/.

［288］MEGAN K. Leo Loeb（1869—1959）. Embryo Project Encyclopedia［EB/
OL］.［2012-4-6］. http://embryo.asu.edu/handle/10776/2332.

［289］British Broadcasting Corporation. January 2009. James Lind（1716—1794）
［EB/OL］.［2009-1-17］. https://www.bbc.co.uk/history/historic_figures/lind_

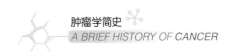

james.shtml.

［290］National Cancer Institute. Milestones in cancer research and discovery［EB/OL］.［2021-10-21］. https://www.cancer.gov/research/progress/250-years-milestones.

［291］American Cancer Society. The history of cancer［EB/OL］.［2021-10-21］. https://www.cancer.org/cancer/.

［292］Encyclopedia of cleveland history. CRILE，GEORGE，JR［EB/OL］.［2021-10-31］. https://case.edu/ech/articles/c/crile-george-jr.

［293］KAPP K A，TALBOY G E. John Hunter，the father of scientific surgery. 2017 by the American College of Surgeons.［EB/OL］.［2021-10-21］. https://www.facs.org/media/agocnbwk/05_john_hunter.pdf.

［294］LORIAUX DL. Arnold Adolph Berthold（1803—1861）transplantation of testes. A biographical history of endocrinology［EB/OL］.［2021-10-21］. https://doi.org/10.1002/9781119205791.ch24.

［295］张学勇. 安徽历史名人——华佗［EB/OL］.［2021-2-01］. https://www.ah.gov.cn/szf/zfgb/8143721.html.

［296］杨光华. 病理学［M］. 北京：人民卫生出版社，2004：1-326.

［297］悉达多·穆克吉. 众病之王：癌症传［M］. 北京：中信出版社，2013：1-520.

［298］KRUSH A J. Contributions of Pierre Paul Broca to cancer genetics［M］. Transactions of the Nebraska Academy of Sciences，1979. Volume VII：125-129.

［299］Expert Advisory Group on Cancer. A policy framework for commissioning cancer services：a report to the chief medical officers of England and Wales［M］. The Calman—Hine Report. London：Department of Health，1995：1-92.

［300］ROSE J，PUCKETT Y. Breast reconstruction free flaps. in：statPearls［M］. Treasure Island（FL）：StatPearls Publishing，2022：1.

［301］De Moulin D. Chapter 4: pathophysiological concepts in the age of enlightenment. A short history of breast cancer［M］. Dordrecht: Springer Netherlands, 1989: 31-41.

［302］A.L. Luiten. Magnetic resonance imaging: a historical introduction［M］. Springer-Verlag Berlin Heidelberg, 1999: 1.